# 简明中外医学史

主　编　王晓春　陈尔齐
副主编　王守立　杨亚安　陈传好

苏州大学出版社

图书在版编目(CIP)数据

简明中外医学史/王晓春,陈尔齐主编.—苏州：苏州大学出版社,2008.11（2024.8重印）
ISBN 978-7-81137-168-0

Ⅰ.简… Ⅱ.①王…②陈… Ⅲ.医学史－世界 Ⅳ.R-091

中国版本图书馆CIP数据核字(2008)第173353号

### 简明中外医学史

王晓春　陈尔齐　主编

责任编辑　孙茂民

苏州大学出版社出版发行
（地址：苏州市十梓街1号　邮编：215006）
广东虎彩云印刷有限公司印装
（地址：东莞市虎门镇黄村社区厚虎路20号C幢一楼　邮编：523898）

开本 787mm×1 092mm　1/16　印张 10.75　字数 268千
2008年11月第1版　2024年8月第7次印刷
ISBN 978-7-81137-168-0　定价：28.00元

苏州大学版图书若有印装错误，本社负责调换
苏州大学出版社营销部　电话：0512-67481020

# 前　言

医学史是通过回顾历史进而探讨医学起源、研究其发展过程和发展规律的一门学科。医学属自然科学，但它与其他学科相比，其特点在于研究的对象是人，医学生及医务工作者除掌握医学专业知识外，如能再对与医学相关的社会学知识有一定的了解，就能更好地服务于社会。通过学习医学史，深入认识医学发展规律，对于学员确定今后的发展方向；提高辨别真、伪科学的能力；正确认识中、西医结合的关系；拓宽知识领域、提高学习兴趣；以及增强与患者沟通的能力等都非常有益。早在1946年，北京大学医学院就成立了医史学科。1956年，卫生部曾委托北京医学院和中国中医研究院举办了全国医史师资班，随后全国许多医学院校陆续将医学史作为一门独立的课程进行授课。在世界其他国家，医学史教育一直以来也深受重视。现在欧、美许多国家的医学院校，大多设有医学史教学与研究机构。

虽然医学史教育近年来在我国逐渐受到重视，但由于该学科所涉及的内容较广泛，既包括不同历史时期世界各地的社会政治、经济、文化等，同时还与中、西医各专业学科的知识有关，因此在医学史教材中，如何将上述内容融于一体，仍是一个需要探讨的问题。我国目前的医学史教育尚存在着教学内容更新缓慢、教学模式单一等现象，因此许多人在学习该课程时，常感到所学内容繁杂，且多是泛泛而谈，实用性不强等。为此我们根据以往的教学心得，再参考各类相关书籍，本着内容扼要系统、重点突出、启发思考、增补专业知识性内容的原则，合作编写了这本教材。在内容的选择上，我们较少苛求对年代及文字的考证，而是将较多的中、西医专业知识、以及人们对各时期医学成就的评述融入进所写的内容中，以求使读者能从中得到启迪。当然，由于本书中所涉及的知识面较广，我们编写的内容中难免存在不足与错误，恳请广大读者及时提出宝贵意见。

编　者

2008年4月

# 目录

## 绪 论

### 第一篇 中国医学史

#### 第一章 中医药学的初创
第一节 为生存而斗争 …………………………………… (5)
第二节 医药卫生的起源 ………………………………… (6)
第三节 对古人体质状况和医药起源的几种认识偏颇 …… (7)

#### 第二章 中医学的经验积累
第一节 医巫斗争与专职医生的出现 …………………… (10)
第二节 药学知识的发展 ………………………………… (11)
第三节 古人对疾病及病因的认识 ……………………… (12)
第四节 我国古代的卫生保健和医事制度 ……………… (12)
第五节 与中医理论密切相关的几种哲学思想 ………… (13)

#### 第三章 中医理论的奠基
第一节 对临证医学的总结 ……………………………… (16)
第二节 《内经》在祖国医学中的地位 ………………… (16)
第三节 《神农本草经》在祖国药物学中的地位 ……… (20)
第四节 《伤寒杂病论》在祖国医学中的地位 ………… (21)
第五节 著名的临证医家 ………………………………… (23)

#### 第四章 中医的快速发展时期
第一节 《脉经》对祖国医学的贡献 …………………… (26)
第二节 《诸病源候论》在祖国医学中的地位 ………… (27)
第三节 皇甫谧与《甲乙经》 …………………………… (28)
第四节 药物学与制药学的发展 ………………………… (28)
第五节 临证医学的快速发展 …………………………… (30)
第六节 医学教育及对外交流 …………………………… (33)

## 第五章 宋、金、元时期的中医学
- 第一节 医事管理 (37)
- 第二节 文献整理与研究 (38)
- 第三节 医学教育的发展 (40)
- 第四节 药物学的发展 (40)
- 第五节 方剂学的发展 (42)
- 第六节 医学理论及专科医学的进步 (44)
- 第七节 医学流派与学术争鸣 (49)
- 第八节 中外医药交流 (52)

## 第六章 中医的革新趋势
- 第一节 明清时期中医学的进一步发展 (54)
- 第二节 明清时期的医家在药物学方面的重大贡献 (56)
- 第三节 温病学说的形成和发展 (58)
- 第四节 人痘接种法的发明及历史意义 (60)
- 第五节 明清时期医学各科的成就 (61)
- 第六节 中外医药交流 (64)

## 第七章 近百年的中国医药学
- 第一节 西方医学的传入 (66)
- 第二节 太平天国的进步卫生措施 (67)
- 第三节 传统医学在逆境中的发展 (68)
- 第四节 旧中国的医药卫生 (70)

## 第八章 中医学的快速发展阶段
- 第一节 新中国的卫生工作方针 (73)
- 第二节 新中国的医药卫生成就 (74)
- 第三节 中医学的未来发展趋势 (75)

# 第二篇 世界医学史

## 第一章 人类早期的医药卫生
## 第二章 经验医学的积累与发展
- 第一节 古埃及医学 (82)
- 第二节 古巴比伦医学 (85)
- 第三节 古印度医学 (87)
- 第四节 公元两千年前的中国医学 (88)

# 第三章　古代希腊与罗马的医学
## 第一节　古希腊医学 ……………………………………………………… (89)
## 第二节　古罗马医学 ……………………………………………………… (95)

# 第四章　中世纪欧洲医学发展的迟滞

# 第五章　中世纪东方医学的兴起
## 第一节　拜占庭帝国的医学 ……………………………………………… (104)
## 第二节　阿拉伯医学 ……………………………………………………… (105)

# 第六章　文艺复兴时期的医学发展
## 第一节　文艺复兴时期的社会背景 ……………………………………… (107)
## 第二节　人体解剖学的创建 ……………………………………………… (108)
## 第三节　临床医学的发展 ………………………………………………… (109)

# 第七章　17 世纪的西方医学
## 第一节　生理学的奠基 …………………………………………………… (111)
## 第二节　显微镜在医学中的广泛应用 …………………………………… (112)
## 第三节　17 世纪医学理论的三个学派 ………………………………… (113)
## 第四节　17 世纪的著名医家 …………………………………………… (114)

# 第八章　18 世纪西医学的发展
## 第一节　机械唯物主义哲学对 18 世纪医学的影响 …………………… (117)
## 第二节　自然科学的发展促进了医学的进步 …………………………… (118)
## 第三节　病理解剖学的建立及发展 ……………………………………… (119)
## 第四节　临床医学的进步 ………………………………………………… (119)
## 第五节　公共卫生学的建立 ……………………………………………… (120)

# 第九章　19 世纪西医学的发展
## 第一节　19 世纪自然科学的三大发现 ………………………………… (123)
## 第二节　基础医学在 19 世纪的主要进展 ……………………………… (125)
## 第三节　19 世纪的临床医学 …………………………………………… (129)
## 第四节　骨相学和麦斯麦术 ……………………………………………… (129)
## 第五节　病源微生物学的发展 …………………………………………… (130)
## 第六节　免疫学的初创 …………………………………………………… (131)
## 第七节　麻醉法和消毒法的发明 ………………………………………… (132)
## 第八节　预防医学在 19 世纪的发展 …………………………………… (134)
## 第九节　法医学及精神病学的建立 ……………………………………… (135)

第十节　护理学的兴起和国际红十字会的成立 …………………（135）
## 第十章　20世纪医学的主要特点
　　第一节　医学的精细分化与交错综合 ………………………………（137）
　　第二节　健康观念的转变…………………………………………（138）
　　第三节　医学研究方式的转变 ……………………………………（139）
　　第四节　20世纪前半叶的医学进步 ………………………………（140）
　　第五节　新的基础学科的确立 ……………………………………（143）
　　第六节　临床医学的重大成就 ……………………………………（146）

## 第十一章　现代医学发展趋势
　　第一节　医学模式的转变…………………………………………（150）
　　第二节　医学模式转变的意义 ……………………………………（151）
　　第三节　当代医学所面临的挑战 …………………………………（152）
　　第四节　现代医学的发展趋势 ……………………………………（154）
　　第五节　展望 ………………………………………………………（157）

**参考书目** ……………………………………………………………（163）

# 绪 论

医学史，顾名思义就是医学发生、发展的历史，是通过回顾历史进而探讨医学起源、研究其发展过程和发展规律的一门学科。研究医学史的目的与其他历史学科相同，都是总结人类的实践经验，探讨其发展规律，然后用来指导实践。医学史虽属人文学科，但所涉及的内容既包括世界各地区不同历史时期的社会、政治、经济、文化等，同时还与中、西医各科的专业知识密切相关。

## 一、医学史的分类

医学史通常分为三类，即：医学通史、专科史和史志，其中医学通史又分世界医学史、中国医学史。

医学通史以医学发展的一般规律为研究对象，以年代为序，用以说明我国和世界各地区诸多民族从古到今的医学发展过程。

医学专科史是探讨某一医学专业学科的起源、研究其发展过程和发展规律的学科，如：生理学发展史、外科学发展史、免疫学发展史等。

史志是记述一个城市或地区、一个学校、一个学会乃至一个医院的发展过程。如：上海卫生志、北京医科大学志等。

此外，还有将某一地区或国家特定时期的医学发展史作为研究对象的学科，称医学断代史，如：明清时期的医学史、文艺复兴时期的医学史等。另有将某一国家或民族的医学发展史作为研究对象的学科，如印度医学史、藏族医学史等。

## 二、医学史的学科性质

医学属于自然科学，它是在人类长期与不利的自然环境及疾病作斗争时，通过经验积累，而后将人们认识自然事物的哲学思想融入其中，进而形成理论，随后再将这些理论应用于医疗实践，通过实践对已形成的理论加以充实及修订，逐渐构成的一门独立系统的科学。医学科学发展到目前已成为紧跟科技发展，与社会生产和人们的生活紧密相连的庞大知识体系。

恩格斯在《自然辩证法》一书中指出，"科学的发生和发展一开始就是由生产决定的"。医学的发生发展同样也是由社会生产所决定的。在历史的不同时期，医学的发展受到各种社会因素及哲学思想的影响，历史上，唯物主义与唯心主义的思想斗争，始终深刻影响着医学的发展进程。因此，要推动医学的发展，不能只注重于临床技术、实验方法、理论研究的进步，以及著名医家所起的作用，还需通过分析不同历史时期的社会政治、经济、意识形态和科学技术的发展对医学发展的作用和影响,研究医学的发展规律,从而探索新的发展思路。

医学史在性质上是应用科学史或技术史,但它是位于社会科学与自然科学之间的一门学科,也可以说是一门"边缘科学"。它本身虽为历史科学,但其内容在很大程度上既涉及自然科学、技术科学,还涉及社会、政治、经济、文化等领域。研究医学史的任务,就是从医学的发展过程中总结经验,发现规律,介绍和评价医家思想、著述及事迹,阐明其理论和学说源流。但研究医学史的最终目的是为人们的医学研究和临床治疗工作提供帮助,因此在实际工作时,还需将这门学科的知识与其他专业技术知识相结合,从而发挥这一学科的指导性作用。因此,医史学教育在高等医学教育中有其特殊的意义。通过指导学生运用辩证唯物主义和历史唯物主义的立场、观点和方法,对医学发展过程中主要历史事件认真分析和总结,既拓宽了学生的知识范围,又能培养学生具有科学的历史观及思维方法,能正确地认识医学发展规律,从而提高其应对实际工作的能力。

## 三、学习及研究医学史的方法

马克思主义理论告诉我们,认识一切现象要在其发展过程中去认识。研究历史,无论是对人文学科或是自然学科的学员都是必须的,只有掌握历史的发展规律,才能更深刻地了解现在,更好地解决今日的问题和预见将来,正如人们所说的知道其过去就可理解其现在,知道其过去和现在就可预见其将来。任何一门科学,总是在其原有的基础上继承和发展的。

医学史涉及不同地区各历史时期社会的政治、经济、哲学、科学和文学等内容,医学发展史上一切重大事件的出现都与当时的社会环境、政治背景、经济条件有关。而对于远古时期重大事件的真实背景一般人却知之甚少,这些都常使人感到虽然医学史的内容看似极其丰富,涉及从古到今,从医学到卫生,从中国到外国,既有医学思想史、专科发展史、疾病防治史、医学人物史、又有对医学文献和文物的研究等内容,但在短时间内学习如此多的内容,只能知其皮毛,难以体会其精髓。因此,如要较好地领悟学习这一学科的意义所在,掌握正确的学习及研究方法是十分必要的。

史学家很早就为名医作传,但医史学却是一门新兴的学科。医学史不仅仅是研究医学的历史发展,更重要的是通过对医学历史的总结,帮助人们更好地认识当今医学发展。近代医学科学的发展,特别是五十年代左右开始的科学技术革命对医学科学产生了深远影响,提出了需要认真研究医学科学本身规律的一系列问题。以往人们对医学的发展,往往只注重于临床技术、实验方法的改进等,而当今医学科学的发展,不断细致分科、互相渗透、边缘学科的出现,综合技术的运用已成趋势,因此研究医学发展史、正确认识现代医学发展的特点及趋势,对于科研工作中的选题以及确定个人的人生方向具有重要意义。特别是我国存在继承发扬祖国医学遗产,探索中西医结合和加速医学科学现代化的问题。通过对中医学发展历史的研究,能使我们对各种中医理论及临床疗法有更深入的认识。因此,在学习和研究医学史时,首先要明确这一学科的特点及作用,这样不但会对所学的知识记忆深刻,而且在实际应用时,才能在浩繁的知识中找到自己所需的内容,真正达到学以致用的目的。

医学史包含有医学知识、历史知识甚至古文知识,除一些权威的中外通史书籍外,各类现代医学理论书籍、名医传、史书及回忆录等也都含有医学史的内容。在阅读、研究医学史的过程中,还可能遇到许多疑难问题,如中国古代及世界不同国家的人名,出生地以及在世期间的年代;古代地名及地理位置所在;中医药学的专业名词及术语;古代重大医学发明或发现者为何人,以及当时的年代;历史上医学各学科的建立其代表人物及代表作如何等。对于这些问题,都必须通过查阅工具书及有关文献才能够搞清楚。但在阅读史料时,须明确史料可以分为直接史料和间接史料。直接史料包括医学原著、手稿、遗物等,这种直接史料为未经任何粉饰、改变的原始资料,虽极为重要,但多数由于年代已久,一是不易获得,同时也较难读懂。间接资料包括史书、传说、文学艺术作品、尤其是一些来自互联网上的评论等,阅读此种资料时要注意对作者须有一个全面的了解,不可完全信赖,既要能从中找出正确的内容,又要学会从中发现疑问,思考问题的根源所在,从而获得启发。

研读医学史时,我们还需根据不同目的采用相应的学习及研究方法。对于在读的医学生,学习医学史的目的是为了充实自己的知识储备,因此不但要在课内对所学的教材用心研读,课后还需留意与其有关的知识。如果研读医学史的目的是希望从中获得启发,进而为自己的科研选题提供帮助,就须将学习医学通史与研读专科史相结合。而对于从事医史学专业研究的工作者,在搜集史料时须对其进行分析、比较、批判、综合,判定某一史实过程及其与环境、社会的关系,根据实际验证和研究判断的结果加以理论的阐述,在史实的基础上,有所发现,并提出新的见解。总之,由于医学史所涉及的文献资料庞大,史料的搜集要从了解大概开始,然后有选择地精读其中的某些部分,通过相当数量的阅读,形成对某些问题的看法,随后理顺头绪,进一步分析、归纳、综合、概括,以便进行深入的理论探讨。同时医学史的研究除了文献资料外,有时还要进行实地调查。医学是社会文化的一部分,因此通晓古代文化对于了解卫生保健发展的情况十分必要,正如我们参观了博物馆中的文物,就可以对某一时期的文化有一个比较正确的感性认识。总之,在研究医学史的过程中,我们要有一定的知识储备,准备必要的工具书,采用正确的方法对史料进行搜集和研究,确定合适的选题,还要时时注意考古学的发展,只有这样才能不断丰富医学史的内容,在医学史的研究领域中有所作为。

## 四、学习医学史的意义

学习医学史,深入认识医学发展规律,能提高医学生学习各专业课的兴趣、引导学员正确选择奋斗目标;科研工作者学习医学史,能增强辨别真、伪科学的能力,使其在研读各种医学文献时,较快领悟其中心内容,提高工作效率;临床工作者学习医学史,能正确认识中、西医结合的意义,拓宽自己的知识领域、增强与病人沟通的能力。

高等医学教育是一门密切联系文、史、哲学等方面,具有综合性质的教学过程。通过学习医学史,使学生了解医学作为一门科学体系的发生发展历史和发展规律,医学各科的组成与相互关系,能启发学生在学习各医学专业课程时运用正确的医学科学的思想方法,增强对其中心思想的领悟能力;同时通过史实例证,还能对学员进行国际主义与爱国主义思想以及医师品德修养的教育。

世界医学史由不同地区、不同民族在各个历史时期所创造。了解世界医学发展的共同规律,就能对比性地认识本国、本民族医学的特殊规律。只有批判地继承世界各国历史遗产,才能更好地发挥自己的独创性。我国是一个具有悠久文化史的大国,拥有丰富的医学遗产。当前正值医学面临重大突破的关键时期,实现祖国医学科学现代化的历史重任摆在我们面前,通过学习医学史,正确认识医学发展的一般规律和特殊规律,可以预防和避免在医学理论和实践上犯错误或减少错误的发生,还可以让我们学习如何敏锐地发现和接受医学科学上的新事物,克服保守思想,更快更好地取得医学科学上的创造性成果。在科学研究的过程中,选定正确的研究方向和研究课题,是直接关系到研究人员在一个时期内能否有所作为的关键。在确定选题和研究方向的过程中,除了专业知识、专业技能与特长的作用外,直接起作用的往往是研究者对学科或专业发展状况与趋势的了解,定向与选题不仅需要进行横向的分析与比较,而且需要进行纵向的分析与比较,这样才能够在充分了解现实发展状况的同时,认识这种发展过程和根源,进而理解他人工作的经验与教训,辨别已有成果并预测真伪,也才有可能正确认识现实研究中会出现的问题与困难,从而使定向与选题不发生失误。

  医务工作者服务的对象是人,人除了具有生物学特性之外,同时还具有社会属性。因此,医务工作者的人文素质修养就显得十分重要。医学史是融合医学科学和人文科学的交叉学科,在医学院校的人文素质教育中具有不可替代的作用。同时医学又是一门实践性、社会性和服务性都很强的应用学科,医学专业的对象有其特殊性,医生要与人打交道,人是有情感的;同时医生还要同高科技打交道,要跟上最新科技发展的步伐。这些都对医学生提出了更高的要求。21世纪的医学专业人才,应该具有较强的适应社会的能力、开拓创新的能力、人际交往的能力,不仅要有坚实的专业知识和技能,而且还应该具有广博的人文科学和社会科学知识。因此,医史学教育今后仍将在医学生的人文素质培育中发挥重要作用。

# 第一篇　中国医学史

## 第一章　中医药学的初创

### 远古～公元前22世纪（原始社会）

中国是世界上发现早期人类化石的重要地区之一，几百万年前，人类的祖先由古猿转化为猿人，进入原始人阶段。从我国各地发现的人类化石及文化遗存可知，自远古时期开始，我们的祖先就劳动、生息在长江及黄河流域。

在人类历史上，原始社会最为漫长。当时的人们生活条件极为艰苦，但原始人终能战胜自然界的严酷威胁，顽强地生存下来，其最根本的原因是原始人学会了创造及使用工具。原始人在长期的生产劳动中创造了语言，学会用火和熟食食物，促进了体质和思维的发展。进入氏族公社以后，生产力显著提高，有了原始分工。原始公社后期通过改进工具，农业和畜牧业有了较快发展，同时原始人为了生存，依靠集体力量同自然界作斗争，通过相互交流，积累了人类早期的医药卫生经验。

我国古籍中记载了有巢氏、燧人氏、伏羲氏、神农氏等远古的神话传说，这为我们了解古代相当长的历史时期内人们的生活及人类社会在各个不同阶段的特征提供了资料。

### 第一节　为生存而斗争

早期的原始人或是生活在山林之中，或是到处流浪，经常处于风雨、饥饿、毒蛇、猛兽的威胁之下，他们只有依靠集体力量同自然界斗争才能得以生存。为躲避野兽侵害，他们巢居树上，这就是传说中"构木为巢，以避群害"的有巢氏时代。

原始人由用后肢半直立行走到直立姿态的确立，使前肢得到解放，发展成为从事劳动、制造工具的双手，制造工具的过程又促进了复杂思维的发展，大脑和理性活动的能力也发展起来，同时在交流中逐渐创造了语言。同时雷击和山火使人们发现了自然火，学会用火引起人类生活的巨大变革。在距今约五六十万年前的"北京原人"洞穴中，有烧过的兽骨和厚达六米的红色灰烬层，表明他们已有长期用火的经验，但这一时期还只是利用天然火和保存火种。距今二三十万年前到五万年前的"古人"阶段，在生产力发展的基础上，社会组织也由"原始人群"向"氏族公社"过渡，从族内的"血缘群婚"进化到族外的

"交互群婚"，这促进了整个种群的体质改善。此后在击打石器和制作木器工具中，人类发明了人工取火，这就是传说中"钻燧取火以化腥臊"的燧人氏时代。发明造火，具有伟大的社会意义，恩格斯说，"磨擦生火第一次使人支配了一种自然力，从而最终把人同动物分开"。

大约距今四、五万年前的"新人"阶段，人类社会进入母系氏族公社时期。经过长期劳动，"新人"的身体基本上已和现代人一样，最具代表性的是生活在两三万年前的"山顶洞人"，他们制造工具的技术有了很大进步，会磨制骨锥、骨针、石珠，并能投矛狩猎和结网捕鱼，用兽皮缝制衣服。这一时期人类生产力的提高推动了原始社会的进化。传说中"伏羲氏""教民渔畋"、"教民嫁娶"等大体反映了这一时期的历史。

距今约七千年前的"仰韶文化"，反映了我国远古时期母系氏族公社经济的兴盛。西安"半坡村遗址"是典型的母系氏族村落，古人在那里修造了成批的房屋，过定居生活，制造彩陶，加工石器，种植谷物，饲养家畜。近年在西安半坡村和山东大汶口出土的陶器上都发现有雕刻的符号，考古学家认为这是我国最早形成的文字。我国汉字的起源约在六千年前的原始社会末期，至少在夏初已基本形成汉字体系。

"龙山文化"距今约五千年，已有轮制黑陶。并使用牛马畜力，随着原始农业、畜牧业和手工业的发展，男子的经济地位日益提高，逐渐由母系氏族制过渡到父系氏族制，群婚制也被对偶婚制所取代，这进一步促进了氏族的健康繁衍。

## 第二节 医药卫生的起源

手、石器、火和语言，这不但是原始人类劳动生活的武器，也是医学起源的主要条件。原始人在与野兽搏斗或部落战争中常会外伤，从"北京原人"和"山顶洞人"的遗骸中都可以看到伤痕。当时人们对负伤部位的抚摸、压迫可被看作是最早的按摩术和止血术。此后远古人学会用泥土、树叶、草茎涂裹创伤，久之发现一些外敷药物，这就是中医外治法和外用药的起源。

最早的医疗工具砭石，就是锐利的石块，被用于刺破脓肿，《素问·异法方宜论》说，"东方之域……其病皆为痈肿，其治宜砭石"，王冰注说，"砭石、谓以石为针也"。这不仅是原始的外科工具，也是我国针术的萌芽。随着石器、骨器制作技术的发展，出现了石针、骨针、石刀、骨刀等治疗用具。

原始社会初期，人们共同采集，集体出猎，得来的食物共同享用，在采集植物果实、种籽、根茎的过程中，遇到某些植物食后发生呕吐、腹泻，有的能解除某些病痛，有的却使人昏迷甚至死亡。经过无数次的实践，人们逐渐积累了对某些植物药的认识。《史记》称，"神农氏……始尝百草，始有医药"，说明中药的发现，是与原始人的植物采集及以后的农业生产密切相关的。

火的使用不仅能驱逐野兽，抵御寒冷，特别是变生食为熟食，缩短了消化时间，增加了营养，减少了饮食中致病物的存活数，这些都促进了古人体质和头脑的发育。进入氏族公社以后，制造工具的技术有了进步。渔猎成为获得食物的重要来源，同时由于驯服了某些动物成为家畜而后食用,相应地发现了一些动物的肢体、内脏具有治疗疾病的作用,从而逐渐发现动物药。

陶器的大量制作与广泛使用,不但便利于储藏、运搬,而且可以烹调和贮存食物,改善了饮食卫生,为以后发明酿酒和汤药创造了条件,并使火罐这种治疗工具的出现成为可能。由于人类在进化的过程中发展了语言,不仅有利于医药经验的积累流传,也有利于相互救助。原始社会晚期,用咒语以及其他以语言为治疗方式的巫术,持续存在很长时期,其暗示性语言的治疗作用也是一个重要原因。

##  第三节 对古人体质状况和医药起源的几种认识偏颇

### 一、原始人的寿命和体格状况

很早以前就存在一种说法,认为远古人类体魄壮健、身材高大、寿命很长、少有疾病。传说中的有巢氏、燧人氏、伏羲氏、神农氏都是长寿者,更早的盘古氏活了一万八千岁。这些神话显然是人们对长寿的虚妄幻想。原始人要和大自然进行残酷的斗争才能生存,而为维持生存所要付出的劳动和代价却是十分巨大的。从"北京原人"遗址发掘出的四十多例遗骸看来,其平均寿命很短,十四岁以内死亡的占39.5%,能够活到五十到六十岁之间的只占2.6%。即使是生活在两三万年前的"山顶洞人",死于童年的也高达43%,能活到五十到六十岁之间的只占14%。这种寿命状况,是由当时人类生产水平和抵御各种侵袭的能力所限定的。例如"北京原人"和"山顶洞人"的遗骸上都可见到伤痕的存留,这多半是出于自然界灾害、猛兽的袭击以及部落间争斗等原因造成的。至于胃肠疾患,则是普通严重的常见病。《韩非子·五蠹篇》中说,"上古之世,人民少而禽兽众,人民不胜禽兽虫蛇,……民食果、蚌、蛤,腥臊恶臭,而伤害腹胃,民多疾病"。

原始人的生产水平低下,生活环境恶劣,抵御自然侵害的手段简陋必然多灾多病,那种认为远古人类非常健康,疾病只是随着人类发展而滋长起来的观点是毫无根据的。五十万年前的"北京原人"的身长约为156～157厘米,甚至比今天同一地区人的平均身长还要矮一些。六千年前的西安半坡新石器时代的人骨,男子平均身长为169.45厘米,五千年前的山东大汶口新石器时代的男子平均身长为172.26厘米,两千年前的长沙马王堆女尸身长154.4厘米,因而古人不可能比现代人高大,就人类远祖身材的发展趋势和根据现有的资料来判断,总是后人超乎前人的,而且这种趋势还在发展。

### 二、对医药起源的一些歧议

对医药的起源,历来就有各种不同的观点。有人认为,原始人最初医病的方法正如狗会舔伤口、猴会拔刺、马会以尾驱蚊一样是出于本能,因而提出"医来源于动物本能"。历史证明这种观点是荒谬的,人类区别于动物的主要标志就是人类能有目的、有意识地制造和使用工具,进行生产劳动,能动地改造客观世界,创用医药治病。而动物的本能却只能停留在初级反射,决不会有主观能动性。

另有人认为,"医出于巫",他们指出古代最早掌握医术的是巫。中外医学史上确曾有过巫掌管医疗的时期,但是,人类的医疗活动一开始就是与生产活动同时发生发展的,而巫和宗教都是原始社会末期才有的现象,"医出于巫"的论点,颠倒了历史,是完全错误的。

有人认为,"医源于圣人"。把医药的产生归功于"圣贤"和神化了的传说人物,显然是牵强附会。不能否认历史上曾经有许多杰出的医家为人类医药的发展作出了重大贡献,但他们只是汇集并提炼了人民群众多年积累的医药知识和治疗经验,所谓"圣人"只是民众的杰出代表,因而过分的夸张甚至迷信的说法是歪曲历史的。马克思主义者认为,人类的生产活动是最基本的实践活动,是决定其他一切活动的基础。我国对原始社会文化遗存的研究以及我国古代文献中有关原始社会的描述,确凿地证明了劳动创造医药卫生这一无可辩驳的事实。

# 第二章 中医学的经验积累

## 公元前21世纪~公元前475年（夏~春秋）

## 社会背景

公元前21世纪，黄河流域中游的夏部落，随着私有制和阶级的出现，逐渐进入阶级社会，建立了我国历史上第一个奴隶制国家——夏王朝。其后我国奴隶制社会经历了夏、商、周三代，生产力获得了较大的提高，在生产发展的基础上创造了中国奴隶制时期的古代文明。

夏代生产力的提高，促进了工农业的分工。当时石器仍是生产的主要工具，但它与当时的陶器一样，制作更为精致，并已有少量的青铜器。夏代时期人们已学会凿井和筑城。传说中的夏禹治水，说明夏代有排灌工程利于农业，由于农业的发展，提高了人们对气候变化规律的认识，夏代已广泛使用象形图画文字，并编制了节气和干支记日法，为后世对疾病与季节关系的认识创造了条件。

公元前1711年，商王朝建立。商代农业、畜牧业，尤其是手工业都相对比较发达。公元前1324年盘庚迁殷（安阳）后，商代经济、政治、文化达到全盛。首都殷发展成为古代大都市。手工业有了石、玉、骨、铜等分工，青铜器的制作已相当精致，皮革、酿酒、织帛等已成行业。随着社会财富的日益增多以及财富分配的严重不均，社会内部阶级矛盾日益尖锐，奴隶主的残酷压榨，迫使广大奴隶起来反抗。奴隶主假借鬼神来加强其对奴隶的精神统治，这反映在商代统治者"敬事鬼神"，遇事必由巫占卜，巫代表鬼神发言，成为实际掌权者，医疗也由巫所掌握。

公元前1066年武王灭商，建立周朝，开始分封诸侯。西周积极经营以镐京（长安西南）为中心的渭水流域，较长期间社会处于相对稳定状态，生产力有了很大的提高，经济文化兴盛起来。周后期的春秋时期已普遍使用铜器，并发明了铁制工具，生产有了新的发展。商业繁荣，促进了交流，因此也扩大了科技文化的传播。春秋末的战国时期，由于奴隶主的残酷剥削压迫，许多诸侯国相继发生奴隶暴动，沉重打击了奴隶主贵族的统治。新的封建制生产方式出现，奴隶社会开始向封建社会转化，社会变革反映到意识形态领域里，唯物论与唯心论之间的斗争空前剧烈，朴素唯物论在一些领域战胜了神权观念。具体表现在医学上的医战胜了巫，医学在经验积累的基础上得到了迅速发展。

## 第一节 医巫斗争与专职医生的出现

### 一、巫对医药的控制

原始人对客观世界认识能力极为有限,他们不能解释风雨、雷电、山洪、地震等自然现象,也不能解释某些疾病现象,以为都是一种凌驾于人类之上的神秘力量在支配的,这就形成了"神"的原始宗教观念,产生祈祷、求神等基本的宗教形式。原始社会晚期,出现了专门执事宗教活动的巫。

商代统治者崇信鬼神,巫代表鬼神发言并参与政治活动。巫除了掌管祭祀、占卜之外,也兼管医疗。《山海经·海内西经》说:"开明东有巫彭、巫抵、巫阳、巫履、巫凡、巫相……皆操不死之药以距之。"殷墟出土公元前12世纪商王武丁时的甲骨卜辞中有许多问卜疾病的,巫医主要用祈祷、禁咒等方法治病,但他们有时也应用某些民间药物知识与治疗经验。

春秋中叶开始,奴隶制向封建制转变,人们对神权迷信产生怀疑,从经验中感到天命鬼神的虚幻无凭,对鬼神致病的观念也发生了动摇。如当时的齐国国君生病,祈神保佑,大臣晏婴认为,疾病是由生活引起的,求神是无用的。郑国的子产也曾提出疾病是由"饮食哀乐"所造成,与鬼神无关。在这种医术与巫术的尖锐斗争中,经验医学逐渐战胜了鬼神迷信,脱离了巫神束缚,产生了专职医生。

### 二、春秋时期杰出的专职医生——扁鹊

春秋时期,长期积累的医药经验发展到相当水平,医巫分离,出现了民间的专职医生,发展了望、闻、问、切等客观的诊病方法和使用药物、针灸、手术等治疗方法。医疗工作的专业化不但使医学摆脱了鬼神的羁绊,而且促进了对疾病的认识与医疗手段的提高。这一时期中已产生许多著名医生如医和、医缓、长桑君、扁鹊、文挚等,他们对中医学的发展作出了重要贡献。

扁鹊(春秋末年),齐国名医,姓秦名越人,被认为是我国先秦时期影响最大的医学家,虽在他之前有伏羲制九针、神农尝百草等传说,但扁鹊仍是中医史中第一位有详细记载的专职医生。关于他的生平事迹,除了司马迁的《史记》曾为他专门立传外,在《战国策》、《淮南子》等书籍中也有记述。根据记载,扁鹊医术高超,医德高尚,深得群众爱戴,传说他的著作有《扁鹊内经》等,均已失传。扁鹊精于望、闻、问、切四诊,尤以望诊和切脉著称。据记载,一次扁鹊路过虢国,虢太子病。厥冷已半日,许多人认为已死,虢国统治者只是祈祷,束手无策。扁鹊问明发病情况,察知两股内侧尚温,并有微弱呼吸,断言为"尸蹶"(休克),遂以针法急救,熨法保温,再用汤液调养,终于使其恢复健康。虢君感激地说:"有先生则活,无先生则弃沟壑。"扁鹊答以:"越人非能生死人也,此自当生者,越人能使之起耳。"

扁鹊医术的另一特点是兼通临床各科,能根据各地群众的实际需要从事医疗活动。

《史记·扁鹊仓公列传》称:"扁鹊闻名天下,过邯郸,闻赵贵妇人,即为带下医;过雒阳,闻周爱老人,即为耳目痹医;来入咸阳,闻秦人爱小儿,即为小儿医;君能随俗而变。"扁鹊毕生以自己的精湛医术和巫医作斗争,《史记》载有扁鹊的"六不治",其中明确指出"信巫不信医者不治",这种朴素的唯物主义思想对医学的发展产生了积极影响。扁鹊不仅在先秦时期名声很大,而且对后世有深远影响,对于他在诊病时所倡导的切脉、望色、听声和问病四法,《史记》给予很高评价,"至今天下言脉者由扁鹊也","扁鹊为医,为方者宗,后世弗能易也",中医学早期的经典著作之一《难经》,也被托名为秦越人所作。另据考证,在扁鹊之前,人们以呼吸判定生与死。自扁鹊之后,中医用切脉判定生与死。直到20世纪80年代,有些国家才以脑细胞死亡来判定生与死。

## 第二节 药学知识的发展

### 一、酿酒技术和汤液的普及

酿酒技术始于夏代,因夏代农业发展,粮食有了剩余,陶器广泛用于储粮。首先人们在生活中无意发现了自然发酵,而后逐渐有意识地进行了人工酿酒。龙山文化遗址,已发现很多陶制酒器。至商代,粮食的品种、产量都有很大发展,酿酒技术更加发达。殷墟出土的青铜器中,有许多是专用的酒器。此后随着医药知识的不断丰富,人们逐渐认识到酒不但能提神和镇痛,还发展到制造药酒。《素问》中记述酒的作用说,"邪气时至,服之万全",后世并有"酒为百药之长"的说法。这些都说明人们已认识到酒在医药上的作用。

夏代已有较精制的陶器,商代更有了青铜器食具,有利于烹调加工。商代农业生产发达,除造酒之外,已知利用发酵方法制作醋、酱、糖等调味料,因而烹调术有了发展,并将烹调方法应用于制药,进而发明了汤药。传说"伊尹制汤液",伊尹是商汤的宰相,其父是著名厨师,伊尹创制汤液与其从小受父亲的影响是分不开的,古人说"医食同源",这也反映了药物的发现与使用和饮食有密切关系。

商代以前医疗上多使用单味药。在汤液发明之前,服药还是简单的吞服,发明汤药后,生药加水煎服,可以同时煎熬多味药物,不但服用方便,药效提高,而且减低了生药毒性,促进了复方药剂的发展。

### 二、药学方面的进步

周代时药物的品种已有很多,用药经验也日益丰富,并已有初步的分类归纳。《周礼》记载"五药",是指"草、木、虫、石、谷"。《诗经》中记载有葛、苓、芍药、蒿等五十余种药物。《礼记》中指出采药季节"孟夏月也……聚蓄百药"。《山海经》记述的药物多达146种,包括植物59种、动物83种、矿物4种,并详细记述了应用上述药物治疗数十种疾病的方法,记载了食、服、浴、佩戴、涂抹等多种用药方法。特别是所述药物中有60种可用于防病,如防蛊8种,防疫4种,强壮25种,防五官病8种,防皮肤外科诸病8种,防脏器诸病4种,避孕2种,防兽病1种,说明春秋末期人们已认识到预防疾病的重要性。

商周时期,各种冶炼技术的发明和发展,促进了矿物药的发现。《周礼》说,"凡疗疡以五毒攻之",五毒多指外用性杀菌药,皆为矿物质腐蚀剂,在当时已应用于疮疡外科。

## 第三节 古人对疾病及病因的认识

根据甲骨文记载,商代已有初步的天文学和较完整的历法,在地理方面已有五方的概念,气象方面已有四时风雨的记载。人们把对自然界认识的知识加以总结,再结合长期以来对疾病作斗争的经验,形成了有关对人体健康、疾病与自然界变化关系的理论体系,为"人与自然"、"六气致病"、"阴阳五行"等医学理论的形成准备了条件。

殷墟出土的几千个甲骨文卜辞中,其内容已有对二十多种疾病的描述,如:疾首、疾目、疾耳、疾鼻、疾舌、疾腹、疾身、疾足、疾育(产妇病)、子疾(小儿病)等,大体上按人体部位记述病名,有了初步的疾病分类概念。西周时,人们已认识到四季发病的不同。同时也认识到气候异常容易导致疾病流行,如《礼记》记载,"孟春行秋令,则民大疫","季春行夏令,则民多疾疫"。

公元前541年,秦国名医医和认为晦淫过度,可以使人发生内热蛊惑之疾,而不是鬼神降灾。他用朴素唯物论的观点提出,"阴阳风雨晦明"的六气致病说,这是我国最早的病因学说,以后演变为《黄帝内经》的"风寒暑湿燥火"六淫致病说。由于认识到疾病的原因与自然界因素有关,这一时期的中医学认为四时、五节、六气等气候变化能引起不同疾病的病因学理论已基本形成,后世的"三因说"病因学理论几乎是发端于此。由于病因学理论的进步,指导人们在诊断和治疗疾病时采取了与巫术截然不同的措施。如诊断时不是求助于占卜,而是发展了客观的望、闻、问、切检查方法。治疗上不是采取祈祷禁咒,而是直用药物、针灸及外科手术。五味、五色、五声的概念,给以后诊断及药理学说的形成奠定了基础,阴阳、五行学说及天人相应思想也已初步形成,这就使得中医学从单纯的经验积累逐步进入了有理论、有实践的正常发展道路。

## 第四节 我国古代的卫生保健和医事制度

讲求卫生和预防疾病的思想在我国很早以前就已形成。殷墟出土文物证明,商代已有洗脸、洗手、洗脚、洗澡和洗涤食具的卫生习惯。在甲骨文中,也可见室内外洒水、清扫、除虫等文字记载。殷墟出土文物中有壶、盂、勺、盘、陶搓、头梳等全套盥洗用具,并记述有畜圈、厕所和水沟等。在距今三千二百年前,我国已有这样丰富的记录和实物,在世界医学史上是少见的。

周代进一步加强了卫生预防措施,对环境及个人卫生都规定了一些合理的要求。如除虫、灭鼠、扫房、淘井、疏渠等。同时对环境卫生与健康的关系也有了一定的认识。个人卫生方面,已认识到"头有疮则沐,身有疡则浴"。主张饮食应适应四时季节,"春多酸、夏多苦、秋多辛、冬多咸"。同时认识到精神情绪也是致病因素,如"百病怒起","忧郁生疾"。认为饮食不节,起居失常,劳逸过度,都可能会成为发病的重要原因,这种以内外环境变化引起疾病发生的理念,为中医的病因学奠定了认识基础,并形成了人体与内外环境统一的观念。周代在婚姻制度上也提出了一些合理的主张,《礼记》称,"三十日壮,有室";《周礼》称,"男三十娶,女二十嫁;"又称,"礼不娶同姓";《左传》称,"男女同姓,其生不蕃",对保证中华民族的健康繁衍起到重要的作用。

周代生产力的发展,形成了社会分工,临证医学也出现了分科,据《周礼》记载,医学已分为食医、疾医、疡医、兽医四科,制定了一整套医事管理制度。规定"医师掌医之政令,聚毒药以供医事",建立了病历记录、报告、资料积累和考核制度,"凡民之有疾病者,分而治之,死终则各书其所以,而入于医师",这是世界最早的病历记录制度。同时,据此考核医生,评定待遇,这样的评级考核制度,对推动我国古代医学的发展,具有重要意义。

## 第五节  与中医理论密切相关的几种哲学思想

### 一、关于精、气、神的学说

认为有形的物质是由无形的气变化而来,有精微之气充满人体,才使人体得以维持正常的生理功能。神是气和精的集中表现,"阴阳不测谓之神"。简而言之,精是形成机体的物质基础;人体各部具有生命活力是由气所推动;而神是精、气状况的外在表现。

### 二、阴阳、五行学说

"阴阳"和"五行"学说是我国古代朴素唯物主义的自然观。"阴阳"说起于商代以后,以《周易》一书为代表作,其思想来源于早期的占卜理论,起初治病也用占卜,自然很容易将阴阳用于解释医学,后引伸将所有自然现象都分成阴阳两大类,并认阴阳达到极点时会向相反方向转化。这与我们平时所说的矛盾学说相似。"五行"学说是指古代人认为万物的成长皆依赖于金、木、水、火、土五种主要物质的相互作用,后引伸出五行相生、相克学说。五行之间生克关系是,木生火、火生土、土生金、金生水、水生木;木克土、土克水、水克火、火克金、金克木。总之,将上述两学说结合运用,从整体观出发解释疾病及决定治疗方案,构成中医学一大特色。

### 三、关于天、人相应的思想

古代人认为有形的东西源于无形的气,又都受阴阳、五行学说的支配,因此人与天、地之间必然存在某种相应相通的关系,即人体的健康或疾病与自然环境密切相关。中医学讲疾病是六气所致,六气即阴、阳、风、雨、晦、明。秦国著名医生医和最早提出"六气致病论"。后来《素问》把这种六气概括为风、寒、暑、湿、燥、火,用以解释疾病的原因。总之,古人认为人体是小宇宙,受大宇宙变化的影响。

## 四、关于经络理论

　　经络学说也是中医学的一大特征，其最早记载始于汉代，以后历代不断发展。《黄帝内经》认为人体有十二经，即手三阳（阴）经，足三阳（阴）经、此外还有奇经八脉、即阴（阳）维、阴（阳）跷，任、督、带、冲脉。经络的发现与针灸术分不开，因针刺时发生了"感应"，从而发现并建立了经络学说。它也被用来解释病理现象、指导临床实践。概括起来经络系统有三方面的功能，在生理方面有运行气血、协调阴阳的作用，在病理方面有抗御病邪、反映症候的功能，在临床应用上有传导感应调整虚实的功能。经络理论的形成受到中国古代哲学思想的深刻影响。对它的解释不能简单地用血管和神经的概念来说明。虽然目前人们多认同它的应用价值，但对其客观存在的依据尚存争议。

# 第三章 中医理论的奠基

公元前475年~265年（战国~三国）

## 历史概要

公元前475年（周元王仁元年），中国进入了兼并战争更为剧烈的战国时代，在长期的兼并战争中，逐渐形成了秦、齐、楚、燕、赵、魏、韩等七个较强的诸侯国。公元前246年，嬴政继任为秦王，在他执政的第二十六年即公元前221年，实现了全国的统一。秦始皇为了建立和加强封建的中央集权制度，修建了万里长城，还采取统一车轨、统一度量衡、统一文字等措施，这些无疑具有进步意义。但秦始皇不恤民力，大兴土木，还采取"焚书坑儒"等残酷手段，导致秦二世元年（公元前209年）爆发了我国历史上第一次农民大起义——陈胜、吴广起义。后来项羽、刘邦相继参加起义军，秦王朝终于在众人的进击下覆灭。公元前206年，刘邦和项羽之间展开了争夺统治权的楚汉战争，经过五年鏖战，公元前202年，刘邦正式登上皇帝的宝座，是谓汉高祖，随后定都长安，史称西汉。

西汉时期，国民经济逐渐得到恢复和发展，到了文帝和景帝时，出现了"文景之治"的繁盛时期，至汉武帝时，国家进入鼎盛时期。至西汉末年，朝政腐败，公元9年，王莽自立为皇帝，国号"新"。公元23年，王莽政权在赤眉、绿林等农民起义军的围攻下灭亡。公元25年，刘秀称帝，定都洛阳，史称东汉，其后该政权维持约190年，至灵帝中平元年（公元184年）爆发了以张角为首的黄巾军起义，黄巾军最后虽然被镇压了，但随后群雄割据，东汉政权基本灭亡。公元208年，爆发了著名的赤壁之战，形成了魏、蜀、吴三国鼎立的时期。

## 社会背景

春秋战国是我国历史上一个巨大变革的时期，社会经济形态由奴隶制向封建制过渡，社会的进步导致了经济文化的巨大发展。战国时期，农业上已广泛使用耕牛、施肥和铁制工具，兴办了一些大型的水利工程，发明了炼钢。学术思想活跃，出现了"诸子蜂起，百家争鸣"的局面，主要的学派包括儒家、道家、阴阳家、杂家等，诸学说对我国医学理论的形成都有很大影响。

秦始皇结束了战国的割据局面，建立了中国历史上第一个统一的封建帝国，并进行了一系列改革，车同轨，书同文，统一全国度量衡。有力地推动了生产力和科学文化的发展。至汉代，农业、手工业都有很大发展，煮盐、冶铁、造纸术都发展起来，推动了医药的进步。公元前二世纪，张骞出使西域，开辟了"丝绸之路"。沟通中国和罗马帝国之间的贸易往来，促进了东西方经济、文化和医药的交流。在这期间，虽然汉武帝采纳董仲舒的建议

"罢黜百家,独尊儒术",董仲舒并提出"天不变,道亦不变"的主张,篡改了古代朴素唯物主义的阴阳五行学说,干扰了我国科学与医药学的发展,但也有唯物主义者如王充等提出万物由"气"而生,死后又归"元气",并正确地论证了精神与肉体的关系,他说,"精气者血脉也,人死血脉竭,竭而精气灭,灭而形体朽,朽而成灰土",否认了灵魂与鬼神等唯心思想,这种论点不仅有力地驳斥了有神论,也为医学沿着唯物主义道路发展提供了理论基础。

## 第一节 对临证医学的总结

战国时期,巫医已日益没落,专职医生更加活跃,临证医学也获得更大的进步。"四诊"已广泛应用于临床,人们对于疾病有了更细致的观察与鉴别,如墨子说,"譬如医之攻人疾者,然必知疾之所自起焉,能攻之;不知疾之所自起,则弗能攻"。由于诊察方法的进步,对疾病的观察已和气候、地域、饮食起居、精神情绪甚至于身体构造、生理功能等联系起来,促进了医学理论的形成与发展。

1973年,长沙马王堆三号汉墓(公元前168年)出土的竹简和帛书,已记载有100余种疾病。本书出于《黄帝内经》之前,属战国时期著作,书中并记载了经脉学说、脉诊、多种疾病的治疗方法,以及医方280余首,用药约240余种,说明早在公元前几个世纪,我国古代中医已根据自己在诊断、治疗上积累的丰富的经验,开始了向理论研究方面发展。由于受到道家思想的影响,出土资料中还记载了"却谷"(节食)、"食气"(练气功)、和"导引"(舒展身体以利气血循环)等道家养生的方法,以及描绘了四十多个图像的"帛书导引图"。反映了当时人们对于人体结构和功能等已有相当深入的认识。

从战国到汉代这一历史时期,中医学逐渐从临床经验的相互传授,发展到系统理论的形成。这是划时代的进步,在这一时期产生了祖国医学的四部经典著作:1.《黄帝内经》:全面总结了医学实践经验,为创建中医理论体系奠定了基础;2.《难经》:以问难形式解释《黄帝内经》,主要包括脉诊、经络、针灸和解剖;3.《神农本草经》:总结了药物知识和配伍理论;4.《伤寒论》:发展了理法方药的理论,确立了辨证施治的原则。总之,从春秋战国至三国时期,上述著作的相继问世标志着中医学理论体系的形成,该理论体系由阴阳五行、脏腑经络、病因病机、诊法辨证、治则方药五个部五个部分组成。

## 第二节 《内经》在祖国医学中的地位

《黄帝内经》简称《内经》,约成书于西汉时期,该书是我国古代医学理论知识的总结,它托名于"黄帝",是指具有权威性的意思,实则是集战国至西汉时期许多医家理论之大成。这部著作全面论述了祖国医学对于人体解剖、生理、病理、诊断、药理、治疗、预防等方面的知识,从理、法、方、药各方面阐述上述内容与临床实践的关系,确立了祖国医学的指导思想和治疗原则。该著作内容非常丰富,它标志着我国医学发展到一个重要阶段。

《内经》包括《素问》、《灵枢》两部分,其中《灵枢》又称为《针经》。全书共分18卷,162篇.约14万字。《素问》以问答的方式写成,分9卷论述人体发育规律,人与自然的相应关系,阴阳五行学说、脏腑学说,各种疾病的治疗原则和方法等。《灵枢》分9卷论述9针形质、用法、禁忌、人体经络循行、穴位、人体体表与内脏解剖、针灸方法与原则等。它的基本思想是:强调整体观念、注意预防养生、重视脏腑经络、运用阴阳五行。

# 一、《内经》的整体观念

《内经》强调人体是一个整体,人体各部都存在着有机联系,物质与功能相关,机体与情志相关,同时也强调人体变化与自然环境、社会因素都有一定关系,这种整体观是祖国医学最基本的特点。

## (一) 器官与机能的整体观

《内经》认为人体从脏腑到全身各部都是相互联系的,构成统一的整体。《素问·灵兰秘典论》说,"十二官者不得相失也,故主明则下安……",指出了脏腑间的相互制约,与中枢神经的主导作用。脏腑各有所主,在体表各有开窍,脏腑之间有特定的经络相联,因而局部病变可以影响全身,全身的状况又可以影响局部。体表的色、脉、经、形必然反映脏腑的状况,这就是中医诊断上"四诊合参"的客观依据。在治疗上重视局部与整体的关系,运用整体关系来观察表里的一致性,把握辨证施治的规律,例如,在讲到外病内治时,指出暴发火眼,可用清肝治法;感冒鼻塞,可用宣肺的治法等。

## (二) 机体与情志的整体观

《内经》提出了情志与功能相关联的见解。《灵枢·本藏篇》说,"志意和则精神专直,魂魄不散,悔怒不起。五脏不受邪矣",指出人的情志活动是正常现象,但如果太过又能损伤机体,导致疾病。《素问·阴阳应象大论》说,"怒则肝气易于上逆。故怒伤肝"。又说,"怒伤肝,悲胜怒;喜伤心,恐胜喜;思伤脾,怒胜思;忧伤肺,喜胜忧;恐伤肾,思胜恐",这就是讲如何运用整体现的思想,以一种情志活动来调整另一种异常的情志活动,使其恢复正常。

## (三) 人与自然的整体观

《内经》认为人的健康或疾病,直接受到四时气候等自然环境变化的影响。如春夏由温转热,阳气发泄,气血易趋于表,表理皮肤疏泄,会出现多汗少溺等现象。但气候变化过剧,超过机体调节的限度,或由于机体本身不健全,不能与外界变化相适应时就会发病。临床上某些疾病在季节、气候、昼夜变换时发作或增剧,都说明疾病与自然界变化有密切关系。《灵枢·邪客篇》说,"人与天地相应也;人与天地相参也",因此,强调治病要适应自然规律,必须因时、因地、因人制宜,必须"期其宜而施其治",才能作出正确的诊断与合理的治疗,从而得到较好的疗效。

## (四) 人与社会环境的整体观

《内经》对某些社会性因素与人体的关系也有若干论述,指出病人的生活起居,思想精神、周围环境等对疾病的形成都有关。诊病时需了解病人以往和目前受到哪些社会性因素的影响,病人有哪些好恶等。《灵枢·师传篇》要求医生"入国问俗,入家问讳,上堂问礼,临病人问所便"。《素问·疏五过论》说,"凡未诊病者,必问尝贵后贱,虽不中邪、病以内生,名曰脱营。尝富后贫,名曰失精。……良工所失,不知病情,此亦治之过也"。其意是说在诊病时须考虑到患者所处的自然及社会环境。

## 二、《内经》中的预防思想

《内经》中多处论述精神修养,锻炼身体,调节饮食起居,适应环境和避免外邪侵袭。这种朴素的预防思想,是建立在人与自然统一的整体观基础上,通过逐渐深入认识致病因素,掌握自然规律,逐步积累经验从而总结出来的。

《内经》认为,人是自然界的产物,并受自然界条件的制约,但人也能掌握自然界规律,有适应自然的能力,并能通过努力保持健康,预防疾病。《素问·上古天真论》说,"其知道者,法于阴阳,和于术数,食饮有节,起居有常,不妄作劳,故能形与神俱,而尽终其天年。度百岁乃去"。《灵枢·五癃津液别篇》曾讲道,自然条件的异常,能够导致疾病,而人能够掌握规律,预防疾病。对于人体适应气候,书中特别强调防病胜于治病。《素问·四气调神大论》说,"是故圣人不治已病,治未病,不治已乱,治未乱。……夫病已成而后药之,乱已成而后治之。譬犹渴而穿井,斗而铸锥,不亦晚乎",这种防重于治的思想,至今仍有重要意义。

## 三、《内经》对脏腑经络的论述

中国古代医家经过长期的医疗实践,对于人体的结构和功能的关系,认识逐渐深入,进而形成了融合解剖、生理、病理知识于一体的脏腑经络学说。其内容主要是揭示人体五脏、六腑、十二经脉、奇经八脉等的生理功能、病理变化以及相互关系。脏腑经络学说是《内经》理论的重要部分之一。

《内经》中所讲的五脏包括心、肝、脾、肺、肾,主要功能是"藏精气而不泻也,故满而不能实"。六腑包括胆、胃、大肠、小肠、膀胱、三焦,主要功能是"传化物而不藏,故实而不能满也"。古人认为人体复杂的生命活动,都起源于内脏的功能,内而消化循环,外而观听言行,无不是内脏功能的表现。

脏腑学说是在人体解剖实践基础上形成起来的,《灵枢·经水篇》说:"夫八尺之士,皮肉在此。外可度量切循而得之,其死可解剖而视之"。书中的一些有关人体结构的形态学记载,已接近实际,如《灵枢》所述食道与肠管的长度,按比例换算为1:36,而近代解剖为1:37,两者极为近似。书中还提到类似于血液循环的概念,如《素问·经脉别论》说:"食气入胃,散精于肝,淫精于脉,脉气流经,经气归于肺,肺朝百脉,输精于皮毛。毛脉合精,行气于府,府精神明,留于四脏,气归于权衡"。但《内经》中所讲的脏腑理论,不能单纯地被理解为是讲内脏器官的解剖学知识,因为中医学的脏腑理论是用来解释人体的生理或病理的,因此与现代医学所指的内脏的概念不完全一致。如中医学理论认为"心主神明",而现代解剖学所讲的心脏,其功能是在脉管系统中起泵的作用。

关于经络学说,《内经》一书已有较完整的论述,主要内容延用至今,书中所述的经络主要包括十二经脉,即手太阴肺经、手厥阴心包经、手少阴心经、手阳明大肠经、手少阳三焦经、手太阳小肠经、足太阴脾经、足厥阴肝经、足太阴肾经、足阳明胃经、足少阳胆经、足太阳膀胱经。此外,还提出有奇经八脉,即任脉、督脉、带脉、冲脉、阴跷脉、阳跷脉、阴维脉、阳维脉,其中最重要的是任督二脉。《内经》并指出,每条阴经属于一脏,并与一腑相联络。每条阳经属于一腑,又与一脏相联络。人体各部都是相互联系的。

《内经》中的经络学说也是祖国医学的重要内容之一。根据书中所述,人体有上述十二条经脉及奇经八脉,贯通网布整个机体,经络既不是血管,也不完全符合现代已知的神经干路,然而各经都有一定的循行经路和分布规律。《内经》认为,经络内贯脏腑,外达肌表,网络全身,是人体内运行气血的通路。经络的发现和针刺术的发展相关联,又为针灸学奠定了理论基础,同时,经络学说在中医学中也被广泛用于解释病理现象和指导临床实践。

## 四、《内经》中的阴阳五行学说

阴阳和五行,都是古人认识世界的朴素唯物主义的自然观。阴阳学说最早见于《周易》,古人在长期的生产实践中,观察各种自然现象,发现事物普遍具有相互对立的正反两方面,这两种势力的相互作用,推动了事物的发生发展。《内经》将阴阳理论用来指导医疗实践,如对发热要区别表里阴阳。如伤寒发热,认为是阳热表实症,治疗需用泄阳解表的办法。而对贫血发热,认为是阴虚生内热,治疗需用补阴退热的方法。

五行学说出自《尚书·洪范》,认为自然界一切皆由水、火、木、金、土五种基本物质构成。战国末年,人们依据五行之间相互依存与相互制约的关系,系统地组织成"木、火、土、金、水"的序列,扩大成为五行相生相克学说。《内经》在当时历史条件下,运用阴阳的对立统一和五行的相生相克规律来论述人体的生理或病理,以及人与自然的关系。阴阳学说的应用涉及各个方面,如在生理上认为"阳化气,阴成形",用阴阳来概括人体的内外、腹背、脏腑。在病理上指出"阴胜则阳病,阳胜则阴病。阳胜则热,阴胜则寒"。在诊断上强调"善诊者,察色按脉,先别阴阳"。在调整机体平衡方面提出"阴平阳秘,精神乃治;阴阳离决,精气乃绝"。在治疗方面提出"阳病治阴,阴病治阳"等原则。

五行学说的论理以相生相克为特点,《内经》用之说明四季气候、时序的转移。联系到人体,用之说明心、肝、脾、肺、肾和其他器官,以及声、色、气、味、情感等相互促进与制约的关系。五行理论也被用来说明气候变化与五脏疾病的关系,如《素问·阴阳应象大论》说,"天有四时五行,以生长收藏,以生寒暑燥湿风;人有五脏,化五气,以生喜怒悲忧恐"。

阴阳五行学说有其合理内容,即肯定阴阳矛盾的普遍存在,肯定阴阳双方又统一又斗争,肯定阴阳消长转化的运动,肯定物质间相生相克的普遍联系。将这些理论原则用于解释人体生理、病理和治疗原则,在总结经验,指导实践方面都具有重要意义。总之,《内经》中提出的辨证论治的系统学说为中医奠定了理论基础,其主要思想不但被我国后代医学家所应用和发展,对世界医学的发展亦有不可忽略的影响。

但是,作为古代的自然哲学,阴阳五行学说也有其局限性。唯物辩证法认为,事物发展的根本原因是事物内部的矛盾,而事物之间的相互联系则是第二位的原因。阴阳学说用于解释生理与病理现象时,有时过分强调了阴阳的互根,而未突出其对立的一面。矛盾的统一只能是相对的,而阴阳学说则过分强调其平衡的一面。事物的发展是不断地螺旋式上升的,阴阳学说则把事物的发展看成是简单的循环、重复。

五行学说机械地"取类比象",把脏腑的复杂生理、病理变化归结为是向一定方向进行的,周而复始的"相生相克"。并把各种事物勉强凑合为"五"数,用以说明它们之间的关系。这些都是形而上学的观点。因此,对待阴阳五行学说,必须用辩证唯物主义观点一分为二地加以认识和应用。

## 第三节 《神农本草经》在祖国药物学中的地位

《神农本草经》成书于公元1~2世纪间,它由若干医家陆续写成,"神农"是尊古之风的托名。此书总结了汉代以前的药物知识,是我国现存最早的药物学专著。书中载药365种(植物药252种,动物药67种,矿物药46种),根据药效和使用目的分为三品:上品120种,多属于滋补及用于强壮身体的药物;中品120种,多属补养兼能攻病邪的药物;下品125种,一般是专用于攻邪的药物,这是中药学最早的分类法。

书中除记载各药名、性味、药效和主治,还概括性地阐述了中药学的基本理论,认为配药时须考虑七情合和、四气五味、阴阳配合,如"疗寒以热药,疗热以寒药"等,同时还简述了配药时如何以君、臣、佐、使为次序进行组方。此外,该书对于各药物的来源、采集、鉴别、炮制、贮藏以及服用方法也作了论述,还载有药物的异名、产地,为此后本草学的发展奠定了基础。例如,在解释所载药物的入药部分时,书中写道,"麻黄茎发汗、根止汗。当归用根,夏枯草用全部"。关于药物的炮制鉴别,书中写道,"阴干暴干,采造时月,生熟土地所出,真伪陈新,并各有法"。对于服药剂量,书中说,"若用毒药疗病,先起如黍粟,病去即止。不去,倍之;不去,十之,取去为度"。又明确指出不同性质的药物应采取不同的制法与剂型,"药性有宜丸者、宜散者、宜水煮者、宜酒渍者、宜膏煎黄;亦有一物兼宜者,亦有不可入汤酒者,并随药性,不得违越"。这些记载在实际应用中都证实有较好的疗效。

《神农本草经》所载药物主治病症有170余种,其中包括内、外、妇、眼、耳、喉、齿等科疾病。经过长期临证实践和现代科学研究证明,书中所述有关药效的知识多是正确的,而且有些药物是世界医药学史上的重大发现。如麻黄平喘,常山截疟,黄连止痢,海藻疗瘿,汞和砷剂应用于治疗疥癣恶疮,都是世界最早的记录。

该著作的原本曾沿用五百余年,但在唐初失传,此后书中的内容被历代本草著作所引用。明清期间人们对其进行了收集整复工作。由于历史条件的限制,本书也存在某些缺点和错误,特别在三品分类法和药效的记载方面,反映了秦汉以来道家方士的唯心主义思想。如"上品玉泉……久服耐寒暑,不饥渴,不老神仙……"等,都需一分为二地对待。宋代沈括在《梦溪笔谈》中说:"况方书仍多伪杂,如神农本草最为旧书,其间差误尤多,医不可不知也。"在《本草经》一书中还掺杂一些如服石,炼丹等一些荒谬的理论,但从另一方面而言,炼丹与制药化学密切相关,世界公认炼丹术起源于中国,被视为近代化学的先驱。

## 第四节 《伤寒杂病论》在祖国医学中的地位

自战国时期后,中医学发生了重大的变革,从使用单味药的形式逐步变为复方用药,并通过各医家的不断创新和实践,积累起丰富的治病经验,发展了临床医学,并形成了阴阳五行、脏腑经络等医学理论体系。医方配伍的理论与辨证施治的原则也基本形成。《内经》、《神农本草经》和淳于意的"诊籍"都反映了医方配五与辨证施治的早期发展过程。武威出土东汉早期的医药简牍,从其医方的组成,可见复方配伍已普遍使用。

汉代以前,中医辨证施治的理论尚处在初期阶段。此时虽然人们已开始多味药复合组方,但是最终将民间的治病经验加以总结,发展到有理论指导的复方配伍被广泛应用,则是祖国医学发展中的一个重大的进步。对此,东汉末年产生的《伤寒杂病论》则标志着中医辨证施治原则的确立,奠定了中医临床治疗学的基础。

## 一、《伤寒杂病论》的成书

有关伤寒的定义,有广义与狭义之分,其广义是指外感热性病的总称,包括传染病。狭义是指伤于风寒而言。东汉末年战乱频繁,疫病流行,人民陷入深重灾难。曹植在《说疫气》一文中记述当时疫病流行情况时说:"家家有僵尸之痛,户户有号泣之哀。"河南南阳医生张仲景(名机,约公元150~219年)宗族二百余口,自建安纪年(公元196年)起未及十年,死于疫病者达三分之二,其中死于伤寒占十分之七。这种严重情况激发他"勤求古训,博采众方",认真总结了劳动人民与疾病作斗争的经验,批判地继承了前人宝贵遗产,结合自己的实践,在公元210年完成了《伤寒杂病论》的著作,原书16卷,成书后不久散于战乱中。经后人的整理,直到北宋年间,始有今传本《伤寒论》和《金匮要略》两书。

《伤寒论》对外感热病的发生、证候群、疾病的演变过程进行总结,提出按三阴三阳经辨证治疗,以六经论伤寒、以脏腑论杂病的治疗原则,并以理、法、方、药为一体进行论述,奠定了中医临床治疗学的"审因辨证、因证立法、以法系方、遣方用药"的中医辨证施治原则。

《金匮要略》以疾病分篇,全书共25篇,论述内、外、妇等科杂病,以内科为主,要点是将疾病的病因分三类,一是"经络受邪入脏腑,为内因所也"。二是"四肢九窍,血脉相传,壅塞不通,为外皮肤所中也"。三是"房室、金刃、虫兽所伤"。通过将复杂的病因分三类,阐述了不同病因与杂病的关系。这是中医学中最早的病因学说。

张仲景对当时社会上迷信巫祝而忽视医学的现象十分愤慨,他在"自序"中说:"怪今居世之世,曾不留神医药,精究方术……但竞逐荣势,企踵权豪,孜孜汲汲,惟名利是务。……卒然遭邪风之气,婴非常之疾,患及祸至,而方震栗,降志屈节,钦望巫祝,告穷归天,束手受败。"他对那些因循守旧、不负责任的医生也给予尖锐的批评,"观今之医……各承家技,始终顺旧,省疾问病,务在口给,相对斯须,便处汤药"。正是这种反对腐朽、反对苟且、注重实践、认真钻研的精神,使他实现了通过总结民间经验,最终形成系统理论的目的。

## 二、《伤寒杂病论》对临证医学发展的贡献

《伤寒杂病论》对中医诊断学和方剂学的发展所作的贡献在于：

1. 提出了完整的组方原则：如以麻黄汤治疗伤寒表实证的疾病，药仅四味，以麻黄为君药，桂枝为臣药，杏仁是佐药，甘草为使药，并提出根据兼证的不同，处方可加减化裁。

2. 将中医临床治疗时的八法具体运用于方剂之中：运用"汗、吐、下、和、温、清、补、消"治病，其总的原则不外乎扶正祛邪，使得方剂学的发展为八法的运用创造了条件，而八法的运用又促进了方剂学的发展。

3. 创造了许多剂型：该书所载方剂大致有汤、丸、散酒、洗、浴、熏、滴耳、灌鼻、软膏、肛门栓剂等，丰富了中医学的治疗手段。

4. 记载了大量的有效方剂：书中所载方剂大多疗效可靠，至今许多都被人们所常用，如治疗阳明热盛的白虎汤、治黄疸的茵陈五苓散、治疗虚劳腰痛及消渴的肾气丸等，关于现今常用于滋阴补肾的六味地黄丸，实际上也是在肾气丸的基础上加减出来的。

5. 两书中共论述脉象20多种，载方375首，用药384种，采用内服、外用多种剂型。

张仲景所用方剂一般用药不多，配伍精适，故后世称他为"医方之祖"。

## 三、《伤寒杂病论》的要旨

张仲景的主要成就在于他充实和发展了《内经》的热病学说。他在《素问·热论》基础上，从外感病的发展变化过程、病邪侵害的程度，病人正气的强弱，以及有无宿疾等，寻找伤寒发病的规律，提出了很多新的见解。他以六经论伤寒，阐明了各种不同病证的治疗原则。

伤寒六经，即太阳、阳明、少阳（三阳证多属于热证，实证）；太阴、少阴、厥阴（三阴证多属于寒征，虚证）。由于手足经络同名，六经实际上是十二经，又络属整个脏腑。因此，经络、脏腑和疾病的发生、演变相互关联，不可分割。张仲景将经络所属脏腑作为辨证的理论根据，从而提出伤寒传经的途径。在证候分类方面，又有表里、寒热、虚实之分，以阴阳为之总纲，为后世的八纲辨证打下了基础。六经分证是将各种疾病的复杂证候归纳为六大类，或可称为六大症候群。在每一类中选出最有概括性，并能反映本经病变特点的基本证候，列为认证纲领。例如"辨太阳病脉证"的认证纲领："太阳之为病，脉浮、头项强痛，而恶寒。"每经总纲之后标列的条目，除分别介绍各经病证特点和相应治法之外，并包括各经病证和传变关系，以及其他合病、并病或因治疗不当引起变证、坏证等的辨证和治法。提示病程发展中正常与异常的规律。通过六经证候的归纳可以分出证候的主次、证候的属性及其变化，在治疗上采取原则性与灵活性相结合的原则。

《伤寒论》中对证候与治则的论述共397条，处方113首，提出了包括理、法、方、药为一体的系统辨证施治原则，使祖国医学的基础理论与临床实践密切地结合起来，形成逻辑条理完整的医疗体系。辨证施治的基本精神，在于从认证到治疗贯穿着整体性和灵活性的结合。临证诊断，不孤立地看待个别症状，而是从动态的观点全面观察。以八纲辨证象、以六经别病势，来认识病变性质及其发展趋势，为立法组方制定原则。强调临证治疗不能固守一病一方。而须因时、因地、因人制宜地采取不同方法，即"审因辨证、因证立

法、以法系方、遣方用药"。依据证候的演变,治疗上随时权衡变通,加减化裁。

## 四、《伤寒杂病论》对方剂学的贡献

在《伤寒论》中,张仲景在前人经验的基础上总结和发展了复方配伍。《伤寒论》载方113首,用药170余种;《金匮要略》载方262首,用药214种,所用剂型已包括有汤剂、丸剂、散剂、酒剂、洗剂、浴剂、熏剂、滴耳剂、灌鼻剂、吹鼻剂、软膏剂、灌肠剂、肛门栓剂、阴道栓剂等。书中对药物炮制、方剂配伍、制剂及用法,都提出严格要求。其特点是每一方用药不多,但组织严密,配伍精当,后人称其为"经方",以有别于后世的"时方"。

《伤寒杂病论》一书所提出的辨证施治原则及组方理论,在今天中西结合的临床实践中仍发挥着作用。如茵陈蒿汤对急性黄疸型肝炎,麻杏石甘汤对急性支气管炎、肺炎,白虎汤对乙型脑炎,乌梅丸治疗胆道蛔虫,复方大承气汤治疗肠梗阻,大黄牡丹皮汤治疗急性阑尾炎等,经长期的医疗实践,证明均有确实疗效。

当然,《伤寒杂病论》中也存在一些错误及不足之处,如对小儿、热带地区的疾患提及较少,记述有反复先后,内容相杂之处,个别地方还有迷信内容。这是时代的局限所致。

《伤寒杂病论》成书后一直指导着各医家的临床实践,遵循六经辨证治伤寒,脏腑辨证治杂病,处方多用书中原方。唐宋以后,该书影响远及日本、朝鲜、东南亚等地许多国家,使张仲景赢得"医圣"之称。然而该书在成书后于战乱中散失,后经西晋王叔和整理编次,到宋代才有现存的《伤寒论》与《金匮要略》两书。

## 第五节 著名的临证医家

春秋战国时期已出现医和、医缓、长桑君、扁鹊、文挚等许多著名的民间医生。到汉代,又出现一些著名医家,如淳于意、涪翁、郭玉、张机、华佗等,他们为中医学的发展作出了各自的贡献。

## 一、淳于意与"诊籍"

医案记录是总结临床经验的重要档案,早在我国周代已有医案的记录,西汉时期,著名医家淳于意始创医案体例,称为"诊籍"。

淳于意约生活于公元前216～前150年间,曾作过齐国的太仓长,后人称其为仓公。他家境贫寒,少年却喜学医术,曾从公孙光、公乘阳庆等习医,二十九岁时已很有造诣。《史记》收录淳于意的二十五例医案,详细记载了病人姓名、住所、职业、证候、辨证、病理、治疗和预后等,他的记载体例成为后世医案的范例。二十五例中记载了十三种疾病,有十五例成功,也有十例死亡,死亡中的四例是预后推断上的差错。从淳于意的医案中,可知他在诊断方面很注重望诊和切脉,在二十五例中就记有十八种脉象,有十例是根据脉象判断生死的。对病因的分析、以及如何根据临床资料对疾病作出正确诊断,淳于意也都有较正确的认识。在治疗上他已使用汤剂、丸剂、散剂、含漱剂、药酒等,并运用了刺法、灸法、冷敷等多种方法。淳于意还坚决反对方士炼丹服石,他曾劝说齐王侍医遂,不应迷信炼服五石,否则将有发疽危险,遂不听,其后果然发疽而死。这些都表明了淳于意实事求是、尊重科学的态度。

## 二、华佗对中医外科的贡献

华佗是后汉、三国时期杰出的医学家,精通内、外、妇、儿等科,以外科和针灸最为著名。他针灸或艾灸时取穴不多,常手到病除。华佗行医遍及今江苏、山东、河南、安徽一带。据史料记载,他精于外科技术,达到很高的水平,并创造性使用麻沸散作为麻醉剂做腹腔手术。当华佗施用麻沸散做外科手术时,西方外科医生还在用木棍击昏病人进行手术。《后汉书·华佗列传》记载他的手术病例说:"若疾发结于内,针药所不能及者,乃令先以酒服麻沸散,既醉无知觉,因刳破腹背,抽割积聚;若在肠胃,则断截湔洗,除去疾秽,既而缝合,敷以神膏,四五日创愈,一月之间皆平复。"可见当时华佗已能施行胃肠手术,以及腹腔肿物的摘除。华佗在外科手术上所以能取得突出的成就,与麻醉药物的使用有密切关系。华佗创造并使用酒服麻沸散作为腹腔大手术的全身麻醉剂,是我国最早的记录。但麻沸散配方没流传下来,推测可能有洋金花(曼陀罗)、闹羊花、乌头等一类药物。

此外,华佗很重视体育锻炼,他对弟子吴普说,人应当经常运动,运动可以健身,"动摇则谷气得销,病不得生,譬如户枢,终不朽也"。华佗吸取了春秋战国时期"导引"的精华,模仿虎、鹿、熊、猿、鸟的动作姿态,创造了"五禽戏"。吴普坚持五禽戏锻炼,活到九十多岁,耳目聪明,牙齿坚固。

华佗曾为曹操治愈"头风",但因拒绝作侍医而入狱并死于牢中,他的著作未能留传下来。现存《中藏经》为后人委托前人所作。

# 第四章 中医的快速发展时期

公元 265 年~960 年（西晋~唐五代）

## 历史概要

公元263年，三国中的蜀亡于魏。公元265年，司马炎废除了魏帝，自立为晋武帝，历史上称西晋，并于公元280年攻灭吴国，结束了61年的三国分裂割据的局面。公元304年，匈奴贵族刘渊在山西起兵反晋，公元316年攻破长安，西晋遂亡。北方和西北少数民族的进入，造成了中原地区分裂为东晋、十六国、南北朝的264年全国大分裂时期。公元581年，杨坚夺取北周政权，建立隋朝，但隋王朝只经历了37年即告覆灭。公元618年，李渊在长安称帝，建立唐朝，其后自唐初至安史之乱发生前的130多年间，是中国封建社会的鼎盛时期。但自安史之乱后，从公元907年到960年，中原一带相继出现了后梁、后唐、后晋、后汉、后周五个朝代，史称"五代"。与五代同时，还有吴、南唐、前蜀、后蜀、吴粤、闽、南平、北汉等十个割据政权先后建立，史称"十国"，五代十国是唐后期诸侯割据的时期。

## 社会背景

从两晋经隋唐至五代的近七百年间，是我国封建专制社会上升发展时期。西晋政权重视科技的发展，再加上西晋造纸工业发达，这些都对医学的发展和交流起了很大的推动作用。东晋时期，北方人民大量移往南方，把进步的生产技术带到南方富庶地区，经济和人口很快发展起来，促进了科学文化的进步，中国的文化中心也由黄河中游转移到长江流域。南朝之所以能出现象葛洪、陶弘景、范汪、雷敩等医药学家，是与此分不开的。隋代结束南北朝，重建统一的封建帝国，虽历时很短即被唐朝取代，但这一时期的医学较前也有较大发展，巢元芳的《诸病源候论》即反映出人们当时对疾病病源和证候的深刻认识。唐代初期和中期的经济文化达到历史上的空前繁荣，我国医药学在这一时期也获得了显著的成就。

由晋到隋唐这一时期儒、佛、道三家的鼎立，它们都直接影响着医药学。儒家是巩固封建秩序的正统思想；佛教宣扬轮回报应；道家自东汉末年兴起，两晋以来发展了玄学，提出炼丹、服石等求仙之术，三家主张彼此矛盾冲突，但同时又都为统治者服务，因而出现了所谓"三教合一"的说法，被封建统治者利用以加强对人民的思想统治。但这一时期晋代唯物主义者裴顾提出"崇有论"，反对道家的虚无学说。南朝无神论者范缜著《神灭论》，论述神形统一，驳斥了佛家的有神论。唐代思想家柳宗元论证物质的"元气"，指出天地阴阳是自然存在，只有阴阳变化，没有因果报应，没有神的主宰，这是与佛、道思想针锋相对的。他的"元气"论,丰富了中国医学的理论思想。唯物主义者刘禹锡提出"天人交相胜",论述了自然规律和人的能动作用,反对宗教宿命论的世界观,对发展唯物主义思想作出了贡献。这些都有利于使医学沿着唯物主义道路前进,使唐代医药学位于当时世界领先地位。在国内,中原地区的文化及医学还广泛传播到边远地区,如唐代文成公主(641年)、金城公主(710年)入藏,带去大批医书,促进了藏医的发展。在国外,中医学的影响远及各国,乃至波斯、大秦。

　　两晋、隋唐、五代时期被认为是中医学发展的辉煌时期,该时期代表性的医学专著有《脉经》、《针灸甲乙经》、《诸病源侯论》等。这一时期医学发展的另一特点是方书的出现,有《肘后方》、《千金要方》、《外台秘要》等一批著名的临床用书问世。同时在药学方面,这一时期出现的《神农本草经集注》、《新修草本》、《雷公炮炙论》等书籍对其后的中医药学发展也有较深远的影响。在中外医学的交流中,不但使得上述书籍所论述的中医药学知识传至朝鲜、日本、越南、印度等国,同时这一时期印度等国的医药学知识也开始传入中国。

## 第一节 《脉经》对祖国医学的贡献

　　我们的祖先认为人体是个辩证统一的肌体,每一部分都与身体其他部位有相互的连系,脉息也具有这一特点。临床实践证明,许多疾病都会引起血液成分、血管壁张力、压强的变化,这些变化在脉息中都有所反映,为诊断疾病提供了一定的客观依据。因而脉学成为中医诊断学的重要组成部分。

　　西晋太医令王叔和(名熙,山西高平人),生前曾利用其职博览国家大批藏书,他将已失散的《伤寒杂病论》编次整理,并参考《内经》、《难经》等,重点研读其中的脉学知识,再集前人之大成,结合自己的经验,编成《脉经》一书。该书共十卷97篇,十万余字,书中确立了寸关尺三部定位脉诊法和脉象24种,基本概括了应用至今的临床常见脉象。该书首次对中医脉学从理论到临床进行系统论述,使脉学的理论与诊脉方法系统化,对脉学发展成为中医学独特的诊断方法作出了重大贡献。《脉经》突出的贡献有以下几点:

## 一、脉法的改进

　　《脉经》确立了"寸口诊脉"的定位诊断法。《内经》记载的诊脉方法为"遍诊法",即诊脉时分三部九候,三部是指上(头)、中(手)、下(足)三部。各部又分天、地、人三候,共为九候;上部诊脉部位在太阳(天)、巨髎(地)、耳门(人);中部诊脉部位在寸口(天)、合谷(地)、神门(人);下部诊脉部位在太冲(天)、太溪(地)、冲阳(人);《伤寒论》用"三部诊法",即诊脉部位为人迎、寸口、趺阳;而对于诊脉,《难经》中曾提到"独取寸口",王叔和对其作进一步总结,使之规范化,认为腕前区的太渊部位正当寸口,全身各部分疾病的症状,都可由寸口脉反映出来。平常诊脉时即在两手寸口处切脉,左、右手各分寸、关、尺三部,左手寸部主心与小肠,关部主肝、胆;右手寸部主肺与大肠,关部主脾、胃;两手尺部均主肾与膀胱等。只有当危急病候或两手无脉时,才切诊人迎、趺阳、太溪。

## 二、脉象的分类

在《脉经》问世之前,不同医书中所提及的脉象有80多种,王叔和对其进行精炼,确立了24种脉象名称及其指感标准,时至今日,该书中的24种脉象全部保留下来。同时《脉经》中还记述了多种危重脉象约11种,后人归纳为"十怪脉"。王叔和在书中还强调脉、证、治结合,并首开脉象鉴别之先河,纠正了将脉学神秘化的倾向。他强调正确地掌握各种脉象,是切诊的重要关键。王叔和在自序中说:"脉理精微,其体难辨,弦紧浮芤,展转相类,在心易了,指下难明。"因此,《脉经》中首先论述脉的形象,归纳为二十四种,对每种脉象的指下感觉及其临床意义都作了说明,并把相似的脉象作了比较。

二十四脉是浮、芤、洪、滑、数、促、弦、紧、沉、伏、革、实、微、涩、细、软、弱、虚、散、缓、迟、结、代、动。它们基本上反映了循环系统生理和疾病情况下所能发生的脉象,如脉搏的频率(数、迟、缓)、节律(结、代、促)、脉管的充实度(芤、革、实、虚、散)、脉管壁情况(弦、紧),血流情况(滑、动)等。甚至如结脉、促脉等在现代临床诊断上也有其重要价值。

## 三、脉、证、治并论

王叔和论脉,并不把脉法孤立起来,而是注意全面观察,脉、证、治并论。《脉经》按人体脏腑、诊断部位、疾病种类和治疗方法系统地叙述,把脉象、证候和治疗全面结合起来,次序井然。《脉经》中指出脱离整个病情而孤立地以脉断证,或将脉学神秘化起来的想法都是错误的。

《脉经》不仅对我国医学有很大影响,自唐代起一直为从医者的必修书,而且广泛影响到国外,六世纪传到朝鲜、日本;十世纪后传到阿拉伯。十一世纪阿拉伯著名医家阿维森纳(Avicenna)著《医典》时就参照了《脉经》的资料,其中所写的脉学内容多与《脉经》一致。十四世纪波斯宰相拉希德·丁·哈达尼编纂《伊尔汗的中国科学宝藏》一书,也包括有《脉经》的内容;十七世纪时《脉经》已译成多种文字在欧洲流传。

但《脉经》也存在一些形而上学和迷信的内容,如所谓"王脉"、"相脉"、"囚脉"等。这是时代局限所致。

### 第二节 《诸病源候论》在祖国医学中的地位

公元610年隋代时期,官府组织太医博士巢元方等人集体编写成《诸病源候总论》一书,这是我国第一部系统论述病因证候学的专著。全书共50卷,分67门。收载证候1 720条,分别论述了内、外、妇、儿、五官等各科疾病的病因和证候。

该书在病因学方面突破了前人笼统的"三因"学说,指出一些传染病是由于外界的有害病原体所致。对于某些过敏性疾病,则认为与人体素质有关。书中重点论述了各类疾病证候以及引起这类证候的因素,其中许多对疾病病源的见解颇具科学性。特别是关于传染病,书中所述是由于外界有害物质"乖戾之气"所引起,指出它具传染性,并论述了可用预服药物及其他方法来加以预防。

书中认为,某些寄生虫病的发生与饮食有关,如寸白虫是由于吃不熟牛肉或生鱼所致。指出:疥疮中有虫,可以针头挑得。对于某些过敏性皮肤病,则认为与人体素质有关。如堆漆疮的形成,说"人有禀性畏漆,但见漆便中其毒,……亦有性自耐者,终日烧煮,竟不为害也"。对于小儿,书中提出宜多见风日,不可溺爱。还主张妇女怀孕时应多做些劳动,可使骨气强,"胎养盛"。这些论述对后世很有启发。书中对许多疾病证候的记载也比较正确,该书对中风、癫痫、头风(三叉神经痛)、赤脉(淋巴管炎)、丹毒、恶核(腺鼠疫)、热痢(细菌性痢疾)、冷痢(阿米巴性痢疾)、骨蒸(肺结核)、麻风等证候的描述颇详。这些记述反映了公元七世纪时我国临床医学和理论医学的发展水平,该书最大的特点一是对许多疾病症候的描述比较细致正确,另一特点是一病一论的叙述增加,一证多病的论述减少。此书是我国七世纪初一部很有价值的医学著作,标志着当时中医学已正确认识了许多疾病的病因。此后的医学著作中有关病因证候的叙述,大多引自本书。

但由于当时儒、佛、道家唯心主义思想影响,书中也夹杂了一些荒诞迷信,如记述无子的原因,有"坟墓不祀,夫妇年命相克";认为妊娠妇女要多吃鲤鱼,多看孔雀则生子俊美等等。尽管如此,该书仍不失为中医学中有关病因证候的代表作,自唐代以后一直是习医者必修的教材。

## 第三节 皇甫谧与《甲乙经》

皇甫谧,魏晋时期的名医,所著《黄帝三部针灸甲乙经》简称《甲乙经》是一部汇编性著作。该书对秦汉以来的针灸学知识进行总结,全书共十二卷,内容主要分两类,一是基本理论,二是临床治疗,包括内、外、妇、儿科等。书中总结了公元3世纪以前针灸学知识,统一针灸穴位,确定了俞穴总数为654个,讨论其适应症和禁忌症,总结了操作手法。该书成为后世针灸学著作的蓝本。八世纪日本医界也以此书作教科书,故皇甫谧被奉为中医针灸学之祖。

## 第四节 药物学与制药学的发展

### 一、第一部由国家颁行的药典——《新修本草》

唐初经济文化兴盛,推动了中医中药学的发展。此时对前人的药物学知识进行总结归类就成为客观需要。公元657年,唐官府组织太医署医官苏敬等二十余人集体编写,于公元659年完成了一部综合性药物学著作,定名为《新修本草》,又称《唐本草》。该书是我国第一部由国家颁行的药典,也是世界最早的国家药典。

《新修草本》正文20卷,目录一卷。《新修草本图》25卷。《本草图经》7卷,目录一卷。共计54卷,收载药物850种,正文除论述药物的产地等特征外,还介绍了一些进口药,如安息香、胡椒、底野迦(阿片)等,图经是对图谱说明,并介绍采集、炮炙等内容,我国药物学著作收载药图自此书始。在编写过程中,唐政府通令全国各地选送道地药材,作为实物标本进行描绘,详述药物性味、产地、功效及主治,参考全国各地上报材料,综合民间药物知识,对古书未载者予以补充,错误者重加修订,内容丰富,具有较高的学术水平和科学价值。如书中收集了 20 多种外来药物,并首先记载了用白锡、银箔和水银合成的银膏,用作牙科充填剂,是世界最早使用汞合金补牙的记录。该书将药物分九类(加虫、鱼),较前人增加了 114 种新药(如山楂、芸苔子、砂糖等以及泻下剂的蓖麻子等)。而且内容详细。该书药图及图经超过正文,在我国医史书中仅此一部。

《新修本草》颁行后,被作为唐代医学生的必修书,并长期被各朝官府定为医学生必读之物,历史影响达 30 年之久,直到十世纪中叶宋《开宝本草》问世后,才逐渐被代替。本书在成书 50 多年后,来我国学习的日本学者将其带回日本,随后也成为日本医学生的教科书。

## 二、制药化学的初创

炼丹术被认为是制药化学的初始,早在战国时期的《周礼》一书中,已有用升华的方法合成矿物药的记载。秦代早期,某些方士出于对长生不死的追求,仿效冶金方法提炼药物中的成分,从而出现了炼丹术。东汉时期已有很多讲"炉火"的书,该时期出现的《周易参同契》一书被认为是世界上现存最早的炼丹术文献。两晋南北朝时期的上层社会中,"玄学"风行一时,玄学导源于道家方士,崇尚老子、庄子、周易的虚无思想,提倡神仙不老之说,流行"服石"风气,流弊十分严重。直到隋唐的著名医书都以很大篇幅专论"服石"和"石发"。因而,我国炼丹术在其发展过程中,逐渐形成一个既有唯物主义因素,有唯心思想因素的庞杂物。

晋代名医葛洪(字稚川,284~364),也是著名的炼丹家,他总结了汉魏晋的炼丹经验,著成对后世制药化学有重大贡献的《抱朴子》一书,书中记载了当时所用炼丹原料如雄黄、曾青、胆矾、矾石、硝石、云母、磁石、铁、食盐、锡、砷等。并记载了许多初步的化学实验方法。如葛洪已观察到将铁投入硫酸铜溶液中能生成金属铜;硫化汞受热分解出水银,而水银和硫磺不断加热又变成硫化汞;金属铅在高温中可以变为桔红色的四氧化三铅,而四氧化三铅被碳还原又能分解出铅的现象。葛洪通过炼丹积累起丰富的冶炼经验和化学知识,通过著成《抱朴子》一书,促进了我国古代制药化学的发展。

唐代进一步应用炼丹方法制备多种化学药品。如《千金要方》中的"太一神精丹"其主要成分为氧化砷,用以治疟;《千金翼方》中的"水银霜",为刺激性较缓的氯化低汞,用于治疗皮肤病;《外台秘要》中的"白降丹",为具有较强杀菌力的氯化高汞,用于提毒、拔脓、促进疮口愈合。这些,都进一步丰富了祖国医药学的内容。

三世纪盛行于我国的炼丹术,经印度、波斯传入欧洲。七世纪阿拉伯流行的炼金术亦深受其影响,世界公认炼丹术起源于中国,并且成为近代化学的先驱,这是我国在化学史上对世界的贡献。

## 三、药物的加工炮制

早期的中药大多是生药,有些药物性剧烈而不能直接服用;有些易于变质而不能久藏;有些需除去杂质和不适用部分;有些由于气味恶劣不利于服用。因此中医自古就很重视药物炮制。《灵枢》中的"秫米半夏汤"用"制半夏"，即炮制过的半夏。《伤寒论》对药物的炮制要求更为严格，如麻黄去节、杏仁去皮尖、甘草蜜灸、附子需炮、大黄酒浸、虻虫去翅、足等，都详加注明。

南北朝时期（公元420～179年），由雷敩及后人整理编成的《雷公炮炙论》一书，是我国最早的制药学专书。该书共三卷，载药300种，重点论述炮炙方法，是对公元五至六世纪中药炮炙技术的总结。该书原本已散失，书中内容散见于后人本草著作中。后世本草书中记载炮炙十七法就是在该书的基础上发展而来的。

书中重点论述了对各种药物的炮制方法十七种。如危、灸、煨、炒、煅、水飞、蒸煮、破等。其中一些处理生药的方法，今日看来仍很合理，如"凡使当归，须去头芦，以酒浸一宿入药"，酒浸可使有效成分析出，更好地发挥药效。"乌头宜文武火炮令皱，折擘开用"，生药加热处理可减低毒性，增加疗效，加热亦可破坏酶，使易于贮藏。又如"槟榔、茵陈等药不可近火"，这样使挥发油成分不致消散。对玄参、龙胆、茜草、知母、五味子等指出不要用铜刀切割，以避免由于接触铜而引起药物变化，再如石性药物的火煅、水飞等等，都加强了药物的效用。"修治巴豆时，先敲碎，再以麻油并酒等煮，研膏后用"，使巴豆油毒性溶于麻油，使其毒性蛋白变性，现今改为榨除一部分油脂制成霜剂用。对于石榴皮、叶及根，书中提及勿犯铁器（单宁酸遇铁质化合失去药效），而对于香茹、苏木、沉香等，书中指出因其含挥发油，故不可用热火干燥，但对有毒的乌头，则指出应加高热以减毒性。

## 四、陶弘景与《神农本草经集注》

陶弘景（456～536），生活于南北朝时期。思想为道教、佛教合一论者，有山中宰相之称，除对天文、地理、数学有所研究，对医术本草更为精通。他早年对魏晋时期以后的本草著作进行整理而著一本草书《名医别录》，以后又在《神农本草经》基础上，加入《名医别录》中的药物365种，注述整理，编成《神农本草经集注》

全书三卷，收载药物730种，除对药物炮制、度量衡、剂型进行考证、总结外，主要特点是确定了药物新的分类原则，破除药物三品分类法，按药物的自然属性，以玉石、草本、虫兽、果菜、米实、有名未用等七部分类。书中还创用了"诸病通用药"的分类方法，如治风药有防风、防己、川芎等，便于临床应用时参考，被明代以后许多医家的著作所采用。

## 第五节　临证医学的快速发展

两晋到隋唐时期是中医学发展的兴盛时期，该阶段中医学发展的主要标志，一是临证医学的日趋专科化，与此同时，也出现了一些能够代表该时期中医学发展水平的综合性医著。

## 一、医学专科的发展

某一学科知识领域日益扩展，则会出现分科发展的趋势，与学科分化的同时，又要有综合应用，这是科学发展的必然规律。早在汉代时期的中医药书籍中，已有一些针对某类疾病的专门论述，如《汉书·艺文志》载有《风寒热十六病方》、《五脏六腑痹十二病方》、

《妇人婴儿方》等。至两晋及隋唐时期,医学分科发展的趋势,大体上由一般到特殊,由总论向各论的方向发展,为后世深入学术探讨创造了良好条件。

唐以前,妇产科与普通内科混同不分,自唐代开始中医逐渐将妇产、少儿、五官等科的疾病单立门类,分别发展成独立科目。在唐代医学分科发展的基础上,对疾病认识不论深度和广度都有显著的进步,积累了大量的临床用方,改进及增多了治疗手段,使临床医学达到一个新的水平。

对于内科诸病,这一时期也有了更深入的认识。尤其对传染性疾病的诊治,有了较大的进步。如《诸病源候论》中描述麻疯症状极详,唐代并把一些寺院辟作"疠人坊",收容治疗麻疯病人;《玄感传尸方》中指出肺结核"传尸";《外台秘要》记载对黄疸痛的观察,以白帛片浸尿中,视黄色的消退情况,并记载消渴病人的尿是甜的;《肘后方》记载用槟榔治疗寸白虫患者,用狂犬脑治疗被狂犬咬伤者,《千金要方》针对痢疾发明了药物灌肠及药物直肠吹入法等。

在外科方面,《诸病源候论》已有金创肠断结扎缝合。对阑尾炎的诊断已有发热恶寒、脉速、压痛、腹壁紧张等正确的描述;《刘涓子鬼遗方》对痈疽的鉴别,手术适应症和手术部位都作了正确的论述;《肘后方》记载用水银软膏治疗疥癣恶疮;《仙授理伤续断秘方》已有兔唇修补术、骨折整复、复位牵引固定的详细记载,并有扩创、骨质创口的修正及缝合的手术。眼科已有目眦疣赘割除手术,倒睫用拔毛根法,并已使用假眼;口腔科已有拔牙,对齿龈坏疽、龋齿的外科治法,并用汞合金补牙。

妇产科方面,封建社会中,一般轻视妇女,隋唐时期开始较为重视该学科,对妇女妊娠期各种表现及常见病均有一定的认识。《诸病源候论》有八卷专论经、带、胎、产;《经效产宝》对妊娠、临产、产后常见病的诊断、治疗都作了简要的论述;《千金翼方》并总结了孕妇卫生、禁忌等经验,对新生儿的处理以及新生儿假死的抢救措施等也有所论述。

儿科方面,《颅囟经》论述了儿科脉法,对惊、痫、疳、痢、火丹(丹毒)等叙述较详,在依据病因治疗上尤多创见,如对小儿骨热(佝偻病)病因,过去一向认为是肾气不足,本书指出是由于营养不良,治疗应用鳖甲,鳖甲含有多种维生素,这是很有效的疗法;此外,《千金翼方》把儿科分为九门,对小儿发育、护理、哺乳、卫生等都有详述。

此外按摩疗法在隋唐时期受到重视,太医署设有按摩博士,唐代发展成独立学科。《诸病源候论》及《千金要方》中都有专门论述。

## 二、综合性医学巨著的问世

自两晋至唐代中期时期,逐渐形成了卷帙浩大的"方书",现存这类重要著作有《肘后救卒方》、《千金方》、《外台秘要》等。《千金方》与《外台秘要》均为汇集诸家的医学百科全书,是对唐代中期以前医学成就的总结。

### (一)葛洪与《肘后救卒方》

晋代葛洪不仅是道教及儒道合一思想的传播者,也是著名的炼丹家及医家,著有《肘后方》《抱朴子》等医书。后者主要讲采药、炼丹、求仙等;《肘后方》:也称《肘后备急方》、《肘后救卒方》,该书原为86篇,后南朝陶弘景将其改编为79篇,但后人又将其增至101篇,现通行本系金人杨用道增补,称为《肘后备急方》,多以3卷形式,是一部实用性的方书。

葛洪见当时流传之方书浩繁，内容多讲贵重药品，故选择一些救急、常见、价廉、实用的方剂编辑在一起，因此书中所载方药具有便、廉、验的特点。书中还首次记载了为下颌关节脱位进行复位以及用竹片作夹板处理骨伤的方法。该书的特点一是对传染病的认识达到较高水平，如书中论及的"虏疮"是对天花病的最早记录，书中记述的肺结核有低热、传染及慢性消耗性表现，现今看来也很正确。该书的另一特点是对急症处理的论述也达很高水平，如该书记载如何治疗常见急症20多种，其中指出用细辛可治"卒患胸痹痛"，用青蒿可治"寒热诸疟"，用葱豉汤治伤寒初起等，这些均为现代科学所证实。

此外，书中还记述了许多简便灵验的民间验方，记载了许多具有科学价值的材料。如书中描述沙虱病（恙虫病），对沙虱的生活形态、发病地区、临床特征、传染、预后及预防等的叙述都很准确；书中对天花症状和流行情况的描写被认为是世界最早的记录；书中还指出霍乱是经饮食传染的；书中并记载了用狂犬脑敷贴犬咬伤的创口以防治狂犬病的方法，狂犬脑中含有抗狂犬病物质为十九世纪法国科学家巴斯德（Louis Pasteur）所证实，早在公元四世纪葛洪能有这样的记述，可认为是狂犬病预防接种的先导。葛洪在炼丹中并发明了多种化合物应用于医药，如用汞和雄黄、猪脂配成的软膏治疗疥、癣等皮肤病，都确有疗效。

## （二）孙思邈与《千金方》

《千金方》是《千金要方》和《千金翼方》的合称，作者为孙思邈（公元581～682年），陕西耀县人，他学识广博，早年曾考中进士，是隋唐时期的医学家及思想家，其思想集儒、道、佛于一身。隋文帝、唐太宗都曾征召，他均托病不就，而在家乡行医，因距首府长安不远，这使他能够广泛接触各地群众，收集民间验方，结识当时知名学者，有较多读书治学机会，他总结了隋唐以来的医学成就，先后写成《千金要方》与《千金翼方》两部巨著。

由孙思邈所著的《备急千金要方》简称《千金要方》，集公元7世纪以前方剂学之大成，该书虽名为书方，实际上还包括针灸以及对疾病的诊断、预防等知识。书中收集医方5 300多首，对中医方剂学贡献颇大，其中记载的许多特效方药应用至今。书中除引用张仲景、华佗等20多位名医的医方，还收集了民间、少数民族、宗教界的很多医方，书中还记载了印度医药学知识。

《千金要方》成书于公元652年，当时孙思邈已七十一岁，后他又总结自己30年的行医的经验，撰写了《千金翼方》一书，除对《千金要方》进行补充外，另载药物800余种，对药材的采集、炮制、保存等也有所描述。《千金要方》和《千金翼方》是我国唐代最杰出的医药学著作，被认为是我国历史上第一部临床医学百科全书。两书各有三十卷，包括各科医学，并记载了外来医学知识，内容颇为丰富。该书有几项特点：

1. 重视妇、儿科：本书中把妇女、少儿所患疾病另立门类，列于卷首。在《千金要方》自序中说："夫生民之道，莫不以养小为大，若无小，卒不成大……，故今斯方，先妇人小儿，而后丈夫耆老者、则是崇本之义也。"他极为重视产妇精神与环境的宁静，禁止接触可疑有传染病的人；对初生儿沐浴，颇有独创的见解，他主张用煮过二十沸的温水，或用猪胆，或用桃根汤浴儿，以预防传染病；他特别强调婴儿的保育护理，指出"乳儿不宜太饱"；对于乳母的选择，也有严格规定。这些记述，诸多合理，因此本书的出现，对推动妇、儿两专科的发展有一定贡献。

2. 重视食物疗法：孙思邈主张凡遇疾病首先应以食治，食治不愈再予服药，他认为食治不是要吃得多或吃珍贵食物,而在于食物能否有利于人体需要。本书收载了可用于食疗的品种154种,多属简便易得。如对夜盲症广泛使用牛羊肝脏;对甲状腺肿过去使用鹿靥(鹿甲状腺),昂贵难得,孙思邈推广用羊靥;用含维生素乙较多的谷白皮等治疗脚气病。由于孙思邈食治学的研究,促进了当时的人们对营养缺乏病的防治,他的弟子孟诜(公元621~714年)还在他的影响下,著成我国第一部饮食疗法专书《食疗本草》。

3. 重视医师品德:书名《千金方》,取义于"人命至重,贵于千金,一方济之"。书中第二篇"大医精诚论",专论医德。在道德品质上,他要求医生:"若有疾厄来求救者,不得问其贵贱贫富,长幼妍蚩,怨亲善友,华夷智愚,普通一等,皆如至亲之想。不得瞻前顾后,自虑吉凶,护惜身命;见彼苦恼,若己有之,深知凄怆,勿避险巇,昼夜寒暑,饥渴疲劳,一心赴救,勿作功夫形迹之心。"在工作作风上,他要求医生:"省病诊疾,至意深心,详察形候,纤毫勿失,处判针药,无得参差,虽曰病宜速救,要须临事不惑,不得于性命之上,卒而自逞俊快,邀射名誉,甚不仁矣。"他并严厉告诫举动轻浮、抑人扬己的恶劣行为,他说:"夫为医之法,不得多语调笑,谈谑喧哗;道说是非,议论人物;炫耀声名,訾毁诸医,自矜已德。偶然治瘥一病,则昂头戴面,而有自许之貌,谓天下无双,此医人之膏肓也。"

孙思邈由于在学术上的严慎以及认真、负责的医疗作风,使他在民众享有很高声誉,人们尊之为"药王",还将他隐居的五台山称为药王山,他的轶闻逸事广泛流传在民间。但由于时代的局限,孙思邈的著作中也杂有不少有关服石、辟谷、禁咒、房中以及神鬼、因果报应等道家和佛家的唯心主义内容与论点。

### (三) 王焘与《外台秘要》

《外台秘要》是唐代另一部规模巨大的综合性医学著作,作者为王焘(公元675~755年),为唐朝宰相王珪之孙,他虽然不是专业医生,但幼年多疾病,长好医术,曾在弘文馆工作二十余年,有机会阅读到大量的医学藏书,他广泛阅读前人医学书籍,选集东汉至唐的许多医书,进行了系统的整理,经历20余年,于公元752年编写成《外台秘要》一书,该书是继《千金要方》之后的另一部大规模综合性医学著作。全书40卷,分为1104门(今本为1054门),载方6000余首,内容丰富,包括内、外、妇、儿、精神病、皮肤病、眼科、五官、兽医以及中毒、急救等。在内科方面特别重视急性传染病,其中对伤寒、天花、温病、疟疾等病的记述与当今人们对这些病的认识基本一致。书中并有兽医、艾灸疗法、人工急救、医疗护理等方面的技术经验。如书中对糖尿病人小便发甜的记载为历史上最早的文字记录。该书每篇首列《诸病源候论》有关病候,次叙诸家论述与方剂,引用文著作均注明出处、卷数,内容丰富,仅就史料而言,本书的价值就不可忽视,被认为是八世纪前中医学成就的总结。

## 第六节 医学教育及对外交流

### 一、医学教育

公元443年北魏时期,朝廷开设医学教育机构,为宫廷贵族培养医生。公元624年,唐继隋制设立太医署,既是国家最高医疗机构,又是医学教育机构。太医署由行政、教学、医疗、药工及学生等各部分人员组成,共340人,并附设药园,从事制药和培养药园生。唐代太医署的医学教育具有较完整的规模、编制、制度、分科、课程设置、成绩考核。学生入学后首先学习共同基础课,然后分别学习临证各科,所学的共同基础课有《黄帝内经素问》、《神农本草经》、《针灸甲乙经》、《脉经》;主修针灸科的学员另加《黄帝针经明堂》;主修按摩科的学员另学有关体疗、按摩、伤科、整骨等知识;其他分科有体疗(内科)、少儿(儿科)、疮疡(外科)、耳目口齿(五官科)、角法(理疗),这些学科为太医署设定的主要学科,因此学习内容及学时较多。唐贞观三年(公元629年)起,有些州也仿效设立地方的医学校,反映了唐代医学教育的兴盛。

## 二、对外交流

唐代医学成就在当时居世界前列,医药学的对外交流极为繁盛,朝鲜、越南、日本、阿拉伯等国都派遣学生到中国学习医药。当时中国和印度之间有佛教僧侣往来,其中不乏熟谙医药者,印度医药随之传入中国。公元514年,我国就曾派医师赴朝鲜,而唐代时期中国医书输入朝鲜更多,朝鲜医学教育效仿唐制,设医学博士,以中国医书为教本。

公元562年吴人知聪携大量医书到日本,公元608年,日本派遣药师惠日、倭汉直福因等来中国学医。日本医学自公元7世纪,吸收中国医学的经验和管理制度,逐渐形成汉方医学体系,在明治维新引入西方医学之前,汉方医学一直居于日本医学的主导地位。公元701年,日本采取唐制规定医药职令《大宝律令·疾医令》,规定医学生必修《素问》、《黄帝针经》、《明堂脉诀》、《针灸甲乙经》、《新修本草》等书。扬州名僧鉴真应邀去日本,经十年间六次渡海,公元753年终于到达,在奈良唐招提寺传授戒律、医药、文化及技术,享有盛名。

中国与阿拉伯医药交流也较多,从公元一世纪到九世纪,中国的药物、脉学、炼丹术多次传入阿拉伯,并经阿拉伯传到西方,对世界医学与制药化学的发展作出了一定的贡献。自汉代张骞通使西域,佛教僧侣就往来于中印两国之间,印度医药知识随之传入中国,唐朝僧人玄奘去印度取经,在他所著的《大唐西域记》中有对印度医药知识的介绍。当时也有印度眼科医生等来中国行医,天竺国(印度)的按摩法,郁金香、菩提树等药物也传入中国。在交流中,中国医学也被印度所学用。但是到了宋代,由于宋朝皇帝多信道教,印度医学随着佛教的衰落影响渐小。

唐代的中国医学中也广泛地反映着外来医药的影响,如译为中文的印度医书有《龙树论》、《婆罗门药方》等,印度医学的"四大说"在《外台秘要》、《千金方》中也有记载。在唐代,我国由阿拉伯输入乳香、没药、血竭、木香等,由朝鲜输入有五味子、芜荑、昆布以及朝鲜品种的白附子、延胡索、新罗人参等,当时越南药物薏苡、沉香也输入中国。虽然中外交流在公元前就已开始,但在唐代时期是最繁盛的,这与唐代经济文化的发达是分不开的。

# 第五章　宋、金、元时期的中医学

## 历史概要

公元960年,赵匡胤发动陈桥兵变,夺取了后周政权,定都汴梁(今开封),改国号为宋,史称北宋。在以后的近十余年间,相继平定了荆南、南汉、南唐等,公元979年,宋太宗赵炅灭北汉,结束了五代十国的割据局面。但自北宋立国后的167年间,始终未能完全统一中国,东北及北方有契丹族建立的辽王朝,西北有党项族建立的西夏国,从而形成了宋、辽、夏分立的形势。此外,西部还有吐蕃,西南有白族的大理等地方势力。公元1115年,女真族在白山黑水区域建立了金国,公元1124年宋金联合基本上攻灭了辽王朝(其残部后建西辽国至1213年)。公元1125金伐宋,次年攻陷汴京,俘虏宋徽宗和宋钦宗,致使北宋政权灭亡。后宋朝河北兵马大元帅赵构(康王)于五月在南京应天府(今河南商丘)即皇帝位,史称南宋。此后金军继续侵掠南宋,使得宋高宗不断逃亡,偏安于江南地区。

在南宋北金对峙的近百年间,北方的蒙古族崛起,公元1206年铁木真(成吉思汗)建立起蒙古汗国,随后先是西征,在几乎整个十三世纪中,蒙古军队踏遍了东自黄海、西至多瑙河的广大欧亚地区。公元1226年蒙古军队开始南下。于公元1227年攻灭西夏,公元1234年灭金,再后攻灭大理,招降吐蕃等。公元1271年忽必烈(元世祖)在大都(今北京)建都,称国号为元朝。然后于公元1279年攻灭南宋。从此,整个中国在元朝统治之下,结束了唐末以来国内分裂割据的局面,这也是自唐朝以后我国历史上出现的一次规模空前的统一,从而促进了国内各族人民的交往和边疆地区的开发,加强了中外交流。但蒙古贵族的经济文化落后于宋、金,同时元朝实行民族歧视政策,如将各民族人分为四等,即一等为蒙古人、二等是色目人、三等是汉人、四等是南宋境内各族人,这些民族压迫政策以及赋役苛重等原因,使得人民贫困,阶级矛盾日益激化,导致元末红巾军大起义,最终朱元璋于公元1368年攻取了大都,元朝灭亡。

## 社会背景

宋金元时期,各地区的经济、文化发展差异较大。宋初的和平安定为农业发展提供了条件,故北宋时期的农业生产有较大的进步。同时矿冶、纺织、制瓷、造船、造纸、制盐等也都有显著发展。值得一提的是,具有世界意义的中国古代三大发明,火药、指南针和活字印刷术都最后完成和应用于这一时期。北宋雕版印刷术的高度发展和活字印刷术的发明,为医药文化的广泛传播奠定了基础。宋代商业繁盛,与海外通商达五十余国,许多国家同我国有医药交流。航海业的发展,为药物的进口和应用提供了便利。

北宋时期官府也较重视文士的培养和选拔,京师设国子学、太学、律学、算学、医学等各类教育,以培养各种专业人才。宋代改革派推行进步的政治路线,医生的社会地位有所改善,许多士人改为从医,儒医的一般文化知识丰富,对于医学经验的总结与提高起了很大的作用。《宋史·艺文志》收载宋代医书多至五百余部,表明了当时医学新的发展成就。由于儒医的增多,儒家思想也更加深刻影响于医学。王安石变法后,对人才的培养更为重视,大量培养文士的结果,促进了科学文化的发展,对以后中医理论的发展及临床经验的总结都也起到重要作用。在范仲淹"不为良相,当为良医"的思想影响下,宋代出现了许多"儒医",如当时的政治家王安石、文学家苏轼、科学家沈括皆通晓医学,宋代名医朱肱、许叔微都是进士出身。许多文士进入医药队伍,成为宋代医学发展的重要基础和动力。但北宋王朝后期,阶级矛盾和民族矛盾引发了王朝的内部危机。范仲淹、王安石的变法虽有一定的进步意义,却不能挽救北宋封建专制的腐朽,最终导致女真族的骑兵利用其社会危机,大举入侵,从而进占汴京。

两宋时期的统治思想是理学,这是以儒学为核心的儒、道、佛互相渗透的唯心主义思想体系。理学的"天命论"在思想领域内支撑并加强了当时的封建统治,但宋代也存在具有革新精神的唯物主义者,改革家王安石论述了客观世界变化的内在原因,反对天命说教,肯定人的能动作用,它公开提出"天变不足畏,祖宗不足法,人言不足恤"的口号。宋代的这种坚持改革、敢于斗争的唯物主义思想,直接影响到医学界,活跃了学术讨论,形成了若干新的学派,使医学沿着唯物主义的方向前进。宋代"理学"和"新学"等不同哲学流派的长期争论,对医学理论的发展有相当的影响,促进了医学界对五运六气理论的探索,使运气学说在宋代得以盛行。甚至朝廷也每年发布"运历",预告该年所主运气,易生病证及其治疗方法等。这些都对中医病因、病机、养生学说的发展有一定的意义。尤其是不同哲学流派的长期争论鼓励人们敢于怀疑被奉为神圣的思想及理论,更直接影响到医学界,成为当时医学界学术空气活跃的缘由之一。

宋代始有"儒医"之风,金元更有发展。如金代成无已、张元素是其著名儒医的代表。元代朱震亨初为理学家,后专攻医学,成为中医史上著名的"金元四家"代表人物之一。其次,宋金元时期国家均设有比较完善的医药卫生行政机构和管理系统。有一系列的医事制度和法规。宋代中央设有翰林医官院、太医局,地方设有医官、以及其他药政机关和保健、慈善、救济等机构,并颁行了若干医药卫生律令。金、元也大体沿用宋制,并有改进和发展。如金元时期官府皆设太医院,为统管医药卫生的中央最高机关。元代引进阿拉伯式的"回回药物院",还新颁行了禁庸医、禁假药、禁贩毒等律令,这些都促进了该时代医药卫生的日趋进步。这时期产生了一些杰出的医家和学派。公元12世纪宋代至13世纪初金代有刘完素的河间学派和张元素的易水学派,从河间派中又发展出张从正的攻下派,元代有从易水学派发展来的李杲补土派,元末又有吸取各家之长并有创新的朱震亨滋阴派。这些学派的理论主张和临证经验,对我国医学的发展都有重要影响。

宋、金、元时期在临床医学方面也有较大发展。宋代分为九科,即大方脉科、风科、针灸科、小方脉科、眼科、产科、口齿咽喉科、疮肿兼折疡科、金镞书禁科,比唐代增加一倍以上。元代更分为十三科,即大方脉科、风科、针灸科、小方脉科、眼科、产科兼口齿科、咽喉科、正骨科、金疮肿疡科、杂医科、祝由科、禁科。各科经验都有新的进步。总之,宋、金、元时期是中国医学普及发展时期,这一时期中医学史内容要点,一是医学管理及医学教育的发展,如校正书局、国家药局、太医局(医学校)的设立。二是大型医学方书的编撰,如《太平圣惠方》、《和剂局方》、《圣济总录》的出版。同时在这一时期,也有一些经典中医临床医学书籍问世,如《洗冤录》、《小儿药证直诀》、《妇人大全良方》、《铜人腧穴针灸图经》等。在宋金元时期,中医学发展的另一特色是,医家中出现了历史所说的"金元四家"的学术争鸣,所谓"金元四家"是指刘完素(寒凉派)、张从正(攻下派)、朱震亨(滋阴派)、李杲(补土派)四位医家,由于他们所倡导的学术思想各有特色,通过学术争鸣,推动中医学术思想进入了新的阶段。

## 第一节 医事管理

北宋开国后,医政管理及医疗机构的设立及改进受到重视。金元两朝基本上沿用了宋代医政制度。这些设施的进步,表现在几个方面。

### 一、医事管理制度的进步

宋代强化了医事管理,政府为促进医学的发展采取了许多措施,国家设立医政机构,如校正书局、太医局等,负责制定医事管理制度,发展医学教育。宋代医务机构较唐代医疗体制大有改进。其最重要者是把医药行政与医药业务分立起来,即在医政方面除有太医局,另设翰林医官院(专职医药行政)。宋初设立的翰林医官院(公元1082年改称医官局)专职医药行政,沿用唐制在医官院前冠以"翰林"二字。翰林医官院掌医之政令,负责对军旅、官衙、学校派出医官,管理医药等事务,从而将医药行政与医学教育分立开来,结束了唐代太医署兼管医政、医疗与教学的局面。翰林医官是经各种专业考试合格后任用的,实行严格挑选和考试医官的制度,对医官不称职者,还要罢黜。宋政府还在宫廷、京都和地方设有御药院、尚药局及其他卫生保健或慈善机构。还颁发了若干医事律令,以上都体现了医政管理上的进步,促进了医药事业的发展。

除中央外,地方各州郡也设有医官并有补缺及应试规则,至南宋时,地方医官遇有缺额或不称职者,不但可从下级医生中选拔,也可在非医生的学士中通过考试,择其成绩优秀者补充。宋政府这样通过行政手段保持了医药人员的稳定,又注意不拘一格选用人才,既健全了各地方医疗机构,也提高了医药队伍的素质。

宋代经常保持庞大的军队,加之北宋战争中已开始了热武器时代,火药的杀伤力大大提高,随之军医组织也就空前庞大起来,其军医来源主要由翰林医官院派遣医官。宋代军医组织先进之处,在于它利于实战时的战伤救护,即无论是屯军或征战运动之师都要有随队军医,以便临近战场,及时救护。其随军医生,多是擅长外伤科的医官。宋代外伤科独立发展,所应用的手术器械有针、刀、钩、镊等,出现了《外科精要》等专书,与宋、辽、金之间战争频繁及战伤救护的发展和军医组织的完备不无关系。

宋代是我国古代法医检验制度发展较快的时期。从中央到地方建立了司法组织,制定了检验法令,明文规定检验人员的身份,并令各州县法定专职检验官,如暂缺时,临时差派法医，直至县令亲自负责。县检验官县尉同时也是县刑警长官。其他县行政官员，在专职人员不在时，随时要受理诉讼案件，其原则是办案人员应与案情毫无瓜葛，这对戒免私弊、维护法律尊严有十分进步的意义。宋代时期的法医检验已包括了尸体检验与活体检验两个方面。但由于封建礼教的局限，它们皆属于体表检验，因此与现代法医检验不尽相同。宋代检验官与专职法医也有较大区别。宋代颁行有若干检验法令，对检验官有职责要求，有赏罚规定，并颁发了有关验尸的行文，如《检验格目》、《检验正背人形图》等，使法医检验制度逐步成为一个严密系统。自宋慈《洗冤集录》一书问世后，被后世奉为法医学经典，它保证了宋代法典的贯彻实施。这些成就，在当时都属世界领先的。

金代的医事管理制度多仿宋朝，医药事务统由太医院（太医院之称始于金代）掌管。元代也以太医院为最高医药行政部门，医事管理也归于太医院。元代崇尚骑射，颇重医术，骨伤科尤为发达。医生地位高于历代。太医院秩正二品，还领导下属医官，负责调制供奉皇帝的药物。总之，金元时期医药行政机构的设立更重实效，元代医官品位更高。蒙古兵攻城不杀医生、工匠，并多次寻访儒、道、释、医卜之人。医官通过考试录用，不得荫补。

## 二、设立官办药局

宋代实行官府对医药的统一管理，宋代国家药局主要包括药政管理机构和药品贸易供应机构。它们分别为专门服务于宫廷的御药院、最高药政管理部门尚药局、以及国家药局——熟药所、惠民局等。宋代官药局的创办，在世界古代医药事业上是最早的，特别是"和剂局"的创立，对宋代以后的中医学影响极大。公元1107年，宋政府将全国各地和剂局所使用的配方校订印行，作为官药局的制剂规范，后经多次重修，于公元1151年定名为《太平惠民和剂局方》颁行全国，这是世界最早的一部由国家颁定的药局方。

宋代设置的尚药局等专职药政机构，向民众供应配方与卖药，由政府控制药品贸易，以制止商人投机。由于直接受到"变法"的影响，出卖的药品质高价廉，方便了群众。以后逐步发展，遍设全国各州，改名为"太平惠民局"及"和剂局"。官药局的创办，推广了"局方"及成药的使用，在初期曾经起了有利于人民的积极作用。但是由于官药局为封建统治者所经营，终不能成为真正的福利事业。随着宋政权的腐朽，官办药局逐渐变质，药料亏损，以假充真，竟成为官吏贪污的场所。

## 第二节 文献整理与研究

## 一、对医籍的校订与刊行

北宋初期和中期，由于改革派政治路线的影响，对医药事业采取了一些前所未有的革新措施。公元1026年，宋政府在全国征集医书、医方，组织人员进行校订和整理，建立校正医书局，收集、校刊、出版大型医籍，公元1057年在翰林医官院设立的"校正医书局"，集中了一批当时著名的医家，负责对历代重要医籍进行收集、整理、考证、校勘。在公元

1068～1077年历时十年间,经他们整理使许多濒临灭亡的古典医籍得以保存下来。

北宋中期,由于胶泥活字排版技术的发明,革新了印刷技术,改变了主要靠手抄本流传的落后局面,有力地促进了医学著述的刊行与传播。校正医书据当时刊行的医籍有《素问》、《伤寒论》、《金匮要略》、《金匮玉函经》、《脉经》、《针灸甲乙经》、《诸病源候论》、《千金要方》、《千金翼方》和《外台秘要》等,正谬误、增注文,工程浩大。宋政府通过对医书的五次校正,编撰和刊行,基本上整理了祖国医学包括医经、本草、脉法、针灸、方书等典籍。加之宋代医家个人也编著了大量医书。不仅在当时普及了医药知识,而且也促进了医学的发展。然而,由于宋金战争、靖康之乱,特别是金人的掳掠,宋代文化之精华均为金人席卷。这虽然是宋王朝医学财富的一大损失,但另方面却促进了民族间的文化医药交流,促进了金元医学的发展。

## 二、文献研究

宋金元时期,许多医家对古典医籍进行了大量的研究,写出了大批具有重要学术价值和实际影响的著作,不但对古典医著的流传起了重要作用,而且在研究中也提出了不同的学术见解。因此,产生了对同一部文献的不同注释,孕育了后来不同的学派。反过来,又促进了对中医经典著作的进一步研究。

### (一) 对《内经》的研究

据文献记载,宋金元时期有《素问入式运气论奥》、《素问药注》、《内经指要》、《内经类编》、《素问玄机原病式》、《图解素问要旨论》等许多撰著。惜多已难觅。现存的《素问入式运气论奥》为刘温舒撰于公元1099年。内容30篇,专门论述了五运六气及其在医学上的应用,由此五运六气理论得以流行,其内容在后世医家中引起不同评价和争论。金代刘完素以五运六气阐发了《内经》的病机十九条,著成《素问玄机原病式》一书,对后世医学理论很有影响。他又著《宣明论方》,对《素问》60个病症从临证方面进行了研究,并总结了对症处方。"宣明通于北",对金代以后的中医学影响较大。另有《图解素问要旨论》,亦为对运气与病机学说的研究成果。这些研究与撰著对发扬《内经》的理论学说起到了一定的历史作用。

### (二) 对《难经》的研究

宋金元时期曾有侯自然所著的《难经疏》,丁德用的《难经补注》,虞庶的《注难经》,王惟一的《集注黄帝八十一难经》,庞安时的《难经解义》,周与权的《难经辨正释疑》等研究《难经》的书籍问世,其中王惟一的《集注八十一难经》,金人医学博士纪天锡的《集注难经》,元代滑寿的《难经本义》较有代表性。上述书中既综合了历代医家对《难经》的注释,又加入了作者对该书内容的认识体会,在当时的医界有相当影响。

### (三) 对《伤寒论》的研究

宋金元时期,各医家对古典医籍《伤寒论》的研究蔚然成风。辨证论治的原则逐渐为广大医生所掌握与应用,这一时期有关整理研究《伤寒论》的著作,有文献记载的书目近百种。在现存的数十种著作中,较有代表性的著作有韩祗和于公元1086年撰写的《伤寒微旨论》二卷,庞安时所撰的《伤寒总病论》六卷(公元1100年刊行),此两部著作皆系研究《伤寒论》较早的著作,影响较大。尤其庞安时的著作,对小儿伤寒、妊娠伤寒、暑扁、斑痘等的论述,是对仲景学说的重要发展。《伤寒总病论》卷一是绪论和六经诸证;卷二论汗吐下证及和表、温里等法;卷三论结胸、痞气、阴阳毒、狐惑、痓、湿、暍等证;卷四论暑病、时行寒疫、斑痘等证;卷五论温病、败坏等证,并附小儿伤寒证。卷六载冬夏伤寒、发汗杂方与妊娠伤寒方,伤寒暑病通用刺法等。该书对每证均有论有方,引证诸说,在理、法、方、药各方面都有所发挥。

## 第三节 医学教育的发展

### 一、设立太医局

宋代重视医学人才的培养,设太医局专管医学教育。太医局分九科传授医学,包括:大方脉科、小方脉科、风科、眼科、疮肿折伤科、产科、口齿咽喉科、针灸科、金疮科。学员既学习理论,也参加临床实践,轮流诊治病人,记载病历。考试分三场,第一场考三经大义,即学大方脉科的学员考有关《素问》、《难经》、《伤寒论》的知识;学针科、疡科者考有关《素问》、《难经》、《甲乙经》的知识。第二场考脉证及运气。第三场考假令病法(即病案分析)。公元1076年,王安石变法,推行新学,医学教育也采取"三舍法",学生按成绩由"外舍"递升至"中舍"、"上舍",分段进行教学。

### 二、针灸铜人

宋金元时期,在针灸教学法方面也有重大改进,北宋年间,政府诏令医官王惟一根据资料铸造针灸铜人,作为针灸之准则。王惟一于公元1026年著《铜人腧穴针灸图经》3卷,次年并主持铸造了针灸铜人模型两具,命名为"针灸腧穴铜人",供研习针灸的学员实习及考试之用。铜人体表刻有穴位及名称,使用时以蜡涂封,自顶注水使满,令学生取穴进针,正确的针进水出。针灸教学上这一创举,对后世针灸学的发展影响很大。公元1128年宋败于金时,金朝指定要此铜人作为议和条件之一,可见铜人极受重视。

## 第四节 药物学的发展

宋元时期,官府整理了前代的本草文献,总结了当时各地药物学临证应用的新经验,对药物辨识、采集、栽培、炮炙等方面,都增加了新的内容,对后世药学、方剂学的发展产生了深远的影响。

### 一、官修本草——《开宝本草》

自唐《新修本草》问世以来,随着人们对药物的认识比过去更加丰富和深刻。不但对一些原有的药品发现了新疗效,同时也发现不少新药,《新修本草》已经不能适应当时的需要。宋初开宝六年(公元973年),朝廷诏令刘翰等人对该书作了重新修订,公元974

年又组织人员对其参校考误,收录药品,汇编成书。

刘翰等人将唐代苏敬的《新修本草》和后蜀韩保升的《蜀本草》二书进行修订,并参考陈藏器的《本草拾遗》,增加新药 139 种,详加注解,勘正别名,最终成书二十一卷,定名《开宝重定本草》,(简称《开宝本草》)。该书共载新旧药物 983 种,类别增多,并订正了前人在分类法上的错误。宋代政府所编的《开宝重定本草》是第一次国家药典的修订,对宋以前本草文献的整理作出了重大贡献。公元 1057 年官府又命掌禹锡等在《开宝本草》基础上重新修订,编成《嘉祐补注神农本草》,载药达 1 082 种。公元 1058 年,政府又诏全国郡县征集所产药物之实物及图像。于公元 1061 年,由苏颂等人编成《本草图经》,该书是对药用植物形态学知识的总结。公元 1062 年,陈承等人又将《补注本草》、《本草图经》合为一书,命名为《重广补注神农本草》。

## 二、医家撰著的本草书——《经史证类备急本草》

宋金时期由唐慎微所著的《经史证类备急本草》(简称《证类本草》)也是一部本草巨著。明代李时珍著《本草纲目》即以此为蓝本。唐慎微从实践经验中搜求新药,于公元 1108 年撰成《证类本草》,该书在《补注本草》和《本草图经》之外又增加新药数百种,对各药物的主治、归经、制法等都有所论述,有药有方,并附有药图,内容丰富。书中共载药 1 558 种,所增药物 476 种,如灵砂、桑牛等皆为首次载入。每药均有附图,查阅时有按图索骥之便。在药物主治等方面,详加阐述与考证。每药还附以制法,为后世提供了药物炮炙资料。该书还对药物归经理论作了阐述和考证。全书附载单方验方 3 000 余首,方论 1 000 余首。由于《证类本草》的科学价值和实用价值,刊行后受到各方面的重视,曾被官府几次修订作为国家药典颁行全国。此书在明代李时珍《本草纲目》刊行以前,成为本草学的范本。

## 三、食疗本草——《饮膳正要》

《饮膳正要》为元代忽思慧所著,共分三卷,以健康人膳食标准立论,阐述了不同食物的性味及主治,介绍其"食疗"、"食补"的功效及应用,已具有营养学的意义。如马思答吉汤是用羊肉、回回豆子加草果、官桂而制成,可补益温中顺气;牛髓膏子是用黄精膏、地黄膏、天门冬膏、牛骨内取油,经过调制而成,可补精髓、壮筋骨、和血气、延年益寿。书中也有一部分内容是叙述日常食物的性味功用,包括米、谷、禽兽、菜果等。书中对调理饮食很注意,提倡先饥而食,食勿令饱;先渴而饮,饮勿令过;不可饱食便卧。热食有汗勿当风,晚间不可多食,不要大醉。食毕宜以温水漱口,使人无齿疾口臭。书中还列举了妊娠和乳母的饮食忌宜。本书为我国现存最早的论述饮食卫生与食治疗法的专书,也是一部古代有价值的食谱。

## 四、制药学

### (一) 制剂学

在制剂理论和技术方面,宋代国家颁布的《和剂局方》为药剂生产提供了规范,促进了这一时期制剂学的发展。《本草集议》记载有"猪胆合为牛黄"之语,似可以推知当时已有人工牛黄出现。北宋已有用升华法制取龙脑的记载。樟脑已用于卫生防疫,丸剂在技术和理论上都有了新发展。创造了湖丸、水泛丸及化学丸剂。阿拉伯传入的金银箔丸衣促进了多种丸衣的发展,如朱砂衣、青黛衣、矾红衣、麝香衣等等。蒸馏器到宋代已比较完备,并用于抽汞、取露、蒸酒。宋代已掌握了露剂的制法,并普遍施用,烧酒(蒸馏酒)已用于消毒和治疗。

## (二)炮炙学

宋金元时期,在药物炮炙上也有显著进步。发明了不少新法,也改革了某些古法,使之更简易有效。《证类本草》、《苏沈良方》等书收集了当时许多行之有效的炮炙方法,如湿纸煨、面裹煨、煅制、炮醋炙、酒制、姜汁炙、蜜制、黑豆蒸、水飞等。《和剂局方》中的炮炙方法比《雷公炮炙论》进步许多。书中收录了185种中药饮片的炮制标准,直到现代的中药炮制方法,特别是配制成药所用的方法,很多都是以局方为依据的。李杲(1180~1251年)曾在《用药法家》中写道:"黄芩、黄柏、知母,病在头面及手梢皮肤者,须用酒炒之,借酒力以上腾也。咽之下,脐之上,须酒洗之,在下生用……"又说:"大凡生升熟降,大黄须煨,恐寒则损胃气,至于川乌、附子,须炮以制毒也。"这些说明当时人们对于中药炮制的重要性已有较深刻的认识。

总之,宋金元时代,药物学在各方面都有很大发展,收载药物总数超过前代近千种。对于药物的鉴别、采收、栽培、炮炙,不论在理论研究以及实践应用诸方面,都有突出成就。这一时期的本草学资料也十分丰富,除专门的本草著作外,在其他有关书籍中也载有大量的本草学内容。如《梦溪笔谈》中记载了很多药物。该书作者沈括曾纠正了许多前人的错误,对植物不同部分的不同疗效作了论述,对采药的季节和方法提出了正确的见解。宋慈《洗冤录》中还记载了大量有关毒药方面的知识,对不同毒药中毒后的表现、检验毒物的方法及解毒措施等均有论述,反映了当时药物学的发展水平。

## 第五节 方剂学的发展

两晋以来人们较为重视对方剂学的研究,唐代已大量出现方书,宋代继续发展,而且规模更大,在理、法、方、药的总结方面也有显著的进步。

## 一、《太平圣惠方》

《太平圣惠方》是北宋政府令王怀隐等编著的大型方书,全书共一百卷,卷一至二主论诊法及处方用药法;卷三至七分论五脏诸病;卷八至十四论伤寒;卷十五至五十九为内科杂病(包括眼、齿、喉);卷六十至六十八为外科;卷六十九至八十一为妇科;卷八十二至九十三为儿科;卷九十四至九十五为服食及丹药;卷九十六至九十八为食疗及补益;卷九十九为针经十二人形图;卷一百为明堂灸经及小儿灸经。全书共分1 670门,载方16 834首,广泛地收集宋以前方书及当时民间验方,内容颇为丰富。对方剂、药物、病证、病因病机都进行了论述。它强调医生治病必须首先诊断疾病的轻重程度,病位深浅,辨明虚实表里,再进行选方用药。每门皆先引《诸病源候论》的理论为总论,然后汇集方药。是一部理、法、方、药体系完整的医书，很有临证应用价值。公元1046年，经医家何希彭选其精要，辑为《圣惠选方》约6 000首，作为教本应用了数百年，对后世方书的发展影响较大。现在常用的搜风顺气丸、明睛地黄丸、知母散、细辛膏、草果饮、瓜蒌煎、肾沥汤、鹿骨汤等方，即出自该书。

## 二、《和剂局方》

公元1107～1110年间，裴宗元、陈师文、陈承等奉诏将官药局所收医方校订后编成《和剂局方》一书，共五卷，分21门，载方297首，为该局的制剂规范。后来，《和剂局方》经多次增补，内容日益丰富，公元1151年经许洪校订，定名为《太平惠民和剂局方》，颁行全国，此为世界最早的国家药局方之一。全书共十卷，附《用药指南》三卷，分诸风、伤寒、诸气等14门，载方788首，书中每方除介绍药物组成和主治病症外，对药物炮炙法和药剂修制法亦有详细说明。因此它既有配方手册的作用，又有推广成药的用途。书中的许多配方属于民间习用方剂及常用的有效方剂，又多采取丸、散等剂型，所以实用、易存、便利群众，影响巨大。该书中的若干方剂如辛温宣肺的"三拗汤"，宣肺理气的"华盖散"，泻火通便的"凉膈散"，疏肝解郁的"逍遥散"，解表和中理气的"藿香正气散"，凉开的"至宝丹"、"紫雪丹"，温开的"苏合香丸"等，至今仍为临床所常用。但《和剂局方》作为宋代"和剂局"配制成药的处方集，该书也有一些方剂存在药味庞杂、叙述夸张等缺点，加之苛求以成药代替汤方，又系官方颁定，导致了当时的医界按症求方，而不问病变本质，以至于造成因循守旧的流弊。

## 三、《圣济总录》

北宋末年，政府召集曹孝忠等八位医官广泛收集历代方书及民间方药，历时7年（公元1111～1117年）编成《圣济总录》一书，后经金·大定年间（公元1161～1189年）、元·大德年间（公元1297～1307年）两次刊行全国。该书为一部医方全书，共二百卷，达200万字，分60余门，方近20 000首，分门对各类疾病进行论证及附方，前代方书几乎全被囊括。每门又分若干病证，每证先论病因、病机，次列方药与治疗。综合全书所载病证包括内、妇、外、儿、五官、针灸、正骨等十三科，内容十分丰富。该书撰成不久，由于金人南侵，因此仅在北方流传，南宋却见不到，故南宋医家的著作中很少引用。后来流传渐广，对后世医学的发展仍有一定影响。书中的许多名方如"二参丸"、"十香丸"、"茵陈汤"、"草豆蔻汤"等时至今日仍被人们所采用。特别是本书把当时盛行的"运气"学说列在卷首，占用很大篇幅着重阐述，该学说是以"五运六气"预测疾病发展和轻重的一种学说，基本内容是将纪年所用的天干（甲乙丙丁戊己庚辛壬癸），地支（子丑寅卯辰巳午未申酉戌亥），和五运，六气联系起来推断病人就医时的状况，以此决定施治原则。虽然唐代王冰注《素问》时已有运气学说，但到宋代该学说才得以传播发展，由于该学说强调六气与疾病的关系，推动了后人"六淫病变学说"的建立。值得一提的是，"运气"学说也存在有宿命论、符禁等糟粕，解放后出版排印本时已予删节。

## 四、医家撰著的方书

宋金元时期,医家所著方书也大批出现,如许叔徽所著的《本事方》,张锐著的《鸡峰普济方》等。其中严用和的《济生方》,载方400首,较为切合实际,所载"归脾汤"、"济生肾气丸"等,至今仍为医家常用方剂。元代朱震亨著《局方发挥》(公元1347年),明确提出反对泥守《局方》的见解,对于克服当时医生因循《和剂局方》,滥用辛温香燥方剂的流弊,有一定意义。元代危亦林著《世医得效方》(公元1337年),包括各科,把家族五世积累的医方和自己的经验心得经十余年认真总结,编次成书,于公元1345年刊行,是元代医籍中的重要著作。

总之,宋金元时期,不仅医方数量空前之多,而且方剂理论也日益丰富。各医家撰著的大批方书,或存或佚,但在历史上都对医学的发展和满足当时临证的需要,起到了重要作用。但方书的大量出现,也带来无限发展的不良后果。一病之下,引方众多,一方之中,药味庞杂,使宋代医学形成多方、多药、成方滥用的风气。宋代已有许多医生有见于此,想从实际上纠正这种偏向,使方书向系统和简约的方向发展,于是又出现了由博返约的趋势,这是宋代医学发展的另一特点。

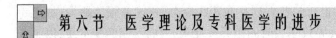

## 第六节　医学理论及专科医学的进步

## 一、医学理论研究

### (一) 对《伤寒论》的研究整理

从东汉末年《伤寒论》确立辨证施治原则,其后长时间内,中医在医学理论方面固守《内经》、《伤寒》,缺乏重大突破。至宋金元时期,经过七、八个世纪的临证实践,人们对疾病的发生、发展和对诊断、治疗规律的认识都有了很大进步。宋金元时期哲学思想上的尖锐斗争,深刻影响了医学的发展,一方面是唯心主义思想者为加强其统治,企图把医学引向保守、教条、迷信、宿命论的方向,另一方面是人们在唯物主义思想的影响下,冲破因循守旧,提倡革新,积极探讨物质形成、变化以及与本质的关系。

宋代医学理论的进步,与人们重视对《伤寒论》的研究、整理有密切关系。这一时期,研究与探讨《伤寒论》的著作大量出现,其中比较著名的有韩祗和所著的《伤寒微旨论》(公元1086年),该书专门论述和分析《伤寒论》的辨证用药规律,并有独特见解。另有庞安时著的《伤寒总病论》(公元1100年),朱肱所著的《伤寒类证活人书》(公元1107年),以及成无己所著的《注解伤寒论》(公元1144年)等,对张仲景的学说都作了深入研究并有所发展。

### (二) 对病因病机的研究

宋金元时期,随着医疗经验的日益丰富,医学理论不断提高,对病因病机的认识也有新的发展。在病因学方面,宋代对疾病的认识扩大,记录了许多新的病种和症候,对病因的了解也比较符合临床实际,更为具体和全面。如《太平圣惠方》中记载的疾病多达1 600

多门,对一些疾病情况的观察和判断更加正确。南宋时陈言(字无择)著《三因极一病证方论》(公元1174年)。本书的特点是以三因立论,把各种病因归纳于三因。内因为七情(喜、怒、忧、思、悲、恐、惊)致病;外因为六淫(风、寒、暑、湿、燥、热);不内外因为饮食饥饱、叫呼伤气、虫兽所伤、中毒金创、跌损压溺等,这种病因分类法对致病原因的概括比较全面、具体,适用于临床,是当时病因学的一个进步,但须明确的是,上述将所有疾病都按三因截然分类,也存在过于孤立看待事物的某一方面,实际上疾病的发生都是内外因相互联系的。

宋金时期对传染病因的认识多遵循瘴气说,对天花提出了三秽液毒的病因学理论(如陈文中的《小儿痘疹方论》);对消渴病(糖尿病),宋代提出有积热在脾的看法,对该病的病因病机认识有了进步;对尿浊(泌尿系炎症),《济生方》有"思虑不节,嗜欲过度,使水火不交,精元受守"的论述,并认为赤浊为心虚有热,多因思虑而得,白浊为肾虚有寒,过于嗜欲而成;对中风,刘完素认为主于火,李东垣认为主于气,朱震亨认为主于湿痰,各自皆有详细合理的论述。此外,钱乙认为小儿急惊风为热甚生风,慢惊风为脾虚生风。对伤寒,庞安时曾将其分为伤寒与温热两类。指出伤寒多由冬季寒伤阳气而致,温热病又有伏气与天行两种,前者是冬时中寒,随时而变病,如在春为温病,在夏为热病等,后者则是受四时之乖气而成,如此等等,反映了宋元医学家对各类病证病因病机的认识,在深度和广度方面,比以前有了较大的进步。

此外,阴阳五行学说的发展,直接影响着如何运用中医理论解释病因病机。早先的脏腑学说,如按《内经》中所述,心在五脏之中的作用最为重要,其次为肺、肝、脾、肾,对五脏的相互关系,则按五行生克学说加以解释。宋以后,在许多医学著作中,在论述病因病机时,特别突出了脾和肾的作用,并且结合当时盛行运气学说,强调了肝和风的关系,以及肝和肾的联系,故而使人们对肝脏功能以及它在疾病发生发展中所起的作用有了更深入的认识。

### (三) 运气学说发展

运气学说是以"五运六气"预测疾病发展和轻重的一种学说。唐代王冰注《素问》时已有运气学说,到宋代得以传播发展。运气学说的基本内容是将纪年所用的天干(甲乙丙丁戊己庚辛壬癸)、地支(子丑寅卯辰巳午未申酉戌亥)和五运,六气连系起来推断病人就医时的状况,以此决定施治原则。由于该学说强调六气与疾病的关系,推动了后人"六淫病变学说"的建立。

北宋中期兴起的理学,讨论宇宙本源、理和气的关系,该学说发展了《易经》中的唯心主义,运用五行、八卦来推论宇宙的生成、甚至人间祸福兴衰的命运,这种神秘主义思想,成为宿命论的运气学说发展的温床。运气学说认为天有六气(风寒暑湿燥火),地有五运(金木水土火),地支司六气变化,天干主五运盛衰,把干支和运气连系起来,从干支纪年上判定某年主运为何,主气为何。再根据阴阳五行的生克关系定出"运"和"气"何者为主,由此推断该年的"岁气",易得何种疾病,预测发病和确定治疗原则。其中掺杂了许多复杂的推断,如"司天"、"在泉"、"天符"、"岁会"、"胜复"、"加临"等玄幻神秘的说法。从而将原来《内经》中"人与自然"的朴素唯物主义的运气论点发展成为宿命论的运气学说。

公元1099年,刘温舒所著的《素问入式运气论奥》使运气学说系统化。北宋末年由政府颁行的《圣济总录》前几卷专论运气学说,宋徽宗赵佶亲自作序加以宣扬。宋廷还颁布"运历",推断一年四季的疾病,规定了治法和用药。太医局把运气学说列为医学生的必修课,年终考试题即有"运气大义"之题。当时医界流行的谚语说"不读五运六气,遍读方书无济"。宋统治者推行宿命论的运气学说,不但麻痹人民,也造成医生不论病情,不究医理,抛开了辨证施治,从而把医学的发展引入歧途。

宋代唯物主义者沈括对运气论的宿命论思想进行了坚决斗争,他认为气象有常有变,影响到人们患病变化多端,而运气学说"胶于定法",生搬硬套是错误的。宋徽宗时期的著名医家杨介指出:"五运六气,视其岁而为药石,虽仲景犹病之也"。12世纪医家陈言、刘完素,13世纪医家陈自明,以至于明清时期的许多医家都提出反对运气学说。围绕运气学说,唯物论和唯心论两种思想展开了长期的斗争。值得注意的是,也有许多医家名义上虽不反对,但在实践中抽取了运气学说的某些部分另加发挥,进而促进了人们对中医理论的探讨。

由于北宋中期以后运气学说的广泛流行,也影响了气化学说、经络学说,以及有关病机和药物的学说。如运气学说中强调六气致病,后世扬弃了凭干支推断的不合理部分,单从六气与疾病的关系发挥,发展为六淫病变学说;运气学说中强调五行与六气的"生克制化",发展成为五脏病变时相互影响学说及气化学说;针灸学中"子午流注"和"灵龟八法"也是按照运气学说,根据干支推算日期和时辰、气血的运行,从而决定某时间针灸某经或某穴位,经临床实践,也确有一些效果。总之,运气学说在宋代医学中占重要地位,对其历史意义须一分为二地看待。

## 二、专科医学的发展

宋金元时期的实践医学,在各方面都有不同程度的提高。

诊断学:崔嘉彦所著的《脉诀》(公元1189年)以浮、沉、迟、数四脉为纲,概括了二十四脉,使脉学的研究由博而约,便于应用,很受一般医生的欢迎。施发所著《察病指南》(公元1241年),创制脉图三十三种,这种把脉搏形象绘成图谱的尝试,是一项重要的科学探索。元代医家杜本在《敖氏验舌法》基础上,再加入个人的临床经验,写成《敖氏伤寒金镜录》一书,详细论述了三十六种验舌法,并附有各证的舌图及所主症候及治法,这是我国现存最早的验舌专书。此后,舌诊就成为中医学脉诊之外另一重要诊断方法。

儿科:两宋时期儿科的发展成就很大,出现了一批著名的儿科医家。北宋钱乙(约1032~1113年,字仲阳,山东郓州人),积有四十年儿科经验,其弟子阎孝忠将他的理论、医案、验方加以整理,编成《小儿病症直诀》(公元1114年)。全书分3卷,上卷言证、中卷为医治病例、下卷为方。其中创制的不少新方为后世人常用。本书特别指出小儿"脏腑柔弱,易虚易实,易寒易热",认为作为儿科医生要面对"五难"(资料、脉诊、外证、问诊、用药),并根据《内经》理论,结合自己经验,总结出以五脏为纲的儿科辨证方法,主张从面和目的色泽、外观来区别五脏疾病。在论述五脏病变时,特别强调五行生克的关系,如论"肝病胜肺"说:"肝强胜肺,肺怯不能胜肝,当补脾肺治肝。益脾者,母全子实也"。对于儿科疾病,主张治疗时须采用柔润的原则,轻用补法,强调或补或泻要同时调理脾胃以善其后。钱乙行医时具有革新精神,善于化裁和创制新方,如肝肾虚则用六味地黄丸,麻疹初起用升麻葛根汤,小儿心热用导赤散,治肺实用泻白散等,都是后世医家常用方剂。后人把钱乙尊称为"儿科之圣","幼科之鼻祖"。

宋代有不少关于如何诊治天花、麻疹、水痘等发疹性传染病的书籍,也有一些专论痘疹的著作。在儿科诊断方面,初次在望诊中总结了观察指纹的方法,如刘昉《幼幼新书》(公元1150年)记有对虎口三关指纹的观察。《小儿卫生总微论方》(公元1158年)记述了十种不同形状的小儿指纹和所主病症,书中并指出婴儿脐风与成人破伤风为同类疾病,主张接产时须烧烙脐带,以防脐风。在破伤风杆菌未发现之前,这种见解和方法是很可贵的。此外该书中还有骈指截除、缺唇修补等小儿先天畸形的治法。

妇产科:宋代出现了多种妇产科专书,太医局中初次增设了产科。公元1098年杨子建所著的《十产论》,对各种难产和助产方法记述详细。公元1140年虞流通过收集民间妇产科效验方,编成《备产济用方》,被各医家广泛采用,其中"神效催生丹"应用了全兔脑。现代科学证明,脑下垂体后叶素有促进宫缩作用,这是我国古代在产科学上获得的重大发现。南宋著名的妇产科医家陈自明(1190～1270年,字良甫、江西临川人),三世行医,专长妇科和外科,公元1237年著《妇人大全良方》,全书二十四卷,分九门,前三门讲妇科,论述了正常月经和月经病,一般妇科常见疾病和不孕症;后六门为产科,对胎儿形成、发育,孕期疾病,分娩、难产,产后护理,以及治疗,妊娠用药禁忌等均有叙述;是我国第一部比较完整的妇产科专书,对后世影响很大。此外,陈氏在外科方面也很有造诣,他公元1263年所著《外科精要》是我国较早以外科命名的痈疽疮疡专书。

内科:宋元时期的许多著作中,对内科疾病的论述水平显著提高。宋太医局专设风科(心脑血管疾病),《圣济总录》有十八卷专论"诸风",反映了对"风证"的研究已有一定水平。张锐在《鸡峰普济方》中根据水肿起始部位的特征,区别水肿的性质与类别,施以不同的治法。董汲著《脚气治法总要》(公元1039年),对脚气病因、发病情况、治疗方法,均有详细论述。元代葛可久著《十药神书》(公元1345年),是一部论治疗肺痨病的专书,具体阐述了证的分型和方的分类,制订了十首良方,三方主止血,三方主止咳,三方主营养,一方主镇静,提供了对肺痨治疗的详细合理方剂。此外,另有《南洋活人书》、《脾胃论》、《儒门事亲》、《卫生宝鉴》等,都是内科或以内科为主的著作,在不同程度上丰富和发展了中医内科学。

外科:宋代外科,对痈、疽、疮、疡更加重视局部和整体的关系,使辨证施治进一步运用于外科治疗。《太平圣惠方》中提出"内消"和"托里",就体现了整体观原则的运用。内消意指消肿散结,促使未溃之前消散;托里是说设法脱毒外出,促使化脓外溃,两者都是借助药力以发挥机体自然疗能,这种局部与整体的全面认识,在外科治疗上具有重要指导意义。

宋金元时期出现了一些外科专著,如李迅著的《集验背疽方》(公元1196年)、齐德之著的《外科精要》(公元1335年)等,反映了当时外科的新成就。我国古代对肿瘤的发病因素与防治也有合理的见解与经验。"癌"字始见于宋代《卫济宝书》(公元1170年),而《仁斋直指附遗方论》(公元1264年)最早叙述了癌的特征。在伤科治疗方面,元代伤科显著发展,当时大量骑兵征战中骨折与脱臼多发,因而各医家重视骨科和外科。元代太医院，整骨成为独立的专科。公元1263年，由于官府将战争中俘虏的阿拉伯医生集中，在北京设立京师医药院，1270年设广惠司，使得阿拉伯整骨术传入中国，促进了骨科和外科的发展。公元1337年，危亦林将世传和当时名医经验加以总结，编成《世医得效方》。该书包括临床各科，其中整骨兼金创科的部分对后世的影响很大，书中记述了四肢骨折和脱臼、脊椎骨折、跌打损伤、箭伤等，并记有多种治疗手法和应用器械。危亦林主张在骨折或脱臼复位前先行麻醉，论述了曼陀罗、乌头等麻醉药物的使用方法，指出用药时须按患者年龄、体质、出血情况决定剂量，这些要求与现代运用麻醉药的原则基本符合。他对麻醉法的记述，是我国较早的全身麻醉法文献，也是危亦林的主要成就之一。对于脊椎骨折，他成功地应用了悬吊复位法，在中医伤科史中为首创。

解剖学与法医学：关于人体解剖学，早在《内经》中已见有关记载，汉王莽时期，曾由太医对被杀尸体进行解剖。晋代《针灸甲乙经》和唐代《千金要方》中也有若干解剖学内容的记载。宋代有两部关于尸体解剖的图著，其一是吴简的《欧希范五脏图》，记载庆历年间（公元1041~1048年）官府在将广西起义领袖欧希范等56人诱杀后，由医官组织医生与画工对其尸体做解剖观察，绘制成图谱，书中也包含一些对病理问题的论述。其二是杨介著的《存真图》，记录崇宁年间（公元1102~1106年）将被杀的起义民众，由医生与画工剖视绘图，经杨介整理校对著成。书中对胸腔、腹腔、消化、泌尿、生殖系统及内脏、血管等都有论述。上述两书虽早已失传，但在其后的文献引用中还可略见其大概。欧洲在16世纪前的解剖学，大都以古罗马时期盖仑的著作为基础，而盖仑又主要以动物解剖为基础，并且当时解剖学在西方医学实践与理论中尚未像如今这样受到重视。因此我国11世纪的人体解剖学并不落后于西方。

在法医学方面，早在战国末期，我国已有验伤制度及法医检验，《礼记·月令》引用了公元前二世纪的《吕氏春秋》十二纪的首章《月令》，记载了瞻伤、视析、审断等。汉唐时期人们对法医知识认识更加深入，最早对法医检验有明文规定的法律是《唐律》，它对刑事案件中造成不同程度的损伤乃至死亡规定处以不同刑罚，同时对检验也提出了明确的要求。五代时，和凝父子所著的《凝狱集》是近似法医学性质的著作。至宋代，社会矛盾复杂化。诉讼频繁，需要一些法医检验的专门知识。而宋代医学发达，客观上有助于法医学的发展，法医检验的著作增多，这一时期有《内恕录》、《平冤录》、《析狱龟鉴》、《棠阴比事》等问世，但上述著作都已佚失。

宋代政府制定了一系列的有关检验的制度，如《验尸格目》等。现存的宋慈著《洗冤录》（公元1247年）则是一部比较系统的法医学专著，影响较大，价值较高，一向为中外法医学者所重视。《洗冤集录》著者宋慈（字惠父，福建人），曾任提典刑狱官，他根据历代法医知识和司法检验经验写成此书，全书四卷，比较全面地记载了人体解剖、尸体检验、现场检查、某些机械性致死伤原因的鉴定，并列举用以自杀或谋杀的毒物，以及急救、解毒等方法。该书是我国也是世界上最早的较系统的法医学专著，由于内容丰富、切合实用，从13世纪以后沿用了600多年，后世法医书籍多有依此编写，并被译成朝、日、英、法、德、俄等文字流传于海外。

## 第七节 医学流派与学术争鸣

北宋中期以后的阶级矛盾和民族矛盾引发了哲学上两种思想的斗争,特别是在宋代唯物主义思想影响下,一些先进医家敢于突破旧的学说,批判古人的错误,总结新的经验,提出新的学术见解。金代河间的革新医家张元素很早就针对医学流行的时弊指出:"运气不齐,古今异轨,古方今病不相能也"。金元时期出现了医学流派,即所谓的"金元四大家",由于这一时期医家们所处的朝代、环境、社会状况各不相同,各自积累了不同的临床经验,从而也有不同的学术主张,形成了学术上的争鸣。清代《四库全书》说,"儒之门户分于宋,医之门户分于金元",学术争鸣和学派的产生,标志着我国医学又发展到一个新的阶段。

中国金元时期医学产生了许多流派,在学术上争鸣,最具代表性的有刘完素(寒凉派)、张从正(攻下派)、朱震亨(滋阴派)、李杲(补土派),被称为"金元四家"。由于其各自的主张在认识疾病及如何用药方面互有差异,因而在宋金元时期形成了学术上的争鸣,并对其后的中医学产生了深远的影响。

### 一、刘完素——寒凉派(火热论)

刘完素(约1110~1200年),字守真,金代河间人,故有河间学派一说,是一位具有革新思想的医学家,也是金元学派中较早、影响较大的医家。代表作有《内经运气要旨论》、《素问玄机原病式》等。刘完素突出的学术思想是"火热论",认为伤寒临证各种证候的出现多与火热有关,六气在病理变化中都能化火生热,主张对热性病"降心火,益肾水"的治疗原则,强调鉴别疾病的本质与假象,主张多用寒凉药物,并深入研究运气学说,在运用时批判其宿命观点。在刘完素的著作中既引《素问》作理论阐述,又补充了方药不足的缺陷,其学术思想对后世温病学的发展有重要影响。

在刘完素生活的时期,当时我国北方热性病流行,他根据这种状况,反对当时一些医家墨守陈规的陋习,认为治病必须因地、因时、因人制宜。根据北方人体质和当时流行病的特点,他主张治病时要灵活运用寒凉药物,突破旧法,提高疗效,从而开创了后期明清时代温热学派的学术思想基础,故后人又将其主张的学术思想称为"寒凉派"。刘完素注重辨证施治,他在《三消论》中指出:"不必肾水独当寒,心火独当热",主张临证时必须分辨水火多少,以决定泻补。他注意鉴别疾病的本质与假象,认为某些证候有时恰与疾病本质相反,是一种假象,例如,寒证表现恶寒,但恶寒的不一定都是寒证,热气过盛也会出现恶寒现象,这就是热病的假象,这个见解是很科学的。

刘完素对运气学说很有研究,但他主张"主性命者在人",研究五运六气是为了解决医疗上的实际问题。他承认运气分主四时,但他也认为运气有常有变,反对机械地搬用,他批判了运气学说的宿命论观点。刘完素的革新精神影响很大,活跃了当时的学术空气,后世治疗伤寒,温病分经方、时方、其时方一派,即自刘完素起始。但刘完素的学术主张也存在强调火热致病而忽视其他,强调外因而忽略内因等,在某些方面存在着片面性。

此外，在刘完素时期，另有一位著名医家张元素，为金代易州人，故称易水学派，另有人称其为脏腑辨证论者。他平生著述甚多，日常治病多不用古方，其学术思想主要是在脏腑辨证的基础上，将各脏腑的疾病分为不同的证型，再根据不同的治法选择其用药，后人将其辨证用药规律加以总结，成为后世脏腑辨证用药的一种通用程式。张元素另一成就是关于药性、药理的研究。他提出"气味中又分厚薄，阴阳中又分阴阳，气薄者未必尽升，气厚者未必尽降"的主张，如同一酸味的芍药，既能敛肺，又能泻肝；同是苦味药，但白术用于补脾，黄芩用以泻肺，黄柏用以补肾等，这些药理、药性专论，对祖国医药学发展起到承前启后的作用。由张元素所著的《珍珠囊》一书，对每味药几乎都有"归经"和"引经"的讨论。"归经"是指某药入某经，对治疗与此经有关的疾病力专而效宏。"引经"亦指某药入某经，但作用是引导它药入某经。此二论，自《珍珠囊》后逐渐成为临证用药的基本原则之一。

## 二、张从正——攻下派

张从正（1156～1228年），字子和，金代考城人，曾从刘完素学医，他反对滥用"局方"温燥治病，理论上力倡攻邪，认为对补与泻的关系强调泻，对攻邪与扶正的关系强调攻。主张疾病无论内、外因素，皆为邪气所致，治病应以攻邪为主，提出汗、吐、下攻病三法，同时注重先攻后补，寓补于攻。张氏应用汗、吐、下三法理论简捷系统，他扩大了汗、吐、下三法的含义与临床应用范围，认为：凡风寒之邪所发疾病，在皮肤之间和经络之内的，可用汗法。汗法不仅限于发汗，凡针灸、洗薰、熨烙、推拿、引导、静坐、气功都属于汗法。凡风痰宿食，在胸膈或上脘时，可用吐法，吐法不只限于催吐，凡豁痰、引涎、催泪、咳嗽、喷嚏等上行的都属吐法。凡风寒湿痼冷，或热客下焦等在下的疾病，可用下发。下发不只限于泻下，凡行气、通经、催生、下乳、逐积、消水、破经、泄气等下行的都属下法。其代表作有《儒门事亲》、《伤寒心镜》等。

张从正提倡的治病方法，许多内容继承了刘完素的学术思想，但他不专研火热致病理论，而认为疾病源于外来或内生的邪气。例如，饮食中的酸、苦、甘、辛、咸等的水谷邪气亦为致病原因，主张治病原则以"攻病除邪"为主要，因张从正善用攻法，后人称之为"攻下派"。他善于攻下，并非无补，他指出能使病人进食，才是真补之道。他反对唯人参、黄芪是补的论点，特别是宋以来宫廷贵族好补成风，张从正敢于反对纯用补法，力倡攻下，不仅具有革新的进步意义，而且对临证实践也有指导作用。但张从正认为"发表攻里，寒热殊途"，把寒热之证截然分开，认为是表皆寒，是里皆热，失之偏颇，对于表热而里寒之证就不尽合适，这是他的学说的片面性。

## 三、李杲——补土派（脾胃论）

李杲，字明之，号东垣，金代真定人，认为自《内经》以来，"气"被看做人体生命活动的动力来源。李杲发挥了这一见解，强调脾胃是运化水谷供一身元气之本。主张劳累、精神刺激、饮食不适为致病的重要因素，提出"内伤脾胃，百病由生"，认为治病应注重补益脾胃，升举中气，其理论类似于张元素的"易水学派"。临证上李杲善于运用分别补上、中、下三焦元气，以补脾胃为主的原则。其代表作有《脾胃论》、《兰室秘藏》等。

李杲虽师从张元素,但在其革新思想的影响下又有独创的发展。李杲不用古方,也不同意刘完素和张从正的学说,并与张从正的主张针锋相对,争论非常激烈。他主张病因不单由于外邪,也须注意内伤,他认为不论外邪或内伤都是伤及脾胃,故又有人将他称为脾胃论者。李杲的主要学术活动,正值蒙古攻金时期,河北一带人民疲于奔命,李杲也逃往河南、山东。由于饮食劳倦,死者甚多。这种时代背景影响着李杲的学术主张。他认为"土为万物之母",脾属土,而脾胃是决定人体元气盛衰的根本所在。李杲概括了造成脾胃受伤的原因为三条:饮食不节、劳役过度、精神刺激,并认为三种因素错综复杂,而精神因素常起先导作用。因此他主张先健脾胃,升清气,采取一整套以升举中气为主的治疗方法,也就是分别补益上、中、下三焦元气,而以补脾胃为主的原则。李杲善于温补脾胃因而后世称之为"补土派"。李杲创制的名方,如治疗肺弱表虚证用"生阳益胃汤";治脾胃内伤用"补中益气汤";治肾阳虚损用"沉香温胃丸"。三者虽分治三焦,而均以益胃、补中着手,这些成功经验,为后世广泛应用。

李杲学说的局限性在于重视胃阳而忽略胃阴,因而治法有一定偏颇。他的研究,侧重于脾胃与肺肾之间的相互影响,而对脾胃与心、肝之间的关系则没有明确论述,他在精神因素与机体关系方面有所发展,而在脏腑联系的整体观方面又表现了不足。

## 四、朱震亨——滋阴派(相火论)

朱震亨(1281~1358年),字彦修,别号丹溪,元代义乌人。他充分研究了《内经》以来各家学说关于"相火"的见解,强调"阳常有余,阴常不足",故主张应避免相火妄动,节制食欲、色欲,保养"阴分",从而保证他在临床上善用的"滋阴降火"之法的效果。朱氏在临证治疗方面反对忽视辨证,滥用《局方》和辛燥药物,被称"集医之大成者"。日本十五世纪成立过"丹溪学社",以提倡其学说。

朱震亨从医的时代较晚,他原为儒生,攻读理学,十三岁改儒习医,对古典医籍和各家学派都作过研究,到过南方各主要城市,对统治阶级生活方式颇为熟悉。四十四岁师从刘完素再传弟子罗知悌,罗学识渊博,旁通李杲、张从正两家学说,朱震亨尽得罗的传授,学术造诣很高,成为当时著名的医家。朱震亨受《火热论》的影响较大,但他对火的看法与刘完素有很大不同。他根据《内经》理论,阐述了"相火"之"常"与"变"的规律,相火之常为生理,所谓"人非此火不能有生";相火之变为病理,所谓"相火元气之贼"。他把"生"与"贼"两个相反属性都赋予"相火"的概念中。在这种"相火论"的基础上,他强调阳有余,指机能过度发挥;阴不足,指阴精过分耗损。他认为人体内的"相火"最易因情欲过盛而妄动,而"相火妄动"必然损耗人体难成的精血。人体有形物质有限,经常亢进的功能,不断消耗体内有限物质,则病变丛生。因此他大力宣传养生、节欲,主张"养阴扶正以遏阳,收心寡欲以制亢",在临床治疗上他主张以补阴精而抑相火为主,创制了滋阴降火之剂,后世称他为"滋阴派"。

朱震亨生平著作很多,如《格致余论》、《丹溪心法》、《局方发挥》等。他的门人很多是元、明两代著名医家。他的学说在日本也有很大影响,但他的学术观点也有唯心论和片面性,他过分强调了"阳有余"的一面,而不谈阳也有亏损的时候,他又十分推崇运气学说,认为"深明乎运气造化之妙,……不可以有加矣"。故对朱震亨的学术思想也须一分为二地看待。

金元四大家的学术争鸣,活跃了当时的学术空气,改变了泥古不化的精神面貌,丰富了医学的内容,推动了我国医学的发展。他们所取得的成就说明,只有在实践的基础上勇于创新,才能有所作为。金元四家的学说,不仅对我国后世医学有所启发,而且对邻近各国都有影响。但是,金元四家的学说也在不同程度上表现了时代的限制,他们都未能突破传统理论的束缚,未能作出带有根本性质的变革和创造。

由于历史条件的限制,特别是缺乏对人体形态学和功能学的新的认识基础,金元医家的学术研究,只能从临床实践经验出发,探讨病理机制和疾病发生的规律,这种研究方法仍然是以个人实践经验,观察体会为基础,因而在很大程度上受到个人认识的局限,在医学理论上也很难做到对传统观念与理论知识的重大突破。

## 第八节 中外医药交流

宋代于公元971年在广州设"市舶司"专门管理对外贸易,据《宋会要》记载,经过市舶司,再转由阿拉伯商人运往欧洲的药物有六十多种,如朱砂、人参、牛黄、茯苓、附子、水银、川椒等,其中尤以牛黄极受重视,往往被人们收藏在金银制的盒中,供辟疫之用。元代,我国药物、针灸疗法也传入阿拉伯及附近国家。如《马可波罗游记》记载我国药材外运的情况时说到,在马拉巴看到大量中国船只,带有马拉巴所没有的许多药材,被运往亚丁和转运到亚历山大里亚等地。书中还具体介绍了我国的姜、茶、胡椒、大黄、麝香、肉桂等药材。1973年,我国考古工作者在福建泉州湾发掘到一艘沉没的宋代海船,舱中发现很多药物,已辨认出的有香料木(降真香、檀香、沉香)以及胡椒、槟榔、乳香、龙涎、朱砂、水银、玳瑁等,由此可见当时与亚非各国的贸易往来和医药交流是相当繁盛的。

约在公元1313年波斯医生哈姆丹妮编撰了波斯文的中国医药百科全书,名为《伊尔汗的中国科学宝藏》,其中包括有脉学、解剖学、胚胎学、妇产科学、药物学等,特别提到王叔和的名字,并附有内脏解剖图和切脉部位图。在我国医药传入阿拉伯的同时,我国也吸收了阿拉伯的医药知识。如宋代苏颂等编的《本草图经》中记载有胡薄荷等。公元1270年元代大都设立的广惠司,是阿拉伯式的医院,1292年设立的回医药院,当时还翻译了阿拉伯的医药书籍如《回回药方》等,在一定程度上丰富了中国医药学。

宋代于公元1016年、1021年两次赠送《太平圣惠方》给朝鲜,1078年朝鲜王生病,遣使者请医,次年宋政府派翰林医官携带药物赴朝。公元1103年、1118年又两次应聘派医官去朝鲜教学。同时,朝鲜不少药物也相继输入我国,其中以人参、白附子最为有名。宋元时,中越往来频繁,据《大越史记》,元代针灸医生邵庚曾到越南为诸侯王治病。宋以来,越南不少药物输入我国,《开宝本草》记有丁香、沉香、苏方木等,越南治痢疾药方也传入我国。

# 第六章 中医的革新趋势
## 公元 1368~1840 年（明~清鸦片战争）

## 历史概要

公元1368年，朱元璋凭借元末农民大起义的有利形势，逐渐扩充势力，最终称帝于南京，建立明朝。明朝的建立实现了国家的统一，农业生产得到了较快的恢复和发展，城市工商业随着繁荣起来，使明朝初的经济、科学、文化获得很大进步。但朱元璋在建都南京后，为巩固其统治及加强北方与其他边远地区的防务，实行了分封制，造成各地藩王势力大为膨胀。公元1398年朱元璋病亡，朱炆先继位为明惠帝，他有感于藩王势力过盛，故而进行削藩，因而使皇族内部矛盾迅速激化，引发燕王朱棣率兵南下，经四年战争，于公元1402年攻入南京，夺取帝位，是为明成祖，并将都城迁往北京。

明代中期产生了我国资本主义的萌芽，某些行业出现了原始状态的资本主义手工工场。全国不少地方，尤其是长江以南地区的一些城镇，呈现空前繁盛的工商业景况。但到明代后期，由于皇室贵族及官僚豪绅地主的残酷剥削，使得农民及城市贫民不堪忍受，不断揭竿而起进行反抗斗争。崇祯二年（公元1629年）起义军领袖李自成提出了"均田免粮"的口号，吸引众人参加其队伍，并于崇祯十七年（公元1644年）率农民军攻下了北京，推翻了明朝的统治。但其后满族贵族统治者勾结汉族降将吴三桂，乘机于同年五月攻入北京，最终建立了封建专制的清王朝。

清朝政权建立之初，也采取了鼓励垦荒，减免赋税等措施，使社会生产力得到了一定的恢复和发展，并在其后的几十年间，特别是在清圣祖（康熙）执政时期，曾使中国成为一个统一的、多民族的强盛国家。清代盛行考据学，对古代文献进行校勘考证以及辑佚等，这在整理、考订、辑复古代论著方面有较大贡献。但清朝中期以后，由于统治者的反动腐朽，国势日益衰落，十九世纪以后，帝国主义列强不断对我国进行侵略，于1840年爆发了鸦片战争，使中国沦为半殖民地半封建社会。

## 社会背景

明代的经济，在初期和中期发展较快，特别是明代工业发展超过了历史上的任何一个时代，纺织、冶铁、烧瓷、印刷、兵器、造船都很发达。明代的造船技术相当先进，航海家郑和的船队七下西洋，其船舶吨位之大，罗盘的应用、设计之先进以及船队的组织之规模，都遥遥领先于欧洲。明代海外交通的发达，使明中期的南方出现一些新兴商业城市和规模巨大的作坊，产生了资本主义的萌芽。

在经济发展的基础上，明代在自然科学方面也出现一些重要的著作，如李时珍《本草纲目》（公元1578年）；王肯堂《证治准绳》（公元1602年）；宋应星《天工开物》（公元1637年）；徐光启《农政全书》（公元1639年）都是代表作品。明代后期，欧洲"文艺复兴"，西方传教士先后来华，带来欧洲新兴的科学知识，其中包括天文学、医学等方面的著作。明代时期我国已进入封建社会的晚期，而明王朝继承宋代文化，沿袭科举制度，提倡朱熹的理学，限定四书五经来阻碍革新。但明中叶以后由于统治阶级日益腐朽，进一步加强封建专制，经济和社会发展产生新的矛盾，明末的大规模农民起义终于推翻了明代的统治。

自1644年，满洲贵族建立起清朝，其社会经济仍然是以封建经济为主，伴有小规模的资本主义经济。清朝后期政府采取了对外关闭自守、对内民族镇压的政策，限制西方科学的传播，利用考据学以束缚文人思想，使中国再次陷入历史性的倒退。而西方资本主义国家则发展的帝国主义阶段，趁机向中国施行武力掠夺。1840年，终于被英帝国主义者首先打开中国的大门，从此中国陷入了半殖民地半封建社会。

明清两代哲学思想上的论争相当激烈。明代出现了王守仁的"心学"，主张"心外无物"，另一方面以王夫之、顾炎武、颜元为代表的唯物主义思想家，尖锐地批判了理学和心学唯心论，反对保守主义。王夫之提出"天地之间流行不息"的思想，指出阴阳对立斗争导致万物变化日新。这些唯物主义思想为学术领域中的革新精神提供了理论依据，一些比较进步的知识分子，也在资本主义因素和外来科学的影响下，表露了朴素的民主思想。尽管中世纪高度发达的中国医学在16世纪以后相对缓慢下来，但医学朝着实验与革新的方向前进，成为这一时期的新特点。这一时期人们对温病病源的新见解，推动了药物学、温病学的重大发展，人痘接种法的创新，以及王清任在人体解剖上的革新精神，都体现了明清时期中医学发展的新趋势。

## 第一节 明清时期中医学的进一步发展

明代时期，金元学派的理论得以继承和发展，其代表作有吴有性的《瘟疫论》，张景岳的《景岳全书》等。明代李时珍所著的《本草纲目》为这一时期中医本草学发展的杰出代表。明代时期人们发明了人痘接种法用以预防天花，此项技术后传入欧洲并被改良，对医学免疫学的发展产生深远影响。在临床医学方面，明代王肯堂所著的《六科证治准绳》、杨继洲著的《针灸大成》等论著，表明当时的中医临床学已具相当水平。

清代中医学理论上的进步表现在温病学派的发展，其代表作有叶天士的《温热论》，吴鞠通的《温病条辨》等。清代官府注重对古代文献进行校勘考证及辑佚，由官府组织编撰的《古今图书集成·医部全录》、《医宗金鉴》是清代时期出版的综合性的医学百科全书。同时，赵学敏的《本草纲目拾遗》、陈修圆的《医学三字经》、王清任的《医林改错》等书籍对中医学的普及和发展也具有突出意义。在医学专科著作方面，清代时期出版的《幼儿推拿秘书》、《推拿广义》、《医学心悟》、《外治医说》等，时至今日仍为人们所常用。

宋以来儒医渐多，儒医有深厚的学术思想基础，影响较大。明代户籍中规定有民、军、医、匠，并且规定子袭父业。太医院学生由医户子弟中选拔，并限制医师七十岁前不得改业，这进一步巩固了医业的继承统治，"世传儒医"受到社会重视。

明清两代的封建统治,使相当一部分人把精力消磨于繁琐考据,但他们对古籍整理也作了大量工作。明代统治者限制私人著书立说,但对医学较宽,因而对于保存、研究和综合古代医书作出了一定成绩。明清两代医学著作的特点是全书体裁的编著较多,盛行报告医案,开始有了医案专著,并出现了许多通俗医学入门书籍。

## 一、医学思想和理论学说

明清时期的中医学继承既往,并综合折中金元各家学说,并在和各种复古主义思想作斗争中发展。重要的有复古与反复古的伤寒与温病之争,"经方"与"时方"之争,以及由金元学派发展来的温补派与反温补派的斗争。总起来说都是革新与保守思想的斗争。宋代理学对医学的影响很大,尊经崇古的思想严重,"理必《内经》,法必仲景,药必《本经》",如有逾越怀疑则被斥为离经叛道,因而医学理论几乎都是沿袭旧说,一些卓识创见也必须从经典著作中找到依据。但明代在自然科学方面也出现有"经世派"、"博学派"等先进思想的代表人物,他们注意到科学知识的实际应用,其所作的理论研究及对临床实践经验的总结,促使当时的医学界重视实践并取得新成果,如在系统分类方面,医家们吸取了《通鉴纲目》的方法,大者为纲,分注为目,以纲挈目,纲举目张,进行系统的研究方式,在滑寿著《素问抄》、楼英著《医学纲目》、李时珍著《本草纲目》时都被采用。

在金元学派发展的基础上,明代中叶以后又形成温补学派,其首创者为明代薛铠、薛己父子,其代表作为《薛氏医案全集》(1571年)。这一学派主张温补固本,实际上是李杲补土派的一个支流,真正成为一个独立学派,则完成于张景岳。张氏学识渊博,对周易、理学、天文、历法、数学、音律、医药都有研究,著有《景岳全书》(1624年)、《类经》、《类经图翼》(1624年)等。《类经》以分类法归纳《内经》,综合诸家学说加以注解,在发挥《内经》的理论上贡献很大。《景岳全书》是一部百科全书,其"阳常不足,阴常有余"论与丹溪学派相抗衡,对温补学说作了阐发,他认为人之生气以阳为主,难得而易失,既失而难复,从理论上论证了温补固本的重要性。他的基本思想是"攻邪应先扶正",也就是说首先加强身体抵抗力,疾病自然容易恢复和治愈。

## 二、医籍整理与医学著作

由于尊经、复古思潮的影响,明清两代医家对《内经》、《难经》、《伤寒论》、《金匮要略》进行了大量的整理研究。明末张景岳所著的《类经》就是这一时期的代表作,但这类书籍内容冗杂,博而不精。明末李中梓选辑《内经》,编成《内经知要》(1642年),全书分八篇,即:道生、阴阳、色诊、脉诊、脏象、经络、治则、病能。简明扼要,诵读方便,作为课本,流传很广。

对《伤寒论》与《金匮要略》明清两代也有许多专门研究,如明代方有执著《伤寒论条辨》(1587年),分类明确,重点突出。清代柯韵伯著《伤寒来苏集》(1669年),采取以方名证、以证分类的方法重新编次,并主张六经为百病立法,不限于伤寒,都较有创见。

明清两代也产生了几部通过综合整理,系统总结了各科成就的庞大的医学全书、类书和丛书。如明代徐春甫的《古今医统大全》(1556年)、张景岳的《景岳全书》、清代《古今图书集成·医部全录》(1723年)等。其中明代王肯堂编著的《六科证治准绳》(1608

年),取材严谨,流传极广,是明代时期的优秀医学论著。清代吴谦等人撰写的《医宗金鉴》(1742年)包括各科15门,有论有方,层次分明,并附有插图和歌诀,为清代时期中医学的代表作。

## 三、医案、医话和入门书

明清两代医学的又一新的趋势是医学知识的普及和交流,出版了大量的通俗医书与医案。医案是医家临诊记录,明清著名的医案有明代江瓘的《名医类案》(1549年),清代魏之琇的《续名医类案》(1770年),这两部书收集古今名医验案,分类编排,是有用的临证参考。还有一些个人经验医案如尤在泾的《静香楼医案》(1729年),叶天士的《临证指南医案》(1746年),徐灵胎的《洄溪医案》等,对后来学者也是很有启发。

医话包括医家临证体会、读书心得、轶事逸闻等杂著,如黄承昊的《折肱漫录》(1636年),魏之琇《柳州医话》(1770年),内容较为丰富。关于医学入门书籍,明清出版较多,汪昂的《本草易读》(1694年)、《汤头歌诀》(1694年)、程钟龄的《医学心悟》(1732年)、陈修园编的《医学三字经》(1804年)、《医学实在易》(1808年)都属入门书,便利初学,在当时也起到使医学知识得到普及和推广的作用。

## 第二节 明清时期的医家在药物学方面的重大贡献

明代以前本草著作虽然很多,却有不少重复、谬误、紊乱和遗漏。宋元以来,人们在医疗实践中又发现了许多新药,这就需要对药物学再一次进行整理和总结。李时珍等医家以坚韧的毅力和深入实际的工作在这方面作出了突出贡献。

## 一、李时珍及其《本草纲目》

李时珍(1518~1593),明代时期的医学家。一生著书10余种。现存有《本草纲目》、《奇经八脉考》等。他为编辑《本草纲目》,参阅数百种书籍,历经30余年。在编书期间,他还走出书室,到民间向他人求教,终于在1578年完成此书的编辑。

《本草纲目》全书52卷,分16部,收载药物1 892种,绘制药图1 109幅,附方11 096首。创造性地将药物以天然来源及属性为纲,纲下再分目,共60个类目。该书总结了16世纪前我国的药物学;纠正了过去本草学中的许多错误。书中对药物效用的论述今已证实大多是正确的;李时珍在《证类本草》一书的基础上不但又新增了374种新药物,同时系统地记述了各种药物的知识,对每种药物的记述包括校正、释明、集解、辨义、正误、修治、气味、主治、发明、附录、附方等项,并纠正了一些反科学的见解,如批判了《证类本草》中服食水银、雄黄可以成仙的说法;书中关于动、植物学、农学、矿物学等方面的论述丰富了世界科学宝库,书中还介绍了不少珍贵的民族与民俗史料,如吐蕃人用"胭脂"作四种化装等;书中并提供了不少文字学的考证资料,以及辑录保存了大量古代文献。《本草纲目》是明代药物学发展的突出代表。不但促进了药物学的发展,也间接推动了植物学研究。该书被译成多国文字,对西方药物学和生物学研究产生了重大影响。

李时珍出生世医之家，曾刻苦研读医药、经史、诸子百家、杂著小说，学识广博。由于少年多病，发奋学医，对医药学有很深的造诣。一度被推荐到北京任太医院判，得以阅览王府和朝廷的藏书。李时珍很早有志于整理和编写一部新的本草。但他未能得到王府和朝廷的支持，故未及一年告归，专心应诊和研究药物。1552年他35岁，决心以毕生精力从事《本草纲目》的著述，前后经历30年，参考书籍800余种。为了明确药物的形态、产地，李时珍不避艰难险阻，亲自到各地采访，采集药物标本，倾听群众意见，亲自做田野栽培和实验。在编写中先后易稿三次，1578年完成这一部近150万字的巨著。

　　《本草纲目》有药图1 000余幅，附方一万余首。本书以《经史证类备用本草》为蓝本，对每种药物的产地、性味、形态、采集方法、炮制过程、药物研究、方剂配合都详加记述。特别在药物分类方面，分为水、火、土、金石、草、谷、菜、果、木、服器、虫、鳞、介、畜、禽等16部，共62类，这种分类方法在当时世界上是先进的。例如，书中关于动物的分类，基本是按照由低级到高级的进化顺序排列，符合生物进化论思想。李时珍已认识到生物对环境的适应性，指出某些动物"毛协四时，色合五方"，同时，已知利用生物适应环境的特性进行人工饲养和改良品种。他又观察到动物的相关变异和突然变异现象，如乌鸡的骨、舌皆黑；饲养金鱼的颜色可以突然变化等。据考证，达尔文在其著作中已引用《本草纲目》的资料。

　　《本草纲目》的伟大贡献在于：

　　1. 总结我国几千年用药经验和理论知识，对近代生物科学提供了宝贵的资料，对药物学、药物化学和植物学的研究都起着重要作用。

　　2. 以科学态度进行实验研究，严肃批判了前人不正确的说法，如服石长生，不仅指出其危害，而且从理论上予以否定，同时又充分肯定丹药在医疗方面的价值。书中收载《抱朴子》炼丹的大量资料，他亲自实验，用于临床，先后研究和肯定了铅、汞、密陀僧等几十种化学药物的疗效。

　　3. 在药物鉴别方面，指出历代本草中的许多错误，如指出南星、虎掌本为一物，过去一分为二；括萎、天花粉本是一种植物的根块和果实，过去绘成两种植物。

　　4. 书中记载的许多药物，已被现代科学证实其疗效，对某些药物的确实疗效书中提出了新的见解，并发掘了许多新的有效药物，例如，书中新增作为云南白药的主要原料"三七"及已成为现代化学重要原料的樟脑等，都对中医本草学有重要贡献，而且所附医方大都来自民间，也极为可贵。

　　李时珍在科学活动上是多方面的，他的一生著作十余种，现存除《本草纲目》外，尚有《濒湖脉学》和《奇经八脉考》等书。《本草纲目》出版后，不久就传到海外，陆续被译成朝、日、英、法、德、拉丁等多种文字，成为国际上的重要科学文献。李时珍对世界科学的贡献，受到各国科学家的尊敬。

## 二、《本草纲目》后的药物学

　　《本草纲目》刊行后，引起国内外的重视，在我国有关研究药物的著述也日益增多，据统计1578年到1887年间出版的本草专著就有30余种，其中最有代表性的是《本草纲目拾遗》和《植物名实图考》。

《本草纲目拾遗》(1765年)：作者赵学敏(浙江钱塘人，约生于18世纪中叶)，本书共10卷，载药921种，其中有《本草纲目》所未收载的716种。绝大部分是民间药物，也包括一些外来药物。此书不仅拾《本草纲目》之遗，而且对其中有而不详的药物加以补充和订正，对《本草纲目》中某些错误也进行了批判。如反对《本草纲目》中设有"人部"，甚至将人的头顶骨当作药物用。赵学敏在编写过程中，经过深入调查研究，走访不下200人，经过30多年的努力，于1765年完成此书。本书是继李时珍之后药物学的再一次总结。

《植物名实图考》：作者吴其濬(河南固始人，1789～1847年)，曾任清朝巡抚，到过许多地方，使他有条件广泛收集植物标本，用了几十年时间，1848年出版《植物名实图考》，包括植物1 714种，每种均详记形色、性味、产地、用途，叙述详尽，并附有插图。本书特点是着重植物的药用价值，以及同名异物或同物异名的考订，凡前代本草中已记录的都详释出处。既对前人著作有所补充，又有个人创见，是一部具有相当科学水平的著作，在国内外也得到好评。

## 第三节　温病学说的形成和发展

自汉代以来，传染病在我国各地不断流行，明清以来也频繁发生，据不完全统计，明代276年间发生大疫64次，清代266年间发生大疫74次，而且病种也较过去复杂，引起医家的普遍重视。

明代以前，我国古代医学文献中已有一些关于传染病的记载，《素问·遗篇》已记有"五疫之至，皆相染易，无问大小，病状相似"。隋《诸病源候论》说："此病皆因岁时不和，温凉失节，人感乖戾之气而生病。"唐《外台秘要》中的温病门，记载了温毒病、温热病、温毒发斑及冬温等。有些医家并以"瘴气"、"时气"等解释传染病的病源，这些都说明，很早以前人们已认识到传染病原是由外界致病因子的感染而来。

## 一、吴有性及《温疫论》

明末时期的1641年，大疫猖獗，遍及山东、浙江、河南、河北等地。吴有性(字又可)，深入观察疾病流行特点，研究病情，总结经验，著成《温疫论》(1642年)，书中记载了多种急性和慢性传染病，虽篇幅不多，但内容丰富，是我国传染病学方面的著名论著。

吴有性在明代唯物主义思想的影响下，反对墨守古法，注重实践，他认为历来医家推崇《伤寒论》而忽视温病，实际上"伤寒"百无一二，而"温疫"则到处流行。他不同意王叔和认为的疫病原因是"非其时而有其气"；他指出，伤寒及中暑是由于"感天地之常气"致病，而疫是"感天地之戾气"致病。他认为瘟疫有别于其他热性病，从而使人们对传染病的病因学的认识突破了前人的"六气学说"的束缚，建立了以"机体抗病功能不良，感染戾气为发病原因"的新观点，这是吴有性在传染病病因学方面的重大贡献。

吴有性认为"戾气"的传染途径是通过空气与接触，自口鼻而入，无论老少强弱，触之皆病。同时还认为戾气有特异性，其种类很多，只有某一特异的戾气才能引起相应的疾病。他还肯定戾气也是一切外科感染疾患的病因，指出诸如疔疮、发背、痈疽、流注、流火、丹毒、甚至发斑、痘疹之类,并非"火"之所致,而是由"戾气"所致。他是首先把传染病的病因和外科感染疾患划入同一范畴的医学家,这在防治外科感染疾患上具有非常重要的指导意义。

吴有性的《温疫论》不仅广泛论及传染病的病源、病因,并且包括了人体对瘟疫免疫性方面的观察,对某些流行病学的见解和传染病的临证知识,大都是比较科学的。特别是在17世纪中叶细菌学出现之前,他提出如此明确的戾气说,是很杰出的。这对指导和治疗热性传染病的临床实践,以及温病学说的形成,都具有一定意义。他的这些成就,如果能够得到继续发展,无疑将对我国医学作出更大贡献,但由于当时社会、思想、物质条件等种种不利因素,他的这些卓越见解未能继续发展,甚至也没有引起医界应有的重视。

## 二、温病学说的建立

宋代以前,对伤寒、温病、瘟疫未能区分。金代刘完素极力反对以辛温治伤寒而创用寒凉方剂。明代王履首先在《医经溯洄集》(1368年)中提出"温病不得混称伤寒",并从理论上明确了温病的病理有别于伤寒。把伤寒、温病和瘟疫截然分开,而且从病因、发病、转变过程和治疗原则等各方面提出系统主张的是明代吴又可。明清两代医家对温病积累了丰富的知识,提出了新的见解,从而使伤寒、温病和瘟疫的区别成为医家争论的焦点。18世纪中叶,江南出现一批专门研究温病的医家,形成一个独立的温病学派。

温病是多种热性病的总称,温病学派认为,外感热病的致病是由于"六淫"、"戾气"、"杂气"。气候变化与季节性疾病有一定规律。冬有伤寒,春季有风温和春温,夏季有暑温和湿温,秋季有秋燥和伏暑等。特别强调六淫致病,是由于人体正气不足,并认为反常的气候往往是产生疫疠流行的一个重要条件。清代,温病学达到成熟阶段,形成了以温病辨证论治的完整体系。温病学派中出现许多著名医家,其中影响较大的有叶桂、吴塘、王士雄等。

叶天士(1667~1746)又名叶桂,江苏吴县人,父子二人皆为清代名医,温病学派代表人之一。他总结前人有关温病学的研究成就,并作了进一步发挥,提出温病发展可分卫、气、营、血四个阶段,并论述了如何对温热病察舌、验齿、辨斑疹等诊法,使温热学说成为系统理论。其《温热论》(1746年)为代表作。《温热论》的主要内容为:系统阐明瘟病发生、发展的规律,将其归纳为"温邪上受,首先犯肺,逆传心包"。提出温病发展的卫、气、营、血四个阶段,认为"大凡看法,卫之后方言气,营之后方言血",表示病变由浅入深的四个层次,"在卫汗之可也,到气才可清气,入营犹可透热转气",可用犀牛角、玄参、羚羊角等治疗,"入血就恐耗血动血,直须凉血散血",可用生地、丹皮、阿胶、赤芍等治疗。叶天士的重要业绩是发展和丰富了温病学的辨证理论。第一,他提出了"温邪上受,首先犯肺,逆传心包"的说法,概括了温病发展过程和转变途径,成为外感疾病的总纲。第二,提出温病的发展过程分为卫、气、营、血四个阶段,表示病变由浅入深的四个层次,作为人们对温病辨证施治的纲领。第三,在温病诊断上,总结前人经验,创造性地发展了察舌、验齿、辨别斑疹等方法。第四,总结了温病的治疗原则,提出:"在卫汗之可也,到气方可清气,入营犹可透气转气,入血直须凉血散血。"从而使对温热病的诊治有规可循,提高了对急性热病的治疗效果。

吴鞠通，名瑭，江苏淮阴人。从医10余年并深入研究《温疫论》后，遂著《温病条辨》一书。他鉴于温病易伤阴耗液，认为在温病后期须特别注意养阴保液，因而总结出清络、清营、育阴等对温病的治疗原则。《温病条辨》以分辨阴阳水火为主，指出温热依次侵犯上焦、中焦、下焦，采用三焦辨证区别于伤寒的六经辨证。三焦辨证与叶天士提出的卫、气、营、血辨证相得益彰，对温病学说的发展起了重要作用。

温病学说是我国历代医家同传染病作斗争的经验总结，温病学的要点是指出引发温病的病因不同于其他内科类疾病，而是由戾气引起的。同时指出戾气是物质的，可采用药物制服；戾气由口、鼻侵入，戾气的量、毒力、人的抵抗力决定是否致病；关于温病的发病有大量流行和散发两种，戾气致病有地区、时间性；戾气侵入种类的不同决定病理的不同；痘、疮、疡等疾病也是由戾气引起的。这在当时的历史条件下，自然科学的发展尚未使人们认知细菌、病毒等，而我国的许多医家已能对由这类病原体所致的疾病，全面合理地解释了其特点，这在当时是极其可贵的。19世纪以后，温病学说与伤寒学说相辅相成，成为中医治疗外感疾病的两大学派，在我国医学发展史上占有重要地位。

## 第四节　人痘接种法的发明及历史意义

我国古代人民在与传染病的斗争过程中，早就发现患过某种传染病后，可以长期甚至终生不患此病。由此启发、确定了"以毒攻毒"的思想。早在《肘后方》中已记载了用狂犬脑防治狂犬病的方法。在《诸病源候论》一书中，记载了对于射工病（近似现代医学的恙虫病、斑疹伤寒）的防治方法："若得此病毒，仍以为屑，渐服之"，类似现代应用菌苗疫苗进行人工免疫。这些方法虽未能发展到实际预防和控制的效果，但确是免疫思想的萌芽。

痘疹即天花，较多人认为于公元1世纪汉武帝远征越南时传入我国。当时称"虏疮"。至16世纪，该病已成为对人类危害最大的传染病。当时我国特设痘疹专科，痘疹专著50部以上。关于种痘的起源说法不一，较公认的看法始于16世纪。种痘的方法主要有两种，一种是痘衣法（穿患儿的内衣）。另一种是鼻苗法，分痘浆、旱苗、水苗法。常用的是旱苗或水苗法。以后逐渐改进为熟苗法，减轻了痘苗的毒性。接种方法也由鼻孔吹入改为上膊外侧。人痘法发明之后，17世纪开始流传海外。18世纪中叶在欧亚两洲普及。直到1796年英国人真纳发明牛痘接种法，才逐渐取代了人痘接种法。

其实天花在我国的流行，早在晋代《肘后方》中就已有记载，唐宋益多，元明以后更加猖獗。16世纪人们对于发疹性传染病已积累了许多经验，在长期实践的基础上发明了预防天花的办法。人痘接种法的出现，成为人工免疫法的先驱，在人类预防医学史上开辟了新的一页。关于种痘的起源，其说不一，清代董正山《牛痘新说》中谓："唐开元年间，江南赵氏始传鼻苗之法。"俞茂鲲的《痘科金镜赋集解》则云："闻种痘发起于明朝隆庆年间宁国府太平线，得之异人丹传之家，由此蔓延天下。至今种花者，宁国人居多。"张璐的《医通》（1695年）记载了16世纪下半叶，人痘接种术已在民间广泛传播。《医宗金鉴》又介绍了痘衣、痘浆、水苗、旱苗四种方法。在种痘的实践中，也取得了选择苗种的成熟经验，清郑望颐在《种痘方》中主张用毒力减低的"熟苗"。俞茂鲲也指出苗种传递愈久愈好。

苗种的选择,提高了种痘的有效率与安全性。

17世纪,种痘术不仅推广到全国,而且远传海外。1688年俄国首派医生到北京学习种痘,由此传入土耳其和北欧。1717年英国公使蒙塔求夫人在君士坦丁堡学得种痘法再传入英国。18世纪中叶,人痘接种法已传遍欧亚。直到1796年英国兽医真纳试种牛痘,从此牛痘接种法才逐渐取代了人痘接种法。天花病是世界上危害严重的传染病之一,几千年来使千百万人死亡或毁容,人类与天花的斗争是长期的过程,我国对此作出了历史性贡献。自1967年开始在国际上进行最后一次大规模消灭天花的活动,到1979年10月26日联合国世界卫生组织宣布,全世界已经消灭了天花病。

## 第五节 明清时期医学各科的成就

明代太医院分13科:大方脉、小方脉、妇人、叩齿、咽喉、金镞、接骨、眼、伤寒、针灸、疮疡、按摩、祝由。1384年各州县均设医院。清代太医院设九科,即将针灸合并于疮疡,取消金镞、按摩及祝由。

明清时期临证医学最大成就,就是对传染病的认识、治疗和预防。在诊断方面重视问诊,李梃在其《医学入门》中指出初学医必先学会问诊。《景岳全书》中特设《十问篇》专讲问诊。病案记载也被重视起来,明代韩懋在其《韩氏医通》中首先规定了病案格式,明、清两代大量出版了医案编著。在各论著中有关舌诊的部分所增的内容较多,这也是诊断上的一项进步。

## 一、临证各科的发展

外科:明代外科进步很大,出现了一些著名外科医家与外科专著,但明清外科发展,基本上仍遵循外科内治的原则。明代汪机在《外科理例》中说:"外科必本乎内,知乎内以求乎外。"本来,外科内治是中医值得重视的特点,但因此而鄙视外治法,显然存在很大缺陷。中医外科之所以没有得到更好的发展,固然受到客观物质条件限制,而一些保守思想和偏见也起了一定的阻碍作用。

明、清两代以外科知名的论著如薛己编著的《薛氏医案全集》中的《外科枢要》、《外科精要》、《正体类要》与《口齿类要》,其中所讲的不少外科治疗法在当时医家忽视外科的情况下是很难的。王肯堂所编的《六科证治准绳》包括有《伤科准绳》、《疡科准绳》收罗较广,取材严谨,集明以前外科之大成,为医家喜读,影响较大。陈实功专攻外科四十年,1617年著成《外科正宗》,不但重视外治理论,在具体手技上也有不少新的内容。为此他还曾遭到当时徐灵胎、王洪绪等以儒医自命的"正统"医生的攻击。陈实功常用腐蚀药品或用刀针清除坏肉,放通脓管,使毒外泄,用竹筒拔吸脓汁。书中并记载有截肢术、气管缝合法、下颌骨脱臼整复法、鼻息肉摘除、枯痔疗法、痔赘挂线,以及四十多种治疗皮肤病的方法。清代外科影响较大的是王维德《外科证治全生集》,主要叙述对痈疽疮疡的诊治,作者特别重视鉴别阴阳两证,但强调外科疾病"以消为贵,以托为畏",但他提出禁用腐蚀药物,并反对使用刀针等手术疗法。

内科:明代王履著《伤寒立法考》,对千余年无人非议的《伤寒论》,从"常"与"变"的观点,提出批评与增改,表现了大胆的创新精神。明初丹溪学派盛行,虞抟著《医学正传》,发展了朱震亨的学说,对后世影响也很大。明中叶以后,出现温补学派。王伦在《明医杂著》中指出"外感法仲景,内伤法东垣,热病用完素,杂病用丹溪",是对当时学术思想的总结。

妇产科:明清时期的各医家在妇产科方面积累了很多经、带、胎、产的临证经验,明代王肯堂的《女科证治准绳》收罗最广,是这一时期的妇科代表作。清代影响较大的是傅山的《傅青主女科》。

儿科:明清时期有关儿科的综合著作以及专论惊、疳、痘、疹的著作也很多。万全著《万密斋医书十种》,儿科占其大半。王肯堂所著的《幼儿证治准绳》,以其资料丰富,论述深刻为特点。清代陈复正所著的《幼幼集成》以记述内容广范而著称。明中叶以后,发展了小儿推拿法,并为后人所重视。

五官科:明代时期曾流传托名孙思邈著的《银海精微》,详述眼科各症,并附图80幅,为明代眼科学方面流传较广的书籍。傅仁宇著的《审视瑶函》记载眼科108症,并描述了金针拨内障手术,是17世纪最完备的眼科专书。明代薛已著的《口齿类要》,是现存较早期的喉齿专书。清初由于喉症的流行和温病学的影响,出现不少喉科专书,代表作如郑梅涧的《重楼玉钥》,列举喉风36证,内容颇为丰富。

## 二、针灸及中医外治法的普及

明代针灸科的发展体现在针灸著作增加上。人们对针刺手法的研究增多,并注重整理针灸穴位,使之趋于规范化。其代表作有杨继洲所著的《针灸大成》等,杨氏总结其40余年的行医体会,并汇集历代名家的学术成就,加入自己的经验写成此书,三百多年来该书一直是针灸学家的重要参考书。书中对穴位考证,经络循行,辨证取穴。临床治疗论述详细,特别是该书第18卷附入按摩法,在针灸医学中罕见。该书被译成法、德、英、日等国文字,对国外针灸学有一定影响。此外,陈会著的《神应经》,高武著的《针灸聚英》都是当时名著。清末统治者轻视针灸,1822年竟在太医院取消针灸科,但广大群众欢迎针灸,在民间依然广泛流传。

在中医外治法方面,小儿推拿术是中医儿科所独有的内容。代表作有明代龚廷贤所著的《小儿推拿秘旨》。清代骆和龙所著的《幼儿推拿秘书》。其后又有陈世凯(字运英)所著的《推拿广义》3卷,上述书籍被后人广为流传。中医外治法方面其他著名医家有吴尚先,生活于太平天国战争时期,善用外治法疗病。他所创敷、熨、浸、洗、刮痧、火罐、推拿等10余种外治法,尤以按穴道辨证施用膏药敷帖见长。他创制的温热疗法、火疗法、蜡疗法、泥疗法、发泡疗法开创物理疗法之先河,《外治医说》是其学术思想和临床经验的总结。

我国历代民间有许多流动的郎中,或称"铃医",他们多掌握一技之长,以"廉、便、验"的原则在民间行医,长期实践中积累了一些有效方剂和经验技术,但限于文化基础,历来缺乏总结编写成书。清代医家赵学敏,为保存民间郎中的经验,与宋柏云合作写成《串雅》,该书分内、外篇,记载了常见疾病和一时难明原因的急病,治疗上分截(祛邪)、顶(催吐)、串(泻下),载方4 000多首,便利了群众。对于我国民间流行的一些简便易行的民间疗法,赵学敏在《本草纲目拾遗》中,对于拔火罐描述较详,郭右陶搜集民间流传的痧证治疗经验,写成《痧胀玉衡》,在民间也具一定影响。

## 三、医学知识的普及

欧洲文艺复兴后,奠定了近代实验医学基础的是16世纪发展起来的人体解剖学,人体解剖学在使经验医学发展到实验医学的道路上是关键的一步。我国解剖学知识,从《内经》以来,直到19世纪初,除了汉代和宋代关于人体解剖的几次有组织的观察记载外,资料极少。16世纪末虽由欧洲教士译来《人身说概》等书籍,介绍西方解剖学,但流传极少,影响甚微。真正重视起解剖学研究的是清代的王清任。

王清任(1768~1831),字勋臣,河北玉田人,是在河北、辽宁一带行医的民间医生,在数十年的医疗实践中,他深切地体会到解剖知识对于医生的重要性,在所著的《医林改错》一书中指出:"著书不明脏腑,岂不是痴人说梦,治病不明脏腑,何异于盲人夜行。"他勇敢地冲破封建保守的束缚,对古典医书中的解剖记载大胆提出怀疑,坚持进行了对人体结构的实际观察研究。30岁时,在滦州稻地镇行医,路过义冢,见到浅埋外露的残缺儿尸,他不怕艰苦,不避脏臭,连续观察了30多具,发现古书所绘脏腑图形与实际有不符之处。此后他在奉天和北京三次去刑场观察了刑尸及其内脏,并参考许多牲畜的内脏形态,将多年实地所见与古书记载作了比较研究,整理了许多笔记,并绘制成"亲见改正脏腑图",连同其他有关医学的论著,一并收载于《医林改错》一书。王清任通过亲身观察,对人体内脏的认识确有新的发现,订正了前人的一些错误。他指出"灵机记性不在心",而主张脑是智慧中枢。并说,"两目系如线,长于脑,所见之物归于脑",古人认为肺是"六叶二耳",他指出肺是五叶,并指出肺无通向外表的透窍,亦无行气之24孔。古人认为"阑门"是分清浊、别粪尿之处,他指出这是错误的。他根据亲身实地所见,详细记述了颈动脉、主动脉、肱动脉、肾动脉,并指出了幽门括约肌、胆总管等结构,尽管他的记述还有许多不当之处,甚至把古人认为血液在血管内循环的正确看法也予以否定,但这是当时客观条件所造成的。

王清任具有革新思想,还表现在临床实践方面敢于突破前人旧说,他提出以"瘀血"论病证,以"活血祛瘀"为立法,在此基础上创立"血府逐瘀汤"等八个方剂,取得很好效果,对临床具有指导意义。王清任发表《医林改错》之后,顽固派医生认为他"离经叛道",讥笑书中某些错误,说他"医林改错,越改越错"。在这种保守风气下,人体解剖学的研究便被压抑下去。但历史证明,重视实践,强调革新精神,恰是科学发展的正确道路。

明清时期其他较有影响力的医书还有《医学三字经》、《医学心悟》等。陈念祖(陈修圆)所编的《医学三字经》为三字一句的歌诀,内容包括医学源流,内、妇、儿科常见病之证治,常用方剂、阴阳、脏腑、经络、运气及四诊等,该书以其易读易懂的特点被广为流传。程国彭所著的《医学心悟》是积30年行医经验所著,书中简明地论述了病之情有寒热、虚实、表里、阴阳;治病之方有汗、吐、下、和、温、清、补、消。自此之后,该八纲八法成为各医家广为遵循的诊治纲要。

## 第六节 中外医药交流

明初郑和船队远航南太平洋和印度洋,经过亚洲南部30多国,远达非洲东海岸,直接沟通了国际往来,扩展了海外贸易和医药交流。明代,与东方各国的医药交流频繁,在中朝文化交流中,朝鲜经常派人到中国学医。1443~1445年,朝鲜金礼蒙等编成《医方类聚》,1613年许浚编成《东医宝鉴》都用中文写成。中越往来,根据《大南会典》记载,明代中医书《医学入门》、《景岳全书》等都曾传入越南。其后,越南名医黎有卓根据《内经》等书著成《海上医学心领》。1406年越南陈元陶著的《兰堂遗草》、阮之新著的《药草新编》传到中国。

明代日本医生频繁来华,1378年,竹田昌庆来华学医并搜集医家密本和铜人模型等归国。日本医生曲直濑道三、田代喜三归国后提倡李朱学学派。日本僧医月湖1452年来华,久住钱塘,搜罗医家典籍。吉田意休、金持垂弘学成回国均为名医。吉田宗桂留明十余年研究中医,并曾为明世宗看病。

1374年南印度的阿难功德国赠送解毒药石与方物。1433年锡兰国王不剌葛麻忽剌礼遣使赠送乳香、没药、木香、檀香、芦荟、胡椒、硫磺等物。1517年葡萄牙药剂师皮来资被聘来华。16世纪中,欧洲天主教东来,其中著名的是意大利教士利玛窦,他1581年来到广州,1601年到北京,著有《德国记法》,16世纪西方解剖学革新,本书中记载了生理解剖的知识。明代王肯堂曾与利玛窦来往,在其《疡科准绳》中记载有人体骨骼,可见其影响。程仓著《医疗·原道篇》中提到,1909年在京见到西洋人利西泰,并称,西洋医生不重视切脉,仅检视尿液颜色和形状。16、17世纪中各国传教士先后来华,1597年意大利人龙华民、1613年艾儒略、1626年德国人汤若望来华。他们的译著中包括医药书籍,但当时西方临床医学仍在繁琐和教条的风气中,对中国医学的影响不大。

清代,中国的脉学、针灸、药物以及中医通论等许多书籍在西方出版。1569年波兰教士卜弥格根据《本草纲目》植物部选译,以拉丁文出版《中国植物志》,这是目前所知西方介绍我国本草学最早的文献,对欧洲植物学的进步很有影响。1671年,他有关中医脉学的《中医秘典》以法文出版,此后卜弥格译述的脉学、舌诊、制剂学等中医书籍陆续在法、德、意大利出版。1707年英国弗格伊尔把卜弥格关于中国脉学的介绍译为英文,连同他自己的有关对脉学和呼吸的研究,写成《医生诊脉的表》在伦敦出版。书中自称,他的成就受到卜弥格译述的中医脉学的启发。在欧洲,它被认为是最早发明用脉搏计数作为诊断方法的人。17世纪,西方开始介绍中医针灸学,最早的是1670年荷兰人布绍夫以英文出版的介绍针灸的书籍。1683年荷兰医生赖尼介绍针灸术到欧洲,其后德、法、意、瑞典、英、捷克、俄等陆续介绍针灸,尤以法国最为注重,19世纪初,法国的一些大医院已采用针灸疗法。

明清时期,译成中文的西方科学书籍逐渐出现,与医学有关的,如明代罗雅谷等的《人身图说》、邓玉函的《泰西人身说概》等,均为西欧传入较早的生理解剖书籍。但此时的解剖学与临床医学联系不大,因此未能引起中国医生们的重视。

# 第七章 近百年的中国医药学
（鸦片战争～中华人民共和国成立）

## 历史概要

19世纪40年代，正当中国的封建社会进入衰落时期，欧美资本主义国家却迅速地发展起来，公元1840年英帝国主义发动鸦片战争，使中国由一个封建社会，逐步沦为一个半殖民地半封建的社会。鸦片战争的结果是清政府于1842年与英国签订了《南京条约》，为资本主义国家侵略中国打开了大门，从此，各国侵略者接踵而至。随后由于帝国主义和封建官僚的剥削和压迫，中国人民不断揭竿而起，公元1851年爆发的太平天国农民革命曾历时14年，沉重打击了中外反动势力，同时，社会上要求改良的呼声也越来越高。

甲午战争后，中国的资产阶级改良派提出了变法维新的主张，但百日维新在短时期内迅速瓦解。随后广大民众掀起了义和团反帝爱国运动。公元1905年，孙中山在日本东京成立了"中国同盟会"（1912年改组为国民党），提出"民族、民权、民生"三民主义，标志着中国资产阶级民主革命进入了一个新的阶段。1911年辛亥革命爆发，1912年其组织者在南京成立中华民国临时政府，孙中山被推选为大总统，清帝被迫退位，结束了中国两千多年的封建君主专制制度。但为时不久政权落入北洋军阀手中，1915年袁世凯宣布恢复帝制，但迅速失败并病亡，随后北洋军阀分裂，中国出现了长期军阀割据混战的局面。

1919年爆发了五四运动，1921年中国共产党成立，并在1924年与以孙中山为代表的国民党合作，进行了统一中国的北伐战争。1927年蒋介石发动反革命叛变，随后中国人民在中国共产党的领导下，通过国内革命战争、抗日战争、解放战争，经过28年的艰苦奋斗，终于在1949年建立了中华人民共和国，揭开了中国历史的新纪元。

## 社会背景

中英鸦片战争，由于腐败的清朝实行卖国投降路线而失败。此后，帝国主义列强侵入中国，清末政治日益腐朽，各地人民不断起义，这些起义虽被镇压下去，但清廷的统治基础已受到严重的打击。特别是1851年到1864年的太平天国农民革命运动，带有强烈的反帝反封建性质，揭开了近代民主革命的序幕。太平天国在政治、经济以及医药卫生方面都采取了许多进步措施，1899年的义和团反帝爱国运动，也沉重地打击了清王朝和帝国主义侵略者。

辛亥革命推翻清朝，是近代中国人民反帝反封建斗争的一个胜利成果。但是，由于中国的民族资产阶级极其软弱，不能提出彻底地反帝反封建的革命纲领，也不能和不敢充分发动广大人民群众，致使革命遭到失败。辛亥革命以后，中国仍处在帝国主义和封建主义的压迫之下。1927年蒋介石叛变革命,开始其血腥的反动统治。

中国人民近百年中经受帝国主义、封建主义和官僚资本主义压迫下的重重苦难,进行着前仆后继的斗争,寻求着民族解放的道路,终于找到了马克思列宁主义。1919年5月4日爆发的中国人民反帝反封建的五四运动,是中国新民主主义的开端。五四运动促成了马克思列宁主义与中国工人运动相结合。中国共产党成立后,领导中国人民进行了不屈不挠的革命斗争,经历了三次国内革命战争和抗日战争,打败了日本帝国主义侵略者,推翻了国民党反动统治,建立了中华人民共和国。

近百年来由于帝国主义的文化侵略,西方文明在中国渗透,加上中国内部资本主义因素的增长,导致一些人提倡西学,努力从西方文明中寻找出路,这就当时反对封建保守,促进我国科学文化的发展,具有进步意义。但也有一部分人趋向于帝国主义买办文化,主张全盘西化,否定民族文化遗产。五四运动以后,无产阶级领导的新民主主义文化与帝国主义和反动派展开了激烈的斗争。

## 第一节　西方医学的传入

中国医学史上曾经多次吸收外来医学,19世纪中叶以后,西方医学传入的形势与规模,超过了历史上任何时期。在世界医学由经验医学走向实验科学的总趋势下,新的科学思潮与方法逐步渗透到中国来。历代中外文化及科技交流,都有不少外来知识融入到我国医学之中,而这一次,则在相当长时期中形成了两个各自独立的学派,就是所谓的中医与西医。西方医学在我国的传播,从16世纪末天主教士来华开始,迄至清末,随着外国资本主义的扩张,中国沦为半封建半殖民地,加速了西方医学的传入,因此,对于西方医学在我国的传播和普及,既要看到它是人类文化交流的一面,也要认识到它也是列强在我国进行文化侵略的一部分。19世纪末,外国资本主义向帝国主义阶段转化,这种情况更趋显著。

### 一、设立教会医院

鸦片战争以前,清政府执行严格的闭关自守政策,帝国主义者在中国的活动尚只限于澳门和广州。1800年,摩里孙及李文斯顿在澳门创设诊所,1827年,英国东印度公司医生郭雷枢在澳门开设诊所,次年扩大为医院,这是外国人在我国开设的第一所医院。1830年,美国公理会国外布道会总部开始在中国活动,它是最早采取把医学作为传教辅助手段的教会团体。1834年派遣第一个传教医生伯驾来华,次年在广州开办了博济医院。1838年在成立"医药传道会"时,他们声称:"欲介绍基督教于中国,最好的办法是通过医药;欲在中国扩充商品的销路,最好的办法是通过教士。医药是基督教的先锋,而基督教又是推销商品的先锋"。早期的传教士比道在赞扬伯驾时说:"当西方大炮轰不开中国门户的横栓时,他一把手术刀劈开了中国的大门。"

鸦片战争后,帝国主义列强在我国各地办起教会医院。1900年八国联军侵华,各侵略国利用中国的"庚子赔款"开办教会、医院和医学校。1906年,英国教会医生洛克哈特把设在北京的教会医院合并成立协和医院,成为北京最大的教会医院。在此前后许多地方的教会都设立协和医院、施医院等,成为基督教医药活动的中心。据初步统计,到解放前为止,各国在中国开设的教会医院共达340所,分布在全国各主要城市和城镇。

## 二、开办西医教育

在办医院的同时,各院又进一步招收学徒,吸收留学生和设立医学校。1866年,医药传道会在广州创立了第一所医学校,即博济医学校。清统治者在洋务派的主持下,也开办医学校。1881年首先在天津开办医学馆,后改称北洋医学堂,为中国自办的第一所医学校,1903年,京师大学堂增设医学馆,1906年改称为京师专门医学堂。

1910年"辛丑条约"以后,英、美帝国主义国家迅速在教会医院基础上兴办医学教育。1906年在北京设立协和医学堂,1908年在汉口设大同医学堂,1909年在济南设共和医道学堂,1911年在福州设大同医学堂,在奉天设盛京医学校,1914年在成都设华西协和医学院,在长沙设湘雅医学院等,先后成立的教会医学校有20多所,各教会医院附设护士学校更为普遍。其他帝国主义也纷起效仿,1907年德国人在上海设立同济医学校,1911年日本人在奉天设立南满医学堂。1914年以后,美国洛克菲勒基金会中国医药部在我国大肆活动,1916年接管并扩充北京协和医学院,与南满医学堂争夺主导中国医学的地位。

辛亥革命以后,在北京、上海、广州、沈阳、杭州、南通、重庆、长沙、昆明、保定、哈尔滨、南昌、太原等地陆续设立了一些医学院校,其教学制度,教学方法及教材,全部抄袭外国。据统计,至解放前,全国共有公私和私立医药院校56所,其中大部分使用英、法、德、日文为教学用语,少数用中文教学,所用教材也是由日文译出,这些都充分反映了半殖民地半封建社会的文化特点。这一时期中,我国也逐渐向国外派出留学生。1907年清廷和日本千叶医专订立接受中国留学生办法,以后范围逐渐扩大,以留日、美者最多,也有少数留学法、德、英等国学习医学。这些留学生归国后,大部分成为医学校的教学骨干,是传播西医的主要力量。

## 第二节 太平天国的进步卫生措施

太平天国(1851~1864年)是我国历史上规模最大的一次农民革命战争。1851年金田起义后,虽仅历时13年,在我国近代史上却写下了光辉的篇章。

太平天国起义后就有不少医生参加,在政府和军队中建立了医药卫生组织,采取了许多进步措施。政府内设国医一人负责掌管卫生工作,各军设有恩掌检点督医将军一人,下设内医、掌医(外科),此外还有诊脉医生、拯危急等。洪秀全在1853年定都天京(南京)后,设有总药库,由内医掌管,统一调剂所需药材。出示召请医生,积极组织当地医生为群众治病;并兴办了医院与疗养院(能人馆)。1853年8月,响应太平天国革命运动的上海小刀会起义,其起义领袖刘丽川就是疡科医生。

太平天国领袖之一洪仁玕,兼通中西医学,对自然科学方面很有研究。他积极鼓励开办医院,并建议"借庙宇之资,移迷信之费,创办医院、疗养院,教养跛盲聋哑之人,使其不成废人"。他在王府开设医院并亲自领导。他虽没有专门医学著作，但所著《资政新篇》及《英杰归真》两书中有关医药卫生的论述不少。

太平天国重视城乡卫生，在天京内设"老民残废馆"收养跛盲聋哑老残等人，组织他们打扫街道，在农村设乡兵专职管理洒扫街衢，保持街道卫生。太平天国为保障人民健康，明令禁止鸦片、酗酒、蓄婢、缠足、娼妓、溺婴等，这些都是历来封建统治者所不能做到的。太平天国采取的这些保障健康、废除陋习、解放妇女、保护婴儿的措施，不但在发展医药卫生方面是一条正确路线，在政治上也有力地动摇了封建制度的基础。

## 第三节　传统医学在逆境中的发展

随着西方科学文化的传入，我国学术思想界产生了不同反响，有坚持尊古守旧、拒绝西方科学技术的保守派，有主张全盘西化、否定民族传统的洋奴哲学，也有提倡"中学为体、西学为用"的折衷派。

这一时期的中医学，一方面是在考据学影响下，不少医家从事古医书的考证校订，对于保存和研究文献典籍有一定贡献。也有些医家通过临床实践对前人经验有所发展。但在当时西医在我国发展的形势下，中医学术的发展和提高已成为极其迫切的问题，引起中医界的普遍重视，也有一些医家在西方医学影响之下，开始探索以西医学术见解来沟通和发展中医学术，从而逐渐形成中西汇通的思潮和派别。

### 一、文献整理及临证医学的进步

近百年来继续有人研究《伤寒论》，整理研究古籍，校勘历来名著，汇编刊行丛书、医案以及医话等书，并且出现了《中国医学大辞典》、《中国药学大辞典》等近代工具书。

临床医学方面对慢性病、妇产科、儿科常见病、眼科、喉痧、外科、针灸、按摩、药物等都有新的专著出现。在外科著作中马培之著的《外科传薪集》记述了外科验方，外用药的配制，外科器械的使用等，比较实用。承澹安所著的《中国针灸治疗学》，收集各家之说，并包括西医有关解剖生理知识。丁福保著的《中药浅说》，从化学实验角度分析和解释中药，都具有这一时期的特点。特别是清末出版的吴尚先的《理瀹骈文》，总结了传统外治法，包括温罨、水疗、腊疗、泥疗、膏药、发泡疗法等数十种，有些是属于现代某些物理疗法的早期成就，其中膏药疗法最为突出。这些外治法疗效显著，简单易行，深受群众欢迎。本书是祖国医学特有的一本外治法专书。

### 二、中西汇通派的产生

西医传入后，许多中医开始自发地学习西医，他们不仅在治疗上吸取西医的某些有效疗法，有的也从理论上探讨中西医的特点，加以分析比较，甚至试图使中西医的理论汇通起来。

较早试图汇通中西医的书籍有唐宗海著的《中西汇通医经精义》，主张"损益乎古今，参酌乎中外"，书中以中医理论为基础，吸收了西医解剖，生理知识，比较注意临床实践经验,但他主要是用西医知识来印证中医,认为西医的解剖生理诸新说,实际上都没有超出《内经》的范围。他认为西医只是详于形迹,而略于气化。他的思想有浓厚的尊经崇古的倾向,也存在不少牵强附会。

二十世纪初,中西汇通派医家不断增多,影响较大的有恽铁樵、张锡纯等人。

恽铁樵著有《伤寒论研究》、《群经见智录》等,针对当时尊经的逆流,提出研究医学不应以《内经》为止境。他承认西医有先进之处,西医对解剖、细菌、病源和局部病灶特别重视,其缺点是反乎自然、试药和不知四时五行。而中医重"形能",主气化,顺乎自然而重视四时五行等外界环境的影响。他认为应吸收西医之长以发展中医,然后中医才有进步。中西医互有优劣,可以"殊途同归"。他笼统地指出了中医的特征,要求不断发展中医学术的思想是可贵的,但未能进一步以科学方法做出更明确的阐述,从而也无法避免凭主观想象的牵强附会。

张锡纯著的《医学衷中参西录》,对中西医汇通,从理论到临床实践都进行了尝试,书中记述中西医的理论与临床,互相印证,在治疗上大胆尝试中西药并用,如生石膏和阿斯匹林共用。他认为石膏汤清热力强,辅以阿斯匹林使内郁之热达表而解。这种注重从临床实践上汇通中西医的做法,对发展中医学有一定意义。但《医学衷中参西录》中也有崇古思想及牵强之说。

在当时的历史条件下,中西汇通派的主张较之坚持顽固保守的思想和民族虚无主义思想,是一种进步,但是,由于社会制度和历史条件的限制,他们的工作既没有正确的指导思想和研究方法,并由于对近代自然科学知识掌握不够,加之存在很多机械的、形而上学的思想方法,因而他们的成就是有限的,往往陷于牵强附会。

这一时期中也有为数很少的西医学者关心并从事了祖国医学的研究工作,但同时由于缺乏正确的指导思想,有的虽然认识到中医的确实疗效,但对中医本质缺乏了解,也以西医知识牵强附会地解释中医,有的承认中药效用,但认为中医理论不科学、因而提出"废医存药";有的则只看到中医不科学的一面,得出全盘否定的结论,主张废除中医。

## 三、传统医学发展的危机

中国传统医学,到民国时期逐渐加深了危机,濒临于存亡的境界,这是几千年流传中从未曾有的遭遇。中医有其独特的理论体系,在接受近代科学方面有一定困难,而在半封建半殖民地社会发展起来的西医也不能承担起继承传统医学的重任。形成这种情况的原因是比较复杂的,一方面因为中医本身没有和近代科学相结合,许多理论仍不得不用古代传统的抽象概念来说明,如阴阳、五行、气理、脏腑等学说很难使接受了近代科学教育的人理解和相信;另一方面,近代西医在理论上受到的机械唯物论和形而上学的观念影响很深,很难以辩证唯物主义的观点,一分为二地去分析和认识中医。更重要的是大部分西医都受到帝国主义者的奴化教育,对本国的传统文化一概鄙弃,甚至一些比较进步的人士中,也有在提倡科学、反对复古的口号下,反对中医。特别是辛亥革命以后代表买办资产阶级的统治者,更企图以行政命令来取缔中医。

1914年北洋军阀时期,北京政府教育总长即竭力主张废止中医。1929年,国民党南京政府的第一次中央卫生委员会议,通过了余岩等人提出的《废止旧医以扫除医事卫生之障碍案》,规定了六项消灭中医的办法,其中包括:限期登记;训练改造中医;限制开业;禁止登报介绍;检查报刊,禁止宣传;禁止中医办校。提案通过后,引起全国中医的反对而未能实行,但政府仍然采取了种种限制中医的办法。

由于中医在广大人民中有深厚的基础和威信,仍然受到城乡群众的欢迎。直到解放前,全国西医只有两万名,而中医则有五十万名,特别在农村中一直是以中医为疾病防治的主要依靠。当时群众中认为"中医治内,西医治外"。事实上西医在化学疗法和抗菌素发明以前,只是由于解剖学、消毒法和麻醉术的进步带动了外科的长足发展之外,对一般内科疾病的治疗,特别是对热性病和慢性病的治疗上,亦以服药及生活调理为主,因而尽管在民国时期中医受到打击,但仍然有着一定的发展和进步。

## 四、当代医学教育及学术研究的开始

这一时期,中医界许多人主张建校,办刊物,奋起直追以保存中医。1917 年,丁甘仁首先在上海创立中医专门学校;1918 年包识生等创立神州医药学校。张山雷在浙江兰溪创中医学校;1925 年恽铁樵在上海创中医函授学校,神州医药公会开办神州中医大学;1930 年,章次公、陆渊雷创中国医学院等,此后在浙江、北京、长沙、天津等地陆续办学,在培养中医人才方面作出了一定贡献。

在这一时期,各地又创办了中医杂志,如 1908 年上海《医学世界》,1910 年《中西医学报》,1912 年太原《山西医学杂志》,这些都是中西医合刊;1921 年上海的《中医杂志》,1923 年杭州《三三医报》,1924 年奉天《医学杂志》,1926 上海《医界春秋》,1934 年哈尔滨《中医杂志》等,先后共达 400 余种。这些杂志,主要都是私人或中医公会创办,没有固定的经费,有些不能长期支持。但在当时的环境条件下,已经是难能可贵,对人才培养,理论探讨和经验交流都起了不小的作用。

## 第四节　旧中国的医药卫生

近百年来,中国人民在帝国主义、封建主义与官僚资本主义的剥削压迫下,过着极端贫困的生活,卫生状况十分恶劣,疾病丛生。而医疗防治机构设施相当贫乏,医学的发展受到社会许多条件的牵制,直到解放前医药卫生情况仍较为落后。

## 一、疾病流行与防治

旧中国,传染病和各种疾病广泛流行,解放前五十年内,仅上海市就曾有过 12 次霍乱大流行。东北地区在 1910、1917、和 1947 年三次流行鼠疫,死亡达十万人。在南方广大地区,血吸虫病流行严重,威胁到一亿多人民的身体健康。黑热病也是当时流行严重的寄生虫病。结核病极为普遍,其他如天花、伤寒、疟疾、麻疯、性病、钩虫病、沙眼、产褥热、新生儿破伤风、地方病等都危害甚巨,至于工矿职业病和职业中毒更是经常发生。据估计,当时全国每年约有 1 400 万人死亡,中国人平均寿命只有 38 岁,疾病死亡率高于其他国家一倍以上,尤其是婴儿死亡率要占出生率的 50% 以上,其中过半数死于完全可以预防的传染病。

尽管疾病流行,死亡惨重,清末以来历届政府都不予重视,没有采取积极有效的防治措施。1910年东北发生的鼠疫,最初在海拉尔发现,渐次经哈尔滨、奉天,有向关内蔓延之势,才引起清廷震惊,被迫采取防疫措施,任命伍连德为防疫总医官,在北京设京师防疫局,山海关设检疫所,奉天设万国鼠疫研究会,此为我国设立防疫机构的开始。

辛亥革命以后,在医药卫生管理方面逐渐建立起医疗卫生机构,内务部设卫生署。陆续颁布各种近代医药卫生法规。但到1945年止全国22省仅有16个省设有卫生处,有7个市设有卫生局或卫生事务所。1934年,医院及诊所共有1 445处,病床11 366张。解放前最高年度1947年,全国医院2 000多所,病床90 000多张,其中公立仅占三分之二,而且集中在大城市,设备简陋,诊费高昂。

1949年全国解放前,共有公、私立医学院校38所,药科校系12处,牙科校系6处,在校学生约14 000人。全国只有两万名正式医生,300名牙科医生,2 000名药剂师,13 900多名护士和1万多名助产士。医务人员与人口比例相差悬殊。卫生事业经费在国家预算中所占比例很小,真正用于卫生事业的微乎其微。药品器材的生产,在帝国主义掠夺下,本国工业很难发展,大部分药厂只能配制加工外国进口的原料药,药品与医用器械、仪器几乎完全依赖进口。

## 二、旧中国时期西医在我国的发展

近百年来,西医在我国的发展也经历了一个缓慢、艰难的过程。解放前,为数不多的西医大多从事临床。而临床研究,又多限于床边观察或治疗技术的提高,结合临床进行深入系统的理论性研究极为罕见。在基础医学方面,专业队伍异常薄弱,1926年以前,英国人在上海设李斯特研究所,日本人设"自然科学研究所",医学研究工作尚不能独立自主。1932年在南京设立中央卫生设施实验处作为中央学术研究机构,但实际成就不大。二十世纪三十年代以后,随着各地医学院校的发展,我国基础医学工作者相应成长起来,但为数仍然很少。如1938年全国生理学会会员仅120余人,1947年全国解剖学会会员仅80余人,而且研究工作缺乏统一规划,选题零散,技术设备与手段也很落后,许多学科领域长期处于空白。但由于一些有志于科学事业的老一辈学者的努力,为我国基础医学的奠基和发展作出了贡献,在某些领域仍然取得了可贵成就。

关于人体解剖形态结构的研究,在比较解剖学、神经解剖学、体质人类学、实验胚胎学、组织细胞学、以及关于线粒体、高尔基体、磷脂类对机体组织的作用等,是当时人们较为关注的领域。

在生理学方面:1912年起已有外籍医生与我国学者先后发表研究我国人尿、消化液、肺泡气成分、身高、体重、胸围、血压、肺活量测量与血型等项报告,为我国生理学研究之开端。1926年中国生理学会成立,次年出版《中国生理学杂志》,推动了生理学的进展。1928年出版国内第一本基础代谢研究论文专辑,1929年蔡翘教授所著《人类生理学》问世。此后,生理学实验研究逐步开展,主要研究课题如皮肤电反射,脂肪抑制胃分泌和胃动,肝糖代谢,视觉中枢对光反应,神经肌肉接头之生理,延髓交感中枢,中枢神经化学性传递与迷走神经和脑垂体后叶反射,红血球脆性和溶解机制,小肠兴奋性和运动性,甲状腺、脑垂体和生殖腺的相互关系,切除甲状腺后肌肉痉挛发生原因,以及关于血浆、血清的化学研究等。

在生物化学方面:建国前我国生化研究基础薄弱,基本限于记述性研究。主要研究课题有关于蛋白质变性,抗原与抗体的化学成分,血液分析和营养方面的研究,氮代谢、肝糖代谢,关于少年儿童氮钙、磷代谢的研究,喂豆乳婴儿的钙、磷代谢、软骨病人的钙磷代谢、维生素 B 及 C 的代谢,关于国人营养生化与国人膳食成分的分析研究等。

在药理学方面:建国前基础尤为薄弱。二十年代零星开展了一些有关对中药的生化学和药理的研究。1923 年陈克恢实验发现麻黄素的药理作用,促进了中药药理研究的开展,如对防已、贝母、抗疟中药常山等四十余种中药的药理的研究,虽然当时对这些一研究的成果宣传不多,但用先进科学技术研究我国丰富的中药资源,充实现代药理学内容,无疑方向是正确的。

其他基础学科如微生物学、病理学、医学寄生虫学等的发展情况,均处于创建阶段,虽少数学者如伍连德、林宗扬、汤飞凡、张汉民、谢少文、胡正祥、梁伯强、林振纲、钟惠澜、秦耀庭、姚永政、冯兰洲等,都做了不少出色工作,但研究的组织性、计划性较差,进展比较迟缓。

# 第八章　中医学的快速发展阶段
（中华人民共和国成立之后）

中华人民共和国成立后,我国的社会经济结构、国民经济以及人们的精神面貌都发生了极其深刻的变化。社会主义制度在全国已经巩固地确立起来,独立自主的国民经济体系已经形成,社会主义工业化的基础已经建立。人民的物质、文化生活水平逐步提高,人民的精神面貌发生了巨大的变化,这些都为医学科学的发展创造了十分有利的条件。

## 第一节　新中国的卫生工作方针

毛主席和党中央一向都对医药卫生工作极为重视。早在1922年7月,党的第二次全国代表大会通过的纲领中,便提出了保护劳动者健康福利的内容,纲领的第二项还明确规定工厂设立工人医院及其他卫生设备和保护女工、童工等要求。1928年,毛主席在《中国的红色政权为什么能够存在》一文中,更把建设较好的红军医院与修筑工事、储备粮食提到同等重要的地位,作为巩固根据地的三项有效方法。接着,在《井冈山的斗争》中又指示：医院"用中西两法治疗",为革命根据地中西医团结合作指出了明确方向。后来在《文化工作中的统一战线》中,又对中西医团结合作问题作了进一步的论述,明确指出中西医团结是个路线问题。毛主席还总结了苏区卫生工作的经验,在《长岗乡的调查》中指出："疾病是苏区中一大仇敌,……发动广大群众的卫生运动,减少疾病以至消灭疾病,是每个乡苏维埃的责任",并在《论联合政府》一文中号召,"应当积极地预防和医治人民的疾病,推广人民的医药卫生事业",这些重要指示,不但在根据地坚决贯彻执行,而且成为建国后卫生工作的指导方针。

1950年8月召开的第一届全国卫生工作会议,毛主席为大会题词："团结新老中西各分部医药卫生工作人员,组成巩固的统一战线,为开展伟大的人民卫生工作而奋斗"。第一届卫生工作会议确定以"面向工农兵"、"预防为主"和"团结中西医"为我国卫生工作的三大方针。1952年12月召开的第二届卫生工作会议上,总结了爱国卫生运动的经验,根据周总理的指示,增加了"卫生工作与群众运动相结合"作为卫生工作的第四项方针。卫生工作的四大方针,为我们指出了明确的方向。

## 第二节　新中国的医药卫生成就

中华人民共和国成立以后,医药卫生工作与医学研究工作取得了很大的成就,与解放前半封建、半殖民地时代医学落后面貌正好形成鲜明的对比。

在疾病防治上,广大医药卫生科技人员深入病区,调查研究,摸清了许多烈性传染病的流行规律,制定了经过科学实验证明有效的防治措施,从而消灭了天花、霍乱和鼠疫等病,并提供了控制副霍乱和在农区拔除鼠疫疫源,消灭鼠疫的经验。血吸虫病、黑热病、疟疾、丝虫病与钩虫病等五大寄生虫病传播范围很广,多年来采用专业队伍与群众运动相结合的办法,经过努力,发病率大为下降,其中使黑热病得到基本消灭。

对于占人口死亡率第一、第二位的心血管病和恶性肿瘤,由于开展了流行病学调查,到疾病高发区进行早期诊断、早期治疗,降低了死亡率。在大面积烧伤的治疗、中西医结合治疗四肢骨折、急腹症、糖尿病、断肢再植、针刺麻醉等方面,有我国独特的成就。近年来,我国在肝、胆、胰疾病的诊断和治疗、器官移植等方面有明显的进展。

在卫生学方面,进行了大面积的现场卫生调查和大量实验研究,制定了切合我国国情的卫生标准,提供了一系列劳动卫生措施;基本建成了城市环境监测网,逐渐摸清"三废"的污染情况,为环境治理提出了科学依据。开展了全国营养调查,初步总结出一套预防粮油发霉和去毒的有效方法。在药物、抗生素和生物制品方面,除做到基本自给自足外,还创造了一些新品种,如从中药板兰根中提取了治疗白血病的有效成分靛玉红,从棉子中提取了男性节育药棉酚,化学合成了治疗肿瘤的三尖杉酯碱,找到了治疗大肠杆菌感染的创新霉素等。

然而,要根本解决常见病的防治问题,仍有许多工作需要我们去完成。作为新时代医务工作者,我们要不断调查研究,找出规律,突破关键,并逐步阐明其作用原理。由于我国是一个人口大国,计划生育是关系到国民经济的一个重要问题。医学科学必须为计划生育提供完善的技术措施。在不断改进现有男女用节育药物和器械的基础上,从中草药和合成药中筛选出更为完全、有效、简便、价廉的男女节育药。

药物和器械是防治疾病的手段和工具,我国地大物博,有极为丰富的中药资源。要加强中西医药物作用原理和药理基础理论的研究。迅速把激光、电子技术、计算技术等新成就,应用于疾病的诊断、治疗以及医学理论的研究。同时大力加强医学情报研究,当好医学科学研究的先行,要加速医学情报现代化过程,组成全国医学科学情报网,并逐步完善全国医学情报图书计算机检索网络。

为了完成上述任务,我国的医学工作要狠抓两个薄弱环节,一是对生物医学工程学研究,把生物学和医学的理论与工程技术的理论结合起来,研制医用新材料、新仪器,创造新技术、新方法,并广泛应用于大面积流行病学调查、环境监测、病人监护、药物筛选、实验模拟装置、人工脏器制作等。二要狠抓医学基础理论研究,当前要开展医用分子生物学的研究,探讨生命物质的分子结构与功能关系,揭示人体遗传和代谢规律,并把分子生物学及细胞调节控制理论运用到中医的脏腑学说和各种治则的研究,使中西医结合达到一个新的水平。

## 第三节 中医学的未来发展趋势

中国是世界文明发达最早的国家之一。早在四千多年以前，以黄河中游为中心，已创造了高度发展的古代文明。中华民族丰富的文化遗产著称于世，中国医学积累了丰富的经验知识和技术，创造了独特的理论体系，几千年中，对使我国各族人民能健康繁衍，战胜疾病伤痛，作出了巨大的贡献。但我国医学在长期封建社会的束缚下，又受到历史的局限。今天我们在迎接一个伟大的历史时期，为实现我国社会主义现代化的宏伟目标，通过回顾我国医学的历程，能对中医今后的发展趋势作出较正确的推论。

### 一、中国医学的历史成就

中医学经过长期的经验积累和实践考验，行之有效的部分被保留、继承、流传下来，并且不断提高。经过长期的临证实践，我国的经验医学目前已发展到既有系统理论，内容又极为丰富的一门学科。

中国医学早在春秋末期已基本战胜巫术，脱离神权，有了专职医生，有了最早的病因学说，而且有了最初的分科。同一时期的古代希腊，医学尚未从哲学中分化出来、直到公元前五世纪还处于神学的影响之下。此后，随着新兴封建制度的确立，生产繁荣，学术思想活跃，促进了对宇宙万物和生命来源的探索，导致医学基本理论和医学体系得以形成。中国古代医学运用朴素辩证的思维逻辑进行高度概括，运用自然界事物取类比象作为说理工具，使它不断从临证经验中总结出新知识，发展了医学理论，其中整体观与辨证施治的原则是中医学最可贵的指导思想。

中国人很早就注意预防疾病，距今三千多年前的商代已制作多种青铜卫生器皿，周代已有许多合理的卫生制度。东晋时对传染病已有许多重要发现，最早论述了天花、霍乱、恙虫病和狂犬病的传染途径和预防措施。隋代并提出传染病为"乖戾之气"所致，唐代为防止麻疯传染设"疠人坊"隔离病人，宋代发明人痘接种法，成为免疫法的先驱。明代对传染病提出系统的"戾气学说"，在细菌学、免疫学产生之前，这种摆脱传统束缚，大胆创新的假说是十分难能可贵的。

我国古代各医家很早也注意到对人体解剖、生理和病理的观察研究。《内经》中对脏腑形质和功能就有了较详细的记述，对人类生命的发生、孕育、成长以至衰亡已总结出自然规律，特别是已经基本上了解了大小循环，我国医学上对人体心脏、血管和血液循环的认识至少要早于外国一千几百年。

在临床诊治方面、中医所采用的许多合理治病措施要早于外国。在诊断方面：早在公元前十四世纪，我国已有了龋齿和肠寄生虫的记载，公元前五世纪以前已应用四诊、脉诊、舌诊、色诊。公元前五世纪时已能认识数十种疾病，许多疾病的最早记录首见于我国文献，中医也很早发明了某些疾病的特殊检查和鉴别方法。在治疗方面，我国应用的治疗方法很多，积累了丰富的用药经验。很早就发展了独特的针灸、按摩和汤液，发现了可用动物脏器、矿物药治疗疾病的方法。公元二世纪已应用药物麻醉进行腹部手术。四世纪左右施行兔唇修补术,四世纪已知汞的利尿作用,并发明水银软膏治疗疥癣恶疮。七世纪用汞合金镶牙。九世纪发明义眼,十二世纪发明用兔脑制剂催产,十四世纪用悬吊复位法治疗脊椎骨折,上述都是世界最早的发明。

中国药物学著称于世,公元七世纪唐《新修草本》是世界最早的国家药典。十二世纪宋《太平圣惠和剂局方》是世界最早的国家药局方,十七世纪《本草纲目》盛传各国。公元一世纪发展了炼丹术,由此导源开创了化学法药物提纯,十世纪已能提炼乌头碱,十一世纪从人尿中提取相当纯净的性激素"秋石"。公元八世纪,食治学成为专科,十五世纪总结出400余种可供食用的植物编成《救荒本草》,扩大了食源,增强了人民的抗灾能力。

中国医学几千年来为我国各族人民作出了巨大贡献,并且也影响着邻国和世界医学。中国医学的历史成就是丰富而宝贵的,的确是一个"伟大的宝库",我们必须把它继承、发扬起来。

## 二、中医学发展的主要障碍

中国医学与西方医学同样经历了漫长的经验医学道路。西方医学在中世纪长达千年的宗教黑暗统治下横遭阻碍,而在"文艺复兴"的基础上,随着资本主义的兴起,十六世纪以后结合实验科学发展到现代医学。中国医学在唐宋的巨大发展之后,又有金元学派和明代革新思想,孕育着变革的新因素。但一向先进的中国医学却未能超越经验医学阶段,完成根本性的变革。十七世纪之后日益受到阻遏,鸦片战争之后,更逐渐陷入危机。

阻碍中国医学发展的国内根源是封建制度的腐朽性,国外根源是帝国主义的文化侵略。毛泽东主席曾指出:中国"进到封建制度以后,其经济、政治、文化的发展,就长期地陷在发展迟缓的状态中"。中国封建制度延续了两千年,清代又实行了反动倒退的长期统治,最后陷入半殖民地半封建社会。封建制度的没落性与腐朽性,阻碍了医学的革命变革;帝国主义的文化侵略及其与国内反动统治相结合,采取排斥、打击与消灭中医的政策,加重破坏祖国医学的发展。社会生产条件的局限使医学的发展缺乏物质基础,封建的手工业的自然经济基础难于发展先进的科学技术。在医学上,没有显微镜,"戾气学说"就不能向微生物学发展,没有十九世纪麻醉法、消毒法的发明,外科学也无从获得进展。至于精神领域的因素,就更为严重而复杂。

中国医学理论学说形成于战国到秦汉时代,随着封建制度的确立,儒家思想成为正统。汉武帝"罢黜百家,独尊儒术",唐代开科取士,重振孔孟,宋代封建制走向没落,而朱熹把儒家思想的统治地位巩固下来,再次加强了封建专制,它对医学的渗透与影响是直接而久远的。尊经法古被看做天经地义,而科学的假说、创见、批判和革新被斥为"离经叛道",《孝经》中倡导"身体发肤,受之父母,不敢毁伤,孝之始也",竟至成为历代遵循的风习,严重阻碍了人体解剖学和外科技术的发展。医学每前进一步,都因封建保守思想严重受挫。

今日,上述阻碍中国医学发展的因素都已成为历史陈迹。在中国共产党的领导下,发展医学的物质条件改善了,精神束缚解除了,我们迎来的是科学的春天,通过回顾历史,自然会使当今从事中医学的工作者信心满怀。

## 三、中国医学发展的历史规律

医学的发展都是伴随着历代人民的社会生产实践而发展的,中国医学的发展与世界各国医学的发展有其基本一致的规律性。两者都是随着各国在各个历史时期生产、经济和哲学思想的发展而变化的,当然,世界各国医学的发展由于历史条件的不同也表现出互有差异。中国医学的发展大致经历了几个阶段,各阶段有其历史的特点:

生存斗争,医药起源:远古
医巫分离,经验积累:夏代～春秋
形成理论,奠定基础:战国～汉代
迅速成长,深广发展:两晋～唐代
学术争鸣,学派出现:宋代～元代
革新趋向,重视实践:明代～清代
西医传入,两种方向:清末～解放前
中西结合,创新医学:新中国成立后

历史表明,中国医学的发展具有客观规律性,它同一切自然科学发展的过程相似,都是由浅入深、有起伏的发展,并遵循如下规律。

### (一) 社会结构和经济基础决定学科发展状况

在我国医学发展过程中有过几个突出时期,形成过几次发展高潮,都具有其特殊的历史基础。

第一次高潮出现在战国到秦汉的时期,医战胜巫之后实现了一场医学革命,奠定了理论基础,形成了中国医学的基本理论体系。它是我国封建制度确立、巩固、上升时期这一伟大社会变革的结果。

第二次高潮出现在唐宋时期,形成了医学分科大发展的兴盛局面。这是我国封建社会鼎盛时期经济文化繁荣发达的结果。

第三次高潮在明清时期,医药学取得了一些重大成就。特别是出现了重视实践的革新趋势。这是在生产发展基础上,社会内部产生资本主义萌芽,并接受西方传入的近代科学的影响。但这种革新趋势终于遭到没落的封建势力的反扑,终于受到压抑与遏制。这是封建制后期社会危机导致的结果。

目前,我国医学又处在一场新的伟大革命变革时期,这是我国社会主义条件所决定的。

《共产党宣言》的序言中说,每一历史时代的经济生产以及必然由此产生的社会结构,是该时代政治的、精神的、历史的基础。可见,对生产的依赖关系,是医学发展的最根本的规律性,各个时代物质生产基础和阶级斗争制约着该时代医学发展的成就和水平。

### (二) 哲学上两条路线的斗争始终影响着医学发展过程

医学属于自然科学,哲学则是自然科学和社会科学的概括和总结。医学的理论研究与实践活动总要受哲学思想的指导,因此贯穿在医学发展史的唯物论与唯心论的斗争,也就是哲学两条路线的斗争。例如,周代医与巫的斗争;晋代服石与反服石的斗争;唐代宗教与反宗教的斗争;宋代运气论与反运气论的斗争;明清尊经法古与实践革新的斗争等等,都是该时期唯物论与唯心论斗争在医学领域的反映。历代唯心主义思想都曾渗透于医学,因而在理论与实践上严重干扰了医学进步,而历代唯物主义思想则肯定外部世界的可知性以及人的能动作用,承认发展变化,敢于实践革新,这就提供了有力的思想武器,指导着医学沿着唯物主义路线前进。

### (三)医学发展本身具有历史继承性

恩格斯说过,任何新的学说,……它必须首先从已有的思想材料出发。温病学是在伤寒论基础上发展完善的;针麻技术是在针刺疗法基础上发展起来的;金元各家学派都是在唐宋医学发达的基础上形成的,各家学说也是相互联系继承发展的。攻下派发展了寒凉派;补土派发展了易水学派;刘完素三传弟子朱震亨吸取了各家之长才创立了滋阴学说。任何一门自然科学,离开原有基础就谈不到新的进步。这就是历史规律提示我们继承发扬祖国医学遗产的重大意义,虚无主义不了解学术发展的继承性;保守主义不了解学术进步的必然性,两者都妨碍医学的革新与发展。

### (四)各民族经验交流是促进医学发展的重要条件

中国医药学是在我国广袤国土上,汇集多民族的医学知识构成的经验医学,《素问》中写道,"砭石从东方来,毒药从西方来,灸法从北方来,九针从南方来,引矫从中央来;历来中国医学的发展,都是广泛吸取了外来医药知识,再与我国传统医学融合一起,向前推进一步。如汉代吸取西域医药知识;唐代吸取印度医药知识;元代吸取阿拉伯医药知识,都丰富了中国医学,促进了中国医药学的进步。只有自明中叶,欧洲文艺复兴以来的西方医学知识输入中国后,遭到封建统治者和顽固派的封锁和排斥。鸦片战争后输入的西方医学为帝国主义文化侵略所利用,中国医学未能很好地接纳外来新知识来充实改造自己,以至于形成闭关自守,固步自封的局面。因此,善于吸取外来科学新知识、新技术,紧跟有关的自然科学的发展步伐,融汇各民族的医药经验,是发展新医学的重要内容。

## 四、中国医学发展的必然趋势

我国人民几千年来在同疾病作斗争的过程中积累了丰富的经验,这些经验的总结形成了中医学;西方医学输入我国,带来了许多现代的医疗技术和实验研究的成果。近代西医的输入,在我国形成了中医和西医两个主要学派,这两个学派形成的历史条件不相同,应用的医疗方法不同,在其理论形成的过程中,所接受的哲学思想影响也不同,两者各有所长,各有所短。但在解放前,帝国主义、封建主义和官僚资本主义出于殖民主义和反动统治的需要,不可能充分运用现代科学成果,正确处理两个学派的关系,发展我国医药事业。相反,却制造了中西医的对立,采取排斥、打击和消灭中医的政策,因而严重阻碍了中医学的发展,只有社会主义新中国,才为我国医学的伟大变革开辟了广阔前景。

在医学的发展中,学术思想的分立与联合是一对矛盾,它们互相制约,又互相联系。这在现代医学专科深入而又综合发展的关系上表现更为明显。中医与西医是两种体系,为促进两者的结合,就需要研究它们的异同。中医经过了几千年来的发展,形成比较完整的体系。中医的理论是以朴素唯物主义和自发的辩证法为指导,贯彻在诊断、治疗各个方面。例如,阴阳学说就是以矛盾观点解释疾病现象,并作为指导诊断和治疗的理论基础。辨证施治的方法,就是从分析疾病的矛盾(如阴阳、表里、寒热、虚实)出发来确定治疗原则。脏腑和经络学说也是建立在身体各部分相互联系、相互制约的原则上的。中医的理论多从总体来考察问题，这是正确的，但对具体细节的分析则不足。并且由于历史条件的限制，中医的某些理论还缺少实验科学的基础。

西医于近百年输入我国，由于近两三个世纪中西医紧跟自然科学的新成就，掌握了现代医疗技术与精细的实验研究方法，积累了大量实验研究数据与资料，因而对许多疾病的认识是比较先进的，很多理论也是符合客观规律的。但西医一般较多注重分析及解决问题的方法，对机体各部位的变化与整体之间的复杂关系，则较少从综合的观点去把握。同时西医对疾病产生的原因，以及该疾病造成身体内部的病理变化分析比较细微，但对疾病的理解则常常忽视从总的身体内部矛盾运动的过程中去把握。这些都是由于历史条件和研究方法的限制，或是受形上学的影响，因而对许多疾病规律的认识尚有不如中医之处。

由于历史条件不同，中西两种医学受各自时代的社会经济、科学文化、哲学思想的影响，各具特点，各有局限，但中西医学本质上不是对立的，而是统一的。人体的生理病理规律是客观存在，把握这一规律的医学真理也只能有一个。

建国以来，"团结中西医"是卫生工作的重要方针之一，把中医中药的知识结合起来，取其精华，去其糟粕，取长补短，推陈出新，发展具有我国特点的新医药学，是一条正确的途径。三十年来，在推动这一工作的发展上，成绩是巨大的，许多将中医和中西医结合所做的研究、通过临床应用，效果十分显著。目前中国政府又提出加速中西医结合步伐，更好地为人民健康和社会主义现代化建设服务的号召，为我国医学的发展创造了良好的条件。

当前我国医学发展的三支力量是西医、中西医结合和中医，这三支力量都发展，长期并存。只有认真把中医学到手，才能有条件运用现代化科学知识和方法发掘祖国医学宝库，整理提高，发明创新。针刺麻醉的创造、小夹板固定法的成功，中西医结合法治疗急腹症等，已经证明了这是一条正确途径。

古代医学借助于朴素的自然观来认识人体、生命和疾病现象，发展到今天已成为研究物质微观变化的科学，成为以人类生命活动规律为研究对象，利用自然界规律来改造自然的应用技术科学之一。回顾我国医学发展的历史，对比世界医学的发展，可以使我们对现代医学的特点与成就有更加深刻的认识。事实表明，我国医学发展到现代，正孕育着一个更高、更新的发展阶段。

发展科学的重要条件除了物质生产基础、社会制度的保证之外，就是科学工作者本人创造性的科学思维。即，善于把一些孤立的知识、经验以及理论、假说通过科学思维结合起来，形成一个新的假说，再通过设计实验观察来验证假说，并从实验观察结果中获得新的发现，得出合乎逻辑的理论性结论，而后运用到新的实验中去。这仍将是发展我国新医药学的重要途径。

科学是全人类的事业，各国人民在科学发展上都有其贡献。中国医学既然创造了它光辉的过去，也必将能够创造出更加光辉的未来。

# 第二篇　世界医学史

## 第一章　人类早期的医药卫生

（原始社会的医学）

中国是世界上发现早期人类化石的重要地区之一，几百万年前，人类的祖先由古猿转化为猿人，进入原始人阶段。从我国各地发现的人类化石及文化遗存可知，自远古时期开始，我们的祖先就劳动、生息在长江及黄河流域。

在人类历史上，原始社会最为漫长。当时的人们生活条件极为艰苦，但原始人终能战胜自然界的严酷威胁，顽强地生存下来，其最根本的原因是原始人学会了创造及使用工具。原始人在长期的生产劳动中创造了语言，学会用火和熟食餐饮，促进了体质和思维的发展。进入氏族公社以后，生产力显著提高，有了原始分工。原始公社后期通过改进工具，农业和畜牧业有了较快发展，同时原始人为了生存，依靠集体力量同自然界作斗争，通过相互交流，积累了人类早期的医药卫生经验。

我国古籍中记载了有巢氏、燧人氏、伏羲氏、神农氏等远古的神话传说，这为我们了解古代相当长的历史时期内人们的生活及人类社会在各个不同阶段的特征提供了资料。

地球的历史大约已有四十五亿年。约在十多亿年前，地球上才产生了最简单的生物，经过不断的发展变化，到六七千万年前的新生代时期，开始出现了哺乳类动物，后来又从哺乳类动物中演化出古代猿类。由古猿进化到人类，是一个漫长的历史过程。古猿是人类的祖先。

原始人类从动物界分离出来以后，经过几十万年的时间，逐步改进了生产工具，发展了社会组织，提高了认识能力，人类社会的生产活动为医学的发展奠定了基础。这时的人类已近似现代人，能直立行走，敏捷地奔跑。由于劳动实践使手和脑都得到较大发展，脑量继续增大，从而完全从动物界分离出来。但是在骨骼结构上，直立人也还残留有眉脊粗隆、颧骨高突、鼻子扁宽，没有下巴颏等若干接近于猿类的特征。直立人阶段的人类化石，最早阶段的代表有印尼的爪哇人，德国的海德堡人，再后阶段的代表有坦桑尼亚的舍利人，阿尔及利亚和摩洛哥的阿特拉斯人，而我国北京周口店发现的北京人则是其中最重要的代表。

早期智人阶段约从二三十万年前开始。到十万或五万年前结束。他们已具有与现代人更为接近的特征，手和脑等关键部位继续取得发展，能制作式样不同的标准化旧石器。

早期智人的重要代表有发现于德国的尼安德特人，非洲南部的罗得西亚人、巴勒斯坦的卡麦尔人和发现于我国山西襄汾的丁村人，广东韶关的马坝人，湖北的长阳人等。

晚期智人约从五万年前开始，其体质特征和现代人已经没有什么区别，如发现于法国的克罗马农人和发现于北京周口店的山顶洞人等。这时由于人口的增加和居住地区的逐渐扩大，人类已经遍布亚、非、欧、美各洲，世界各地的人逐渐适应地方特点而形成不同的种族，如蒙古种、欧罗巴种等，这就是现代人种的起源。

古猿直立起来以后，气管、口腔和声带随之发生变化。经过长期的劳动锻炼，能够发出清晰的音节，乃至产生了语言，有了语言，人类才能在劳动中协同动作，有效地改造自然、交流经验和传授知识。原始人在直立行走，用手来取食和御敌的过程中，大脑发达起来。脑与手得到了更好的协作，逐渐地学会了利用石、木、兽骨等天然材料打制成生产工具。由于最多使用的是石器，而且逐渐使用各种方法加工不同石料，由粗到精，考古学家将人类的远古历史划分为旧石器时代和新石器时代。

人类医药卫生活动的起源可追溯到原始社会，虽然它是人类社会的低级阶段，但原始社会在迄今为止的人类历史上最为漫长，它经历了几百万年的悠久岁月。近百年来由于地质学、古生物学、人类学、历史学、考古学的进步和发展，我们已能对原始社会有个概括的了解。原始人以森林、洞窟为家，躲避风雨猛兽，披树叶、兽皮为衣，用作遮体御寒，这些成为人类最早的卫生。为解除病痛，用舐、吸、咬、压、揉、打等方法施于患处，或用石器、骨针划破脓肿。在采集生活中，逐渐认识到何种植物可食用，有毒或无毒，何种植物有催吐或泻下作用。久之积累了简单的药物知识。欧洲古代称药物为 Drug，意为药草，我国"药"字从草，都表明人类最早使用的是植物药。随着人类社会的发展，从采集生活、渔猎牧畜到金属工具的制造，逐步发现了动物药与矿物药。

人类在生产实践中获得的卫生知识和医疗方法逐渐丰富，在不断应用中经过自然淘汰，留下了有效的部分，形成原始的以经验为基础的医疗活动。在渔猎生活中学会了应用动物血、骨或脏器治疗疾病。在狩猎与部族战斗中发展了对创伤、骨折、脱臼等的简单治疗方法。氏族社会末期，发明了金属工具，制造了外科器械，出现了按摩、沐浴、清创止血等高一级的治疗方法。再后随着生产力的提高，人们开始了探索自然变化规律的活动，逐渐形成了唯物的或唯心的逻辑思维，并将其运用于对各种治病方法的总结，最终形成了早期的人类医学。概括起来，原始社会的医学可分为经验医学，以及借助咒语、祭祀等进行的医疗活动。原始宗教从其产生之日起，就对人类早期的医疗卫生活动产生重大影响，如用催吐药、泻下药驱除妖魔，烧掉疫病病人的衣物使鬼魔不再附体等。

# 第二章　经验医学的积累与发展

## （奴隶社会初期的医学发展）

在上古时期，人类最初的文明产生于农业生产较繁盛的大河流域，在地球上几条著名的大河流域，出现了世界历史上的四大文明古国，即古埃及、古巴比伦、古印度和古代中国。这四大文明古国创造了各自的文明，推动了人类医学的产生和发展，它们被称为人类文明的摇篮。

原始社会发展到高级阶段，产生了私有财产制，氏族中逐步分化为奴隶主与奴隶两个阶级。从原始公社制发展到奴隶制国家，这是人类历史上一个极大的转折。人类文明，就是在奴隶劳动基础上建立起来的。

世界上最早形成的古代国家，埃及、巴比伦、印度和中国，都位于北纬 30 度左右和大河流域的肥沃平原。大规模的奴隶劳动推动了农业和畜牧业的发展，并相应地丰富了对自然界的认识。生产发展，劳动范围与劳动分工的扩大，生产经验的积累和交流，都为建立古代文明提供了必要条件。古埃及和古代中国被认为是人类文明的摇篮。公元前五世纪以后发展起来的希腊、罗马的文明达到很高成就，成为欧洲乃至现代世界文化的主要源泉。

奴隶社会时期，医学发展的特点就在于广泛汇集和积累了经验知识，出现了专职医生，医学内容迅速得到充实，并且运用对自然界观察所得的知识，对人体现象进行朴素的推理判断，提出早期的医学理论。但神权迷信也深刻影响着医学，在医学发展过程中反映了朴素唯物主义的自然观和唯心主义的宗教观的斗争。

## 第一节　古埃及医学

### 一、尼罗河畔的古埃及文化

埃及位于非洲东北角，南面高山、西有沙漠，东北为地中海与红海，尼罗河由南向北倾泻而下。每年七月中旬尼罗河泛滥，不仅沿岸土地得到灌溉之利，而且十月水退后残留的淤泥积为天然肥料，古埃及人很早就利用尼罗河定期泛滥的自然条件，改善农业生产。埃及自古就成为沟通亚非的交通要道，和西亚及爱琴海地区很早就建立了联系。

埃及是人类历史上最早出现阶级和奴隶制的国家之一。早在公元前 3500 年左右，就建立了上埃及和下埃及两个王国。公元前 3100 年左右，上埃及的美尼斯国王统一了上埃及和下埃及，建立了古埃及王朝，定都于孟菲斯。

古埃及文化发达，公元前3500年已有象形文字，在天文历法、数学、力学以及建筑方面积累了丰富的知识，古埃及王国时期的金字塔建筑，就表现了古埃及人的伟大创造力。

## 一、宗教思想与古代医学

古埃及崇敬多神，主要崇拜太阳神。当时流传的医神也很多，如眼科神，妇科神，起死回生神等。公元前3000年埃及第三王朝的高僧伊姆霍泰普（Imhotep）既是巫师又是医师，同时又是建筑家和作家，各地都为他建有神庙，他备受尊敬。

埃及沙漠多风，眼病很多，传说Horus神患眼病被医神Thoth治好，Horus的眼睛就被作为康复的象征流传下来，中世纪以后演变为医师的处方命令："R"（Recipe）。埃及著名的宗教教典是用纸草文写成的金字塔教典（Books of the Dead）。他们有独特的保存干尸即木乃伊（Mummy）的风习。他们深信灵魂不死，将统治者的尸体剔除内脏，涂抹贵重的香料制成木乃伊。因此，尸体的防腐和保存法很发达，从而也提高了人们对人体解剖的认识与外科手术技术。

## 二、纸草文中有关医学的记载

埃及的许多古代文献，包括医学史料，多以纸草文的形式保存下来。所谓纸草文（Papyrus）就是书写在一片片草本植物根茎上的文字。这些是在19世纪由德国考古学家发现的。一位德国考古学家乔治·埃伯斯曾得到一幅据说是在木乃伊的双腿之间发现的纸草文手稿，这幅保存完好的古埃及文字手稿，记载了古埃及医学的原始资料。手稿记录了当时人们所知道的内科疾病，并且有几百个处方，还列举了重要的检查方法：望、闻、问、切。手稿还在多处描述了眼病、肿瘤、妇科学及助产学。为了减轻外科手术的疼痛，列举了当时常用的几种药物，如罂粟、曼陀罗、曼德拉草等。后来乔治·埃伯斯把自己购买的纸草文手稿交给了莱比锡大学图书馆，这就是今天全世界的医学专业人员熟知的"埃伯斯——纸草手稿"（Ebers Papyrus）。

到现在为止，近代所发现的纸草文手稿有五六种，比较著名并且与医学有关的纸草文有：卡亨（Kahun）纸草文、史密斯（Edivin Smith）纸草文和埃伯斯（Ebers）纸草文。纸草文是古代埃及的典籍，流传到现在的纸草文医书，最早的是卡亨纸草文，写于公元前2000至公元前1800年间，主要介绍妇科。史密斯纸草文，大约写于公元前1700年，主要介绍外科，记载有外伤病例，每例病例均按照检查、诊断、治疗和预后加以记录，并且按预后分为治愈、可疑与无望三类。还描述了脑、脊髓受伤的严重结果，对瘫痪等疾病也有较为详细的记录。埃伯斯纸草文大约写于公元前1500年，主要记载医学通论，介绍一些医学理论，并且记录有250种疾病和数百种药物，还对疾病进行了初步的分类。内科治疗上使用了吐、泻、发汗、利尿药物和灌肠、刺络等方法。外科治疗上使用了脓肿切开、浅表肿块切除、包皮环切等手术。妊娠诊断、催产、分娩以及促进乳汁分泌的方法和药物也有记载。在人体解剖知识方面，提到心脏与血液运动，特别是埃伯氏纸草文中记述提到"血管系统"始于心脏而通向全身，因而可以察知心脏的搏动。这是有关血液循环的最早记录。除了介绍医学理论和各科知识外，纸草文还记载了带有迷信色彩的咒文等，内容十分丰富。

## 三、木乃伊的制作

早期的一些民族,尤其是古埃及、中美洲的一些民族相信存在极乐世界,因而竭力想办法保存尸体。为了保存尸体,古埃及人创造出一套在尸体上涂抹防腐料或制造干尸的方法,这种干化尸就是人们常说的"木乃伊"。

根据记载,木乃伊的制作过程是这样的:用石头在尸体的下腹部的左边切开一个尽量不起眼的口子,然后用一个钩状的工具把内脏和器官从体内掏出,通过鼻子把脑髓吸出来。法老和地位显赫的人的腹腔用棕榈油清洗,然后装入乳香、没药以及其他香料。接下来再把尸体缝上,然后把它放在黏土与碳酸、硫酸和氯盐的混合物中浸泡70天,此后还要再清洗一遍,之后用精细的亚麻布带把尸体全部捆扎起来,在上面涂抹一层橡胶。最后由亲属把它存放在人体形状的木匣子里,头部装上一个木乃伊画像,然后放入墓室里的石棺内。木乃伊的制作,古埃及人积累了包扎和防腐知识,并掌握了最初的外科手术方法和技术,为后来外科学的发展积累了经验,并使这种干化尸得以长久保存下来。木乃伊具有重要的研究价值。首先,可以使现代人观察到古人所患疾病,了解古埃及人的体质。其次,通过木乃伊还可以帮助我们掌握尸体的防腐方法,尸体保存也是医学研究的一项重要内容。

## 四、古埃及人对人体生理、病理的认识

古埃及人的生产、生活与尼罗河息息相关,他们十分关心河水的季节泛滥,用类比联想的方法,埃及人把对气候和河水的观察结果与人体现象联系起来,认为人体的脉管与呼吸是由固体成分(土)和液体成分(水)所构成,脉管相当于"沟渠",体温是火,呼吸是气。气与体液流注于脉管中,脉搏相当于河水的涨落。同时认为人的血液是生命的源泉,来自空气中的"灵气"(Pneuma)赋予人以活力。灵气与血液流注的管道叫做"气动脉"(Arteria)。灵气与血液失去平衡就会发生疾病。这种灵气观念与原始体液病理学说,对以后的古希腊医学影响很大,而埃及人关于人体由土、水、火、气等成分组成的认识,可以称为朴素唯物主义思想的萌芽。

## 五、古埃及的卫生法规与习俗

古埃及人除了对遗体进行精心处置外,对于遗体掩埋、居室清洁、沐浴更衣、堕胎等都有严格规定,这些规定虽然有深刻的宗教含义,但在实践上却具有一定的卫生学意义。如埃及法令严禁堕胎和弃婴,男孩子到14岁要施行包皮环切术,供屠宰的动物,首先由祭司检查是否健康,否则不能供祭祀使用,也不准食用。还有,祭司只准穿白色衣服,禁食某些食物,特别是猪肉和豆子,只准饮用开水或滤过的水。古埃及人还掌握了一定的美容术知识,从古墓发掘中得知,头发和指甲不仅使用香料而且还使用染料,脸上还涂胭脂等。

古埃及的医学由僧侣掌握,由于宗教的束缚,医生必须依据规定的传统方法进行治疗处置,否则即须受罚,独创的学术思想受到限制。但当时的人们对社会卫生极为重视,医学教育已很发达,从第一王朝起在各地寺院管辖下就设有医学校,著名的有欧恩、萨伊斯、孟菲斯、希利俄波利斯等的医学校。之后的许多希腊名医都曾在此学习。孟菲斯的伊姆

霍泰普神庙设有医学图书馆,现存的伯林纸草文即发现于此处。公元前六世纪时,埃及准许外人入境,希腊人、犹太人、波斯人等来此留学的很多,对以后希腊医学的兴起影响很大。诗人荷马曾在他的诗篇《奥德赛》中赞颂埃及医生:"埃及能制造与人有益或有害的各种药液,而他们老练的医生世无伦比。"古希腊著名哲学家台利斯、毕达哥拉斯、历史学家希罗多德以及大医家希波克拉底等都曾到过埃及游学。

## 第二节　古巴比伦医学

在大致相当于今天伊拉克的地区,有两条基本平行、由北向南、最后共同注入波斯湾的河流——底格里斯河和幼发拉底河。在这两条河流之间,是一片呈新月形的肥沃平原,历史上称为"美索布达米亚"(Mesopotamia)。每年春季,两河上游山区积雪融化,给中下游的土地带来一层肥沃的淤泥。两河之间的广阔平原上,很早就有人类居住。这里是世界文化和医学最早的发样地之一,有些西方的历史学家甚至称它为"世界文明的摇篮"。

古代曾在两河流域不断发生各民族间的争夺战争,公元前5000至前4000年间,这里产生了最早的苏美尔文明,公元前4000年,苏美尔人已处于金石并用时期,他们发明的楔形文字在以后的巴比伦人和叙利亚人中都曾使用过。这里和东面的伊朗、印度,西面的埃及、希腊很早就有往来。公元前3000年时,此地已有奴隶制国家建立,公元前2000年时,阿摩利伊人入侵两河流域,建立了古巴比伦王国,随后成为强大的中央集权的奴隶制国家,创造了辉煌的巴比伦文化,制定了著名的《汉谟拉比法典》。古巴比伦人十分重视天文观察,发展了占星术和太阴历。在数学上发明了10进位和60进位双重计数法。古巴比伦的文化科学及医学知识,影响了邻近许多国家,流传到以后的希腊、罗马和阿拉伯国家。

## 一、宗教与医学

两河流域的人们崇拜多神,除了崇拜天神阿努(Anu)、地神贝尔(Bel)、海神埃阿(Ea)外,还崇拜日月星辰、风雨雷电诸神,认为神主宰着世上的一切,也主宰着人们的疾病和健康。并认为其中的月神辛(Sim)为医神,掌管草药生长。海神之子马都克(Marduk)是驱除病魔、保护健康的全能之神,他善治百病,是卜师的首脑,医学是由卜师支配的。

古巴比伦人重视占星术。所谓占星术,就是认为天体的变化和星体的运行,与人体的疾病、祸福都有关系。把人体看成是一个小宇宙,人体的构造符合天体的运行。这种认识当然不够科学,但也并非都是迷信,如今我们已经知道,太阳黑子的变化会影响地球上流行病的爆发和流行,所以古人认识的东西,现在也不能一概否定,天体与人体之间确实存在一定的关系。

巴比伦人的解剖知识与祭祀有关,认为肝占有特殊地位,是人体的重要器官,把肝脏看做是生命之本,并用之于占卜,叫做"肝卜"。肝卜术是将用于献祭的绵羊的肝脏和用黏土制成模型等为卜具,然后再进行复杂的祭祀程序,祭司通过在绵羊肝脏的任何部位发现异常改变,来判断病人患的是什么病,以及疾病的预后。除肝卜术之外,在巴比伦古国还盛行与肝卜术相似的另外两种占卜术:"占星术"和"占梦术",那是分别根据日、月、星辰的运行情况和梦境来预卜疾病预后的方术。在人类文明史的早期,巴比伦要算是占星术最发达的古国。每到新年的时候,巴比伦人都要举行盛大游行,人们簇拥着各类神像走过"Ishtar 门"以祈祷来年的风调雨顺,无病无灾。

## 二、刻在石柱上的法典

巴比伦是世界上最早发明文字的国家之一。但那里的早期文字,既不是写在纸上,也不像埃及人那样写在纸草上,而是用芦管写在软泥板上,经烤干后再保存下来。芦管端部很尖,所以写在泥板上的字印都呈楔形,这种泥板文字就是人们所说的"楔形文字"。

公元 1901 年,一个考古队在发掘古代两河流域苏扎城(Susa)遗址时,发掘出一根玄武岩石柱,石柱上用巴比伦人当时通行的楔形文字,刻着一部相当完整的古代法典——《汉谟拉比法典》,又叫《石柱法》。这根刻有《汉谟拉比法典》的石柱可能是在古代的一场战争中,被人从两河流域运送到苏扎城的。《汉谟拉比法典》是世界上第一部体系完备的法典,法典由序言、正文和结语三部分组成。其中有不少条文涉及医疗活动,规定了医生行医治病时的收费标准及其在医疗事故中应负的法律责任。因此《汉谟拉比法典》同时也是最早的医事法典。

《汉谟拉比法典》有关医学的条款规定了医师的诊疗报酬和对医疗过失的处罚。但这些赏罚,几乎都是针对外科医生的,而缺少针对内科医生的条文,说明在那个历史时期,巴比伦已有了专门从事内科或外科的医生,而且内外科医生的社会地位悬殊。内科医生几乎全部是祭司,属于社会上层;外科医生则一般由平民充当,属于社会下层。在《汉谟拉比法典》中还提到了眼科和齿科的专门技术,法典除了说明对医生的报酬和惩罚之外,还说明了医生已经是一种职业,反映出金属刀具在医疗上的应用水平。

## 三、对于人体和疾病的认识

古巴比伦人已经对动脉和静脉有一定的了解。认识到动脉血是鲜红的,静脉血是暗红色的。同时又将动脉、静脉与昼夜联系在一起,认为动脉里是白天的血,静脉里是夜间的血。误认为肝脏是血液的中心,是主宰生命的重要器官。认为心主精神,耳主意志。注意饮食,清新血液,是长寿的要诀。根据出土的泥板所记载的疾病,巴比伦人已经按照身体部位分类,并根据症候及部位对疾病进行分类,如热病、中风、精神症状、眼病、耳病、黄疸病等。此外,还有对风湿病、心脏病、肿瘤、脓肿、皮肤病及各种性病的记载。对肺结核等病的描述尤为详细,指出肺结核患者"常咳嗽,有稠痰,痰有时带血,呼吸有笛声,皮肤发凉,两脚发热,出汗,心烦乱,病重时常有腹泻"。

对于疾病的治疗,古巴比伦人在以巫术、占卜为主要手段的同时,也开始采用一些药物。如当时的一位名医在给国王治病时,曾有处方记录,处方的第一部分是病名,第二部分是药名,第三部分是药物的使用方法。另外,还有他给王室其他成员治疗鼻衄和眼病的用药记录,所使用的药物有植物的果实、叶、花、皮、根,如罂粟、甘草、没药、大麻、胡麻、曼陀罗、肉桂、颠茄、大蒜等;有动物的各种脏器;矿物药如明矾、硝石、铜盐和铁等。并且有了较为完备的剂型和给药途径,如丸药、散剂、经肠道、阴道给药。采用的治疗方法也各有不同,如按摩、冷敷、热敷、灌肠及绷带包扎法等。

## 第三节 古印度医学

古印度大体包括现在的印度和巴基斯坦两国的领土,得名于印度河,是世界古代文明的发祥地之一。大约从公元前4000到公元前3000年间,居住在印度河流域的达罗毗荼人(Dravidians)创造了古印度最早的文明。公元前3000年到公元前2000年,这一地区出现了奴隶制国家。公元前14世纪,印度北方被雅利安人入侵,逐渐成为印度河流域的主要居民。由于部族之间的不断战争,奴隶制有了进一步发展,出现了社会地位不同的等级阶层,即婆罗门(僧侣)、刹帝利(武士)、吠舍(自由民和商人)和首陀罗(奴隶)。雅利安人的经典文献"吠陀"描述了古代印度社会等级划分的情况。古印度人民对世界古代文化作过多方面的贡献,在哲学、天文、医学各方面都有过较突出的成就。印度医学对东方各国特别是南亚各国的医学产生了很大影响。但种姓制度人为地制造了极不平等的社会等级,引起了许多人的反对,佛教就是当时反对种姓制度的众多思潮中的一个派别。

### 一、古印度的医学典籍

《吠陀》经是记载古印度时期文化的重要典籍,同时也反映出古印度的医学水平。"吠陀"(Veda)是"求知"或"知识"的意思,记载了公元前2000年到公元前1000年的史料。雅利安人所掌握的医学知识见于四部《吠陀》经,这些《吠陀》经记载了药用植物、人体解剖、常见疾病和毒蛇创伤的病例,还记载了兽医学方面的知识。其中还记载了麻风病、结核等77种病名和创伤、毒蛇咬伤、虫毒等。《阿输吠陀》收载了较多的医学史料,总结了对疾病的诊治经验,记述了相当数量的药物治疗方法,出现了系统的医学理论。

在古印度的典籍中提到了消化不良、麻风、黄疸、痔、流产、蛇和其他有毒动物咬伤后的后遗症,在较晚的文献中,有天花、关节病、眼病、耳病、精神病等疾病的记载。文献中还对胚胎有详细和确切的研究。对于胎儿在子宫内的各种现象和发育过程均有阐述,对妊娠各期有详细说明,对胎儿受外来影响时的各种表现也都有详细的预后判断。

### 二、古印度人对人体的认识

在婆罗门时代,印度人就开始对人体进行研究。据《妙闻集》记载,人身有骨300块,血管70条,体液3种,感觉器官9种。这些数据已与现今的记载接近。但按照古印度人的观念,血管内含气,血管和神经都起自脐部。古印度医师在习医时要亲自检查尸体的每个脏器,他们先将尸体包裹装入囊中,在河水内浸泡七天,待其腐烂分解。这样,不用刀割,软组织即可脱落,内脏就能暴露出来,因为按照印度的宗教法规严禁用刀。

古印度人主张世界由四大元素即地、火、水、风组成,人体也由之组成。后来《阿输吠陀》又改变了顺世学派的这一观点,提出了三要素说。即人体是由气(风)、胆(热)和痰(水)三种物质组成,三要素构成身体的七种成分,即血、肉、脂、骨、髓、精和经消化的食物。气、胆、痰三者必须保持平衡,其中一个要素太过或不足,人体的平衡就遭到破坏,疾病由此产生。古印度的三要素说与古希腊的四体液说和中国的六气、阴阳五行学说,分别成为印度、希腊和中国古代的医学理论基础,说明人们在认识人体和疾病的过程中具有共同的规律。

## 三、外科手术

古印度人已经在外科方面达到很高的水平,能够运用100余种外科手术器械,比较合理地处理骨折、脱臼、蛇咬伤等疾病。他们将外科手术操作方法分为切除、牵引、抽吸、缝合、摘除、划痕等多种,能做截肢术、膀胱结石摘除术、剖腹术、胎儿倒转术和眼科手术,并能运用药物进行麻醉。值得一提的是,古印度医学书籍中记载有鼻成形术。由于削鼻在印度是一种刑罚,也是复仇的手段,所以需要安装假鼻子。印度的医学文献这样记载:医生拿一个树叶,按削去鼻子的大小裁好,然后在面颊上照样切下一块皮来,随即将这块组织安在鼻子的根部加以缝合,然后在鼻孔内放入两根细管以便呼吸,如果假鼻子过大,就割去,另行安装;如果太小,便将其扩大。如果耳翼等部位要修补时,也是自面颊部切取组织,如补鼻一样。

## 四、诊断学和药物学

古印度医学中,诊断方法已有了比较科学的手段,已经能够运用视诊、触诊、叩诊、脉诊等方法,并注意到脉搏的节律,用闻尿味的方法来诊断疾病。治疗的原则是根据气、胆、痰三要素之间平衡的理论,已经开始注意调整消化系统的功能、改善营养或减食。

古印度人已经能够使用多种药物,《妙闻文集》中载药达760种。除大量的植物药之外,还应用了动物药和矿物药,如动物的骨、角、脂肪、肉、血液、乳汁、蜂蜜等,矿物药有硫磺、硼砂、明矾等,并广泛使用汞来治疗皮肤病、神经病和梅毒。所使用的剂型也是丰富多彩的,有利下剂、吐剂、喷嚏剂,使用药物的方法有吸入、滴入、含漱、坐药、尿道滴入等。并且对药物的毒性也有一定了解,当误服毒物时,给予饮冷水、吐剂或放血等方法解毒。

古印度医学的成就,在以后亚历山大王的东征和阿拉伯人的通商往来中与西方医学进行了交流。但与希腊医学后来的发达相反,印度的古代文化和医学却因缺乏探求真理的热情与自由泼辣的讨论风气而陷于保守,停滞不前。

## 第四节　公元两千年前的中国医学

公元前2000年以前,在黄河流域发展起来的中国古代文明,有文字记载的历史可追溯到公元前4000年以上。中国有世界上最丰富的古代文化典籍,其中记载了中国古代医学的成就。当时的中国古代医学也结合了对自然界的观察,很早就提出了六气致病说、阴阳五行学说等。

人类生活于自然界之中,为了生存,必须通过劳动应对自然,并通过观察分析自然变化,逐步深化对自然界与人本身的认识,这种认识不断推进医学经验的积累和理论的不断发展。这是古代中国医学发展的规律,也是世界各国医学发展的共同规律。

# 第三章 古代希腊与罗马的医学

## （奴隶制社会的西方医学）

古希腊和古罗马是近代西方文明的发源地，西方医学也可以说是古希腊、古罗马医学的延续。时至今日，西方医学发展的趋势仍受它的影响。古希腊及古罗马医学注重试验和临床观察，并积累了丰富的经验，通过总结概括形成的理论，在许多方面至今仍被人们所采用。如果说在上古时期，人类最初的文明产生大河流域，那么继之而起，在地中海区域出现的古代希腊、古罗马文明，对欧洲乃至以后的人类文化发展都产生了很大的影响。恩格斯曾经指出，如果没有奴隶制，就不会有希腊国家，就不会有希腊的艺术和科学，如果没有奴隶制也就不会有罗马国家，而没有希腊、罗马所奠定的基础，也就不会有近代的欧洲。希腊是西方文明的摇篮，而罗马则是希腊文明的继承者，希腊和罗马文明共同构成了地中海文明。

地中海有着优越的地理位置，发达的航海，从而使这一地区能够与周围地区有广泛的贸易往来和交流，使其在文明建立之初就可以广泛地吸收其他地区的优秀文化。因此，古希腊和古罗马文明在其建立之始，就是一种开放的文明。古代希腊、罗马的医学文献，作为古希腊、古罗马文明的重要组成部分，对人类医学的发展有着极其重要的贡献。

## 第一节 古希腊医学

古希腊独特的地理位置和频繁的航海活动，激起了古希腊人探求和开拓大自然的强烈欲望，也使得他们能够通过航海与北非和西亚的文明圈进行广泛的文化交流。古希腊人活动的地域广大，包括西亚的美索布达米亚、北非的古埃及和克里特等岛屿。因此，古希腊人在建立自己的医学体系时，吸收了地中海沿岸各民族的医药知识。希腊人注重体育及卫生，敏于观察推理。特别是希腊文化受宗教的限制较小，因此能与其他民族广泛交流经验，吸取外来文化后再进行创造性的发展。现代医学可以说是起源于希腊医学，从现代医学的许多名词来说，如外科学、儿科学、精神病学、皮肤病学、眼科学、肺炎、肋膜炎、肾脏炎、出血、癫痫等，都来源于希腊。

### 一、古希腊的自然哲学对医学的影响

恩格斯在《自然辩证法》中曾经说过："在希腊哲学的多种多样的形式中，差不多可以找到以后各种世界观的胚胎和发生过程。因此，如果理论的自然科学想要追溯自己今天的一般命题发生和发展的历史，它也不得不回到希腊人那里去……"

公元前7世纪古希腊自然哲学蓬勃兴起，自然哲学家追索自然现象的本质、原因和变化，求其共通要素，并对生命现象进行了广泛的研究，逐渐形成了各具特色的观点和学说。当时人们对自然科学得知识尚在初期，哲学与科学几乎是混为一体的，是以总的哲学概念加以阐述，很多哲学家同时也讨论与医学有关的问题，他们对自然、生命与疾病的解释，就构成了古希腊医学理论的基础。他们认为生命由土、气、火、水四种元素组成，四元素又分别与干、冷、热、湿四特质配合成身体的四种体液，即血液、黄胆、痰、黑胆。四体液的协调与平衡决定人的健康和体质。

## 二、早期医生的出现

古希腊的医学同其他民族的医学相比，受宗教的影响比较小，僧侣阶层在古希腊没有获得主导地位。虽然有祭司担负着医生的职责，但还存在着民间医学。民间医生有的游走各方，为民治病，有的在家中设小型诊室（Latre）。公元前6世纪时，多数希腊较大的城市都有市镇医生，由官方按年付酬。当时已有"产婆"，施行接生与堕胎等。另外，还有所谓"切根人"（rhizotomist），协助医生收集药物，调制药剂。"切根人"后来发展为药剂师。从近代考古学家由地下发掘的当时的医疗器械，可以判断出古希腊时期的医疗水平，在这些古代遗物中已有刮刀、柳叶刀、钩、骨钳、牙钳等，还有用泥土、石质以及金属做成的器官模型，从这些模型的制作技术，可以看出当时古希腊人对人体解剖方面知识的掌握已达到较高的水平。

## 三、古希腊神话中的医学

由《伊里亚特》（Iriad）及《奥德赛》（Odyssey）两篇组成的《荷马史诗》，记载了公元前九世纪以前的古希腊史料。它是古代希腊不朽的文学作品，同时也是一部西方最早的史书。《伊利亚特》描写了古代特洛伊战争，赞美了希腊人的力量和勇敢。《奥德赛》则描写了希腊人如何战胜自然造成的险阻，赞美了希腊人的聪明与智慧。史诗在描述许多战争场面的同时，也反映了许多战地医疗的场景，如对战伤的处理和治疗情景的描述，在一定程度上反映了当时的医疗水平。

从史诗中的描述可以看出，当时的希腊正处在由原始社会向奴隶社会过渡的时期。当时战场上已有懂得医术的英雄。贴撒利亚王族中的阿斯克雷庇亚精通医学，他的儿子波达利尔是内科军医，马卡奥是外科军医。《奥德赛》中记载了遍历各地行医的专业医生。《伊利亚特》中记述了147例战伤，对于战伤的救治描述得十分详细，如拔除箭头，用油膏对伤口进行处理，同时让伤者服用兴奋饮料，以起到镇痛的作用，最后还要用绷带对伤口进行包扎，史诗中还提到如何将草药加以精华提炼的经过，以及当时如何用酒和其他液体治愈创伤。毫无疑问，荷马所描写的医学发展情形，反映了早期希腊文明的医学状况。从中我们还可以看到，古希腊人已经掌握了初步的外科解剖学方面的知识，并且在军队中已经有了专职的医生。经验丰富、技术高超的医生能够得到社会的尊重，有着很高的社会地位。

较早期的《伊利亚特》虽记有太阳神阿波罗（Apollo）盛怒之下撒播了瘟疫的神话，但对疾病的治疗全凭经验，没有神秘的记述。时间较晚的《奥德赛》中则记叙绷带裹伤的同时使用咒语,在荷马史诗以后的文献中迷信疗法逐渐增多。特别是梦卜和神托。这种医疗上的神秘说,是在医疗经验发展,但却缺乏理论解释的情况下产生的,继古代文化的兴起,进一步孕育了医学学说。

古代希腊尊奉阿斯克雷庇亚(Aes-clepios)神,在许多风景优美的高山丛林中,靠近泉水或温泉处都建有阿斯克雷庇亚神庙,附设病房,由祭司治疗。主要使用暗示疗法,让病人斋戒、沐浴、祈祷、献祭、吸麻醉烟,随后睡在神像下过夜,由祭司来释梦。同时,祭司也掌握水疗、按摩、刺络、用药等方法,有时在医生帮助下作某些手术。在祭司以外,当时已有专职医生在神庙所在地或其他各地行医,他们与阿斯克雷庇亚神庙有联系,但完全是两种不同的医疗体系。光辉的希腊医学,就是在不受宗教束缚和在经验医学基础上接受自然哲学的影响,以其独创的精神发展起来的。

古希腊崇拜多神,诸神之中与医药关系最为密切的当属太阳神阿波罗,阿波罗被认为是医疗技术的创造者。他的姐姐阿提米斯(Atemis)被尊为妇女和儿童的保护神。传说阿波罗和阿提米斯把医术传给了凯隆(Chirun),凯隆又把医术传给了阿波罗的儿子阿斯克雷庇亚,后来阿斯克雷庇亚成为希腊最受崇敬的医神。传说在医神阿斯克雷庇亚出诊和旅游时,总有一条约1米的蛇陪伴在他的左右。直到现代,一根被圣蛇盘绕着的棒球棍形的手杖,仍作为世界性的医药标志,被许多国际医药组织和团体所采用。

阿斯克雷庇亚还有两个儿子和两个女儿,他们均精通医术,儿子波达利尔为内科军医,马卡费为外科军医。女儿巴那塞亚(Panacea)是药物治疗的庇护神,巴那塞亚(Panacea)一词后来成为"万应药"的词源。另一个女儿海吉亚(Hygiea)是卫生之神,后世"卫生学"(Hygine)一词即由此而来。

## 四、古希腊时期的医学学派

公元前五世纪,希腊文化与科学都发展到了一定水平,许多假说导致以后科学上的发现。医学中也出现了不少名医及学派。最有名的是科斯学派,其代表人物是希波克拉底,他是具有科学创新思维的古希腊著名的哲学家和医学家。自希波克拉底之后,希腊医学才从自然哲学中独立出来。

### (一)克罗吞医学学派

克罗吞医学学派(Crotoen school)产生于意大利的克罗吞纳,是最早形成的医学学派之一。该学派思想的形成与毕达哥拉斯的哲学思想密切相关,毕达哥拉斯认为宇宙、自然和人都处在一个完整的和谐状态。这种观点被称为和谐理论,这一学派最重要的代表人物是阿尔克马翁,他生活在公元前500年左右,他认为医学研究应该结合哲学理论,健康就是机体的一种平衡状态;疾病的产生是因为和谐的状态遭到破坏的结果,治疗疾病的目的就是使人体恢复到和谐的状态。这一理论成为日后包括希波克拉底在内的许多医学家的生理病理思想的基础。

### (二)西西里医学学派

西西里医学学派(Sicilia school)是继克罗吞医学学派之后在南意大利和西西里岛发展起来的另一著名学派,该学派的创始人是恩培多克勒。对于人体生理病理,这一学派认为四种基本元素构成人体。四种元素和谐则人体健康,混乱和不和谐是产生疾病的原因。

二是认为心是血管的中心,是血液和灵魂之所在,同时认为"灵气"弥漫在人体之中,是生命的基础。

### (三)尼多斯医学学派

尼多斯医学学派(Knidos school)产生于希腊本土以东的小亚细亚沿岸。由于地理上的原因,受古巴比伦和古埃及文化的影响很大。这个学派的医生注重对疾病的观察,对疾病症状的描述十分精细,诊断准确。虽然医生们对于解剖、生理方面的知识了解很少,但临床经验丰富。该学派的名医克提西阿斯(Ctesias)据说是记载医药处方的尼多斯格言(Knidian Makims)的作者。

### (四)科斯医学学派

在古希腊各个医学学派中,科斯医学学派(Cos school)是影响最大的学派,因为这一学派拥有在古希腊医学成就最高的希波克拉底(Hippocraticum)。希波克拉底生活在希腊文化的繁盛时期,同时期有许多著名学者。他曾随父学医,毕业于科斯学校,多次游历获得了丰富的实际知识,对医学和其他科学进行了严谨的钻研,吸取东方民族的医学成就,总结了民间医疗经验,公元前3世纪初期,亚利山大利亚的学者们在托勒密(Ptolemy)王家的委托下编辑成的《希波克拉底文集》,代表了这一时期的希腊医学成就,对后世医学的影响极大,因而公元前450年到前300年左右的时期也称为希波克拉底时期。《希波克拉底文集》中的内容除了希波克拉底的著作外,还包括了古希腊几代学者的众多著述。希氏文集内容广泛,涵盖解剖、生理、摄生法、病理、内科、外科、妇科、诊断、药剂等诸多方面,其特点可以归纳为:

1. 生理学与解剖学方面的成就

文中以生理及解剖论述人体,列举了一些内脏器官,其中《论心脏》描写了心房和心室,认为右心室向肺输送血液,并从肺接受气,进行交换。左心室含气不含血,是热与智慧之所在,但是还没有严格区分动、静脉。《论腺体》篇把脑描写为重要的腺体,同时也是感觉的中心。文中对骨骼的描述也比较详细。另有《论生育》和《论小儿本质》两篇,记述生育过程和胚胎的形成,认为妊娠是男性种子和女性种子在子宫中会合的结果。文集对于解剖和生理的认识虽然尚存有不少错误,但由于是在对动物解剖观察的基础上的推断,所描述的内容大多数是科学的。

2. 四元素及四体液学说

《希波克拉底文集》依据当时自然哲学中流行的土、水、火、风四元素形成万物的学说来解释生命现象。认为四元素各有其特性,在人体内土性组成固体,水性形成液体,火性是一种弥漫宇宙的精微,它能结合万物,统摄人体并使之具有活力,对此称之为灵气(Pneuma),经过呼吸由大气中吸收,而凝聚于心脏,通过脉管输送全身,运行体液,调节各器官作用,支配生活机能,这一"灵气说"一直影响西方医学两千多年。

关于四体液,认为构成人体主要成份的液体,随四元素的特性也分为四种,包括心脏所制造的血液、脑制造的黏液、肝制造的黄胆汁、脾制造的黑胆汁。四元素与四体液的不同配合构成人体不同气质,有机体生命决定于体液的平衡,治疗上首先要调整体液。据此,他把人体的气质分为四种类型,不同类型的气质表现为不同的心理品质与行为特征。

多血质的人,血液占优势,表现为热情、敏感、喜交往、反应快、适应性强、外向。黏液质的人,黏液占优势,表现为沉默寡言、喜静、不善交往、反应慢、善于忍耐、内向。胆汁质的人,黄胆汁占优势,表现为直率、急躁、感情易冲动、反应快、精力旺盛、明显外向。忧郁质的人,黑胆汁占优势,表现为孤僻、怯懦、不喜交往、反应迟缓、感情丰富而不外露、明显地内向。

希氏学派的气质与体质概念及其作为这种分类基础的四体液学说,现在看起来虽然有些幼稚、原始,但其本质是唯物和辩证的。现代生理学家、诺贝尔生理学奖获得者巴甫洛夫曾经对这一学说予以高度评价:"希腊的天才希波克拉底,在人类无数的气质类型中,已经觉察到它的一些主要特征。"

3. 重视疾病过程

希氏把疾病的发展过程概括为三个阶段:未成熟期,即体液因某种原因改变原有的平衡状态;消化期,即"自然"帮助体液恢复正常或促进身体排除有害物质的过程;转变期,即机体动员"自然疗能"抵抗疾病,使疾病好转或恶化的过程。《希波克拉底文集》对于疾病的发生经过有简明记载,例如,一位患喉部疾病的妇女,对于她的病情是这样记述的:痛苦始于舌端,发音含糊,舌质红,干燥。第一天先发冷后发热;第二天到第三天恶寒,急性发热,颈胸两侧肿胀,四肢冰冷苍白,呼吸急促,饮食可以从鼻腔逆流而出,不能下咽,无尿;第四天病情恶化;第五天死亡。从这段病情记录,可以看出疾病发展的详细过程。

希氏所提出的医学思想的核心,认为疾病是一个自然过程,症状是身体对疾病的反映,医生的作用是帮助患者体内的自然痊愈能力(也称自然疗能),至少不应该损害它。医生的任务不是干扰疾病,制止疾病,聪明的医生应该是帮助病人恢复这一自然力量。这说明他已经认识到心理和社会因素对疾病和医疗活动的影响。在疾病治疗学方面,他倡导灵活地采用拮抗疗法和顺势疗法,具体方法包括:按摩、日光浴、海水浴、静脉放血、饮食、药物及手术治疗等。针对每一病例的特征,每名病人每天的需要,用正当的饮食、卫生方法以及处方。希氏还特别重视预测和判断疾病的预后,并把这一点作为衡量医生医术水平高低的一种尺度,认为只有知道怎样做出正确预后判断的医生才能得到病人的信任,并提出判断预后要根据临床的观察和分析。他对濒死病人的描述被称为经典而流传至今,即"希波克拉底面容":鼻尖、眼下凹、颞部下陷、耳凉且耳叶外翻,面皮粗、干、紧,面色黄或黑。这种动态地分析疾病的转归的方法,对于后世医生注意观察疾病过程,从而进行正确地诊断与治疗有着深刻的影响。

4. 机体整体观念和预防思想

《希波克拉底文集》反映了古希腊思想家的自发辩证观点,它把气候、风土、住居、环境等对人体的影响及构成病因的实际经验,通过自然哲学的思辨来说明,这种经验与思辨相结合的倾向也是本书的特点。它以统一和整体的观点来认识机体及其生理过程。认为身体各部的疾病是互为因果的,自然界保持着严整的秩序,人体的生活现象也有相应的调节作用。疾病时出现的各种症状表明生活机能的破坏,而人体本身又具有使之恢复的调节能力,称为自然疗能,因而主张医生必须细心周到地广泛放眼于人与自然界,对于疾病,提倡顺其自然治愈。在未病之前,要求注意个人卫生、社会卫生,积极地增强体质,预防疾病的发生。这种在大自然与人体相关的认识基础上树立的病因论原则,接受了东方医学的影响。与此同时,对于个体的特定因素及客观现象,运用物理的、机械的知识给予分析解释,则发挥了古希腊医学所具有的科学特色。

### 5. 重视医师道德的修养

《希波克拉底文集》不仅为希腊以及西方医学创建了前所未有的体系,作出了历史性的贡献,并且针对当时希腊社会怀疑知识,轻视道德的诡辩风气波及医界,滋长着空谈惑众,墨守陈规的现象,全文集中在誓词、原则、医师,操行论、规律、箴言等各篇中广泛论述了医师道德。要求医生要有高尚的品德,诊治疾病应基于临床经验及哲学推理,在病床前详细观察病人而不是抽象的思辨。医生应整饬容止,不应急躁轻率,不应有不悦神色,行医时的言谈举止应与医师享有的盛名相称。誓词一篇,作为西方医学道德的典范沿用了两千多年。

在"誓言"中写道:我将遵循摄生法规则,尽我之所能与判断为病人利益着想,而避免伤害。……我将以虔敬高洁为怀,施行医术终生。……无论进入谁家,我将以病人利益为念,远避不善之举,决不诱使男女奴隶或自由民行淫秽之事。无论与我之医业有无关系,我所见所闻凡不应宣泄者,我将永守秘密。我若恪守誓言,始终不渝,我将永享生活和医术的欢乐,永受世人尊重。我若违背誓言,必将遭到惩罚。

"誓言"中还写道:我将授业之师视若父母,有财共享,奉其所需;对待我师的子嗣如同兄弟,对其中有志学医者,我皆免费教授,无需契约;我以书传、口授和其他各种方式传授我的医术,仅传给我之子、我师之子和以誓约表明愿受医学条规约束的我之弟子,而不传授给任何别人,只履行根据我的智能和判断力认为有益于病人的医疗措施,而不做任何有损和加害于病人的事。

"誓言"所反映的希波克拉底的核心思想是竭诚为病人服务。希波克拉底的崇高的医德思想建筑在他严谨的治学精神和自己本身高尚的医德之上。直到今天,在世界不少医学院举行学位的授予仪式上,还要全文诵读"希波克拉底誓言",当然诵读的内容已经不是"希波克拉底誓言"的原文,而是当今医学家根据现代的时代精神作了修改,并加工的新版本。1948年,世界医学协会对该誓言加以修改,并以格言的形式编成《日内瓦法规》,作为医生的道德规范。

"生命短暂,医术永恒","希波克拉底誓言"中所包含的高尚的医德思想和崇高精神,随着岁月的流逝将更加显示出其光辉的色彩。

## 五、亚历山大利亚时期的医学

早在公元前8世纪到公元前6世纪,希腊各地陆续建立了100多个以城市为中心的小王国,历史上称为"城邦国家"。马其顿在希腊北部,建立城邦的时间比较晚,但是到公元前4世纪却后来居上,在希腊各城邦小国中占据领导地位。就在这个时候,20岁的马其顿王子亚历山大继承王位,于公元前334年春天,率领着一支由35万人组成的军队,历经10年征战,灭亡了包括埃及、巴比伦在内的庞大的波斯帝国,一直打到印度河流域,建立了地跨欧、亚、非三大洲空前庞大的亚历山大帝国。其希腊化都城亚历山大利亚形成该时期希腊文化的中心,在亚历山大利亚建有藏书70万卷的大型图书馆,以及从事研究用的博物馆,博物馆事实上兼有研究院和大学的功能,建筑宏伟壮丽,有供学术讨论和讲课的讲堂和教室,有天文台、动物园、植物园和许多解剖室,聘请各国著名学者,如数学家阿基米德(Archimedes)机械学家欧几里德(Euclid)等都曾在此工作。

公元前3世纪前后,亚历山大医学学派就是在这样的环境中诞生的。在亚历山大时期,兴起了编纂《希波克拉底文集》为主的文献研究之风,这对于整理、总结希腊医学,使之进一步提高与传播起到了非常重要的作用。其次,比较重视解剖、生理学的研究,积累了大量实际观察资料。亚历山大利亚时期的医学,特别是人体解剖学,排除了宗教的偏见振兴起来,这是由于埃及自古就有制作木乃伊的习惯,其次是接受了尼多斯医学学派主张对人体细致考察的影响。这时期的解剖学已由动物解剖发展到人体解剖,从片断研究到系统研究,遂使解剖向独立的方向发展。解剖学的发展不久就促进了外科和产科的手术治疗。同时,外科也采取了血管结扎法,这使截肢及其他复杂的外科手术有了可能。

亚历山大利亚时期的著名医家希洛菲勒斯(Herophilus,公元前335～前280年)是记述解剖学的创始者。盖仑称其为最早做人体解剖的人。希洛菲勒斯发现了小肠起始端的长度约有十二指,遂命名为"十二指肠"。他发现了男性尿道起始处的腺体,并命名为"前列腺"。他记述了睫状体、玻璃体、视网膜和脉络膜,从而使他有可能改进白内障手术。他还研究了肝、胰、唾液腺;发现了舌骨;鉴别了感觉神经和运动神经;观察了乳糜管和淋巴。他是最早研究脑和脊髓解剖的人,他发现了大脑、脊髓和神经的联系,认为神经传导感觉至神经中枢,并且掌管动作。他还是第一位将大脑和小脑区分开的人。他根据血管管壁厚薄的不同区分了动脉和静脉,并提出了富有特色的有关脉搏的学说。他认为脉搏以节律为主要特征,与音乐有共通之处,所以研究脉搏必须探谙乐理;他尝试了用当时已经发明的水钟测定脉搏的速率,并初步认识到脉搏与疾病之间的联系,只是并没有认识到脉搏起源于心脏的搏动,却错误地认为它是动脉活动的结果。

爱拉吉斯拉特(Erasistratus,约公元前330～前250)不但是博学的临床医生,而且也是一位杰出的生理学家,特别在神经学、脉管学及其功能的研究方面作出了重要贡献。他从古希腊哲人及医学家那里汲取了关于物质构成的原始的"原子理论"和用以解释生命现象的所谓"精气学说",并且将这些思想与自己的解剖学发现和生理学实验结果结合起来,提出了比较系统的生理学学说。他认为世界上存在生命的精气,"生命之精"包含在吸入的空气之中,由肺进入左心,再进入动脉,成为心脏搏动和产生体温的原动力,借以维持人体的消化和营养,"动脉之精"产生于脑,通过神经到达身体各个部分,给人类以感觉和运动。他的主张对以后罗马和欧洲医学都产生了深远的影响。

亚历山大时期的药学也很著名,出现了原始的药房。西方的植物学之父——西奥夫拉斯塔斯(Theophrastus,公元前370～前285年)对许多药用植物都有研究,著有很多著作。但从公元1世纪,随着亚历山大帝国政治、经济和文化的衰落,医学发展也逐渐停顿下来,医学的中心开始向罗马帝国转移。

## 第二节 古罗马医学

罗马地处地中海亚平宁半岛,农业条件好于希腊。后来,随着一系列征服扩张活动,罗马将整个希腊都置于它的统治之下，建立了一个囊括整个地中海和不列颠在内的帝国。作为希腊文明的继承者和一个环绕地中海的帝国，罗马文明基于希腊文明，同时也有某些特点。

公元前510年，罗马共和国建立。之后，罗马共和国不断向周边开疆拓土，经过一系列征战，统一了意大利半岛。其后随着一系列社会关系的变化和内战的出现，罗马共和国灭亡了。公元前31年，罗马的屋大维建立了罗马帝国。公元4世纪，罗马帝国皇帝君士坦丁在欧亚两洲交界的要地，原希腊移民城邦拜占庭的旧址上，营建帝国的新都——君士坦丁堡。公元395年，罗马皇帝狄奥多西临终时，将帝国分为东西两部分，交给两个儿子分别治理，至此罗马帝国分裂为东西两个帝国。东罗马帝国因其首都旧名叫拜占庭，所以也叫"拜占庭帝国"。而罗马帝国分裂之后，西罗马帝国面临规模空前的内忧外患，直至公元476年，曾雄踞地中海一带的罗马帝国，在奴隶及隶农起义的打击下，加之外族侵袭最终倾覆。欧洲历史从此进入了中古时期。

古罗马时期，吸收了各民族的文化营养，在继承希腊医学成果的基础上，医学领域取得了长足的发展，众多方面都取得了突出成就。古罗马时期的医学成果，成为西方古代医学的重要组成部分。

## 一、早期的罗马医学

早期的罗马医学并不发达，直到公元前146年，在征服了希腊之后，吸纳了先进的希腊医学，罗马医学才有了较快的进步和发展。

罗马是一个中央集权的大帝国，国家有了常备军队。为了保持军队的战斗力，罗马帝国设有军医机构，并且为了防止流行病，还设置了"医务总督"的职位。古罗马人在公共卫生方面的成就是无与伦比的。公共卫生是古罗马人生活方式的重要特征，也是他们对世界医学作出的重要贡献之一。早在公元前312年，罗马就建成了第一条输水管道，以此向城市居民提供清洁的生活用水，并设有专员负责水道的维护。古罗马还修建了公共浴池和厕所等城市卫生设施。随着罗马帝国疆域的不断扩大，公共浴池的建造也越来越多。在今天世界的很多地方，都能够见到罗马当时建造的公共浴池的遗迹。浴池附近还有体育场、竞赛场、休息场所和进餐的地方。古罗马人对食品卫生也十分重视，不少法律条文都涉及食品卫生问题。

古罗马早期，医生多是由战俘中挑选的奴隶，或者雇佣外国人。在著名的"十二铜表法"中规定，医生因手术疏忽而致使奴隶死亡时，需要赔偿。随着希腊医生的不断涌入，他们因为具有较高的医术而逐渐赢得罗马人的信任，声誉也明显提高。他们不仅在诊所里诊治病人，还常常随军出征。凯撒大帝（公元前102～前44年）时期，在城市开业的医生才获得市民权，由此医生的社会地位逐步提高。此外，罗马帝国还建立了具有现代特色的医生协会，并对病人实行保险制度。自凯撒大帝给予医生公民权后，罗马医学有了更大的发展，出现了不少名医和学派。

古罗马所建造的医院颇引人注意，古希腊时期，在古希腊的小岛上已经有阿斯克雷庇亚神庙，它可以看做是最早的医院的雏形。到了罗马时期，法律规定在这座小岛上经过医治康复的奴隶，可以成为平民，这座小岛以后就成为许多生病平民聚集的地方。罗马人在远征途中,设置专门的机构,收容伤员,这些机构以后便发展为军医院。此外,城市中也出现了专门为官僚、权贵服务的医院,以后又设立了慈善性质的公共病院,这些机构逐渐演变为中世纪的治疗院。

## 二、百科全书中的医学内容

罗马帝国的很多重要文献都是百科全书派的作家流传下来的。百科全书派的作家们一般不以行医为业,但他们都具有广博的知识,并且对自然科学和医学都有深入研究。在他们的著述中,医学成为著述的重要内容,资料十分丰富。百科全书派最有成就的代表人物是塞尔萨斯(celsu,公元1世纪),他是最伟大的拉丁文医学作家。在他之前,医学界一直沿用的都是希波克拉底的著作,所有的医书都是用希腊文写成的,到了塞尔萨斯以后,罗马人才开始使用本国文字——拉丁文书写医书。

塞尔萨斯虽非医生,但他广泛收集了各方面知识,在公元25年到35年间编成大百科全书,包括农、医、军事、修辞、哲学、法律等六部,其中能留存至今的只有医学,这是最早用拉丁文写成的医书,它与希氏全集及以后盖伦的著作并称为古代医学的重要著作。塞尔萨斯所记述的发炎四症状即红、肿、热、痛的病理表现,一直作为经典沿用至今。

塞尔萨斯根据对疾病的不同治疗方法分类:饮食治疗有效的疾病为第一类;需用药物治疗的疾病为第二类;外科类疾病为第三类。内容中最有价值的是外科和卫生学方面。外科在塞尔萨斯的著述中占有重要地位,他对颜面及口腔的整形术、摘除鼻息肉、摘除甲状腺、取结石等手术都有记载,书中所介绍的摘除扁桃体手术,与现代医学中的扁桃体摘除术很相似。在他所记述的40多种皮肤病中,至今有些仍旧是以他所定的名字命名。如脓性发癣(celsus Keriou)、急性丘疹状湿疣(celsus Papules)、头部白斑(celsus Vitiligo)等。

塞尔萨斯对于饮食和卫生特别重视,他对能引起胃病的食物及有利尿作用的、麻醉性的、轻泻、收敛性的食物进行了区分,强调对肾病病人严格禁止多吃盐和刺激性食物等。虽然解剖学在塞尔萨斯的著述中极为简单,但他还是认识到了解剖学在医学中的重要性,他说:"我认为医术应当合理打开死人的尸体对学习的人来说是必须的。……我以为对于研究者来说,为了研究还是需要看尸体;为了学习,认识每一部分的部位和排列,在尸体上看比在活体上看要好得多。"

在医学的道路上,塞尔萨斯是希波克拉底的忠实信徒,他认为医生应该勇敢地承认自己的过失,"诚挚地承认自己所犯的过错,对于一个有大智的人是当然的",因为这样可以让后人避免他所犯的错误。这种观点在当时是十分难能可贵的。

## 三、古罗马的医学学派

罗马医学除了保留有希腊的学派外,还有"方法学派"、"灵气学派"和"折衷主义学派"。

### (一) 方法学派

创始人为塞米松(Themison of Laodecea),他大约生活在罗马奥古斯丁(公元前31~公元14年)时期。塞米松提倡原子说,认为一切疾病不外两种形式:紧张状态和松弛状态。这两种状态都是由于毛孔的不正常收缩导致的,太紧了便形成紧张状态;扩张得太大了,便形成松弛状态。因此在治疗上采用抗紧张和抗松弛的两类药物。方法论学派最著名的代表人物是索兰纳斯(Soranus),被称为方法论学派之王,他也是西医妇科和产科的创始人。他的主要著作有《论急、慢性病》《论骨折》和《论妇女病》,其中以《论妇女病》最为著名,此书在其后的100年中一直作为妇产科的范本,对以后几个世纪的产科都有直接影响。在书中索兰纳斯区分了阴道和子宫,讨论了月经、生育、妊娠、产前处理、新生儿护理、子宫出血及其他妇女病。他对新生儿的哺乳、断乳、沐浴、牙齿的护理及婴儿的疾病护理,都有详尽的论述。此外,他还论述了产椅、阴道窥镜及子宫注射器等,将难产的原因归结为产妇、生殖器官及胎儿三个方面,并介绍了如何应用产钳、产椅以及如何通过足式转向等方法进行胎位纠正。他的著作成为早期妇产科的经典著作。

## 二、灵气学派

创始人是阿西纽斯(Athenaeus of Attalia),他于公元41至公元68年曾在罗马行医。公元1世纪前半叶,灵气学派盛行于罗马,其学说建立在灵气是健康的基本原理之上。该学派认为维护人体最主要的因素是灵气(Pniuma),人体的行动、感觉和欲望都由灵气而来。灵气随空气经毛孔进入身体,借助血管分布于各个器官。灵气可使脉管保持一定的紧张度,切脉可探知人体是否健康,故此派很重视切脉。灵气学派的这种思想来自于希波克拉底的体液学说,认为疾病是由于体液紊乱破坏了"灵气"的平衡所导致的,因此,他们主张应用饮食、物理疗法等调整体液。

## 三、折衷主义学派

创始人是阿加提奴斯(Claudius Agathinus of Sparta)。该学派在理论上是"灵气"论者,但在实践上不受任何学派的束缚,博采众家之长,表现为折衷。阿加提奴斯著有关于脉学和应用藜芦治病的论文,他特别提倡冷水浴。折衷主义学派的其他代表人物有阿尔齐金斯、穆萨等。

## 四、古罗马最著名的医学家——盖仑

如果把西方医学史比作一脉峰峦起伏的连山,那么,"医学之父"希波克拉底是这条连山的第一座巨峰,经过500年左右,又出现了可以与之争高竞秀的第二座巨峰,那就是古罗马名医、西方古代医学之集大成者——盖仑(Galen)。盖仑是罗马时期最著名的医生与科学家。如果说希波克拉底时代医学成为一门技术,则盖仑将医学推进到学术上来。盖仑的学说在中世纪医学中占了统治地位。

盖仑于公元130年出生在培尔格蒙,他的父亲是位建筑师。十四岁时,盖仑在故乡帕加马学习各派哲学,十七岁开始学医,他具备数学、自然科学的修养并有熟练的论理学、辩论学的基础,他随解剖学者撒贴罗斯、希波克拉底学派的斯特拉托尼科斯、经验学派的埃士利恩等不同流派的医学者学习,吸取不同学说,融汇贯通来创造自己的见解。父死之后,他到亚历山大利亚学医、二十九岁回到帕加马任剑客学校医生,有机会做解剖生理方面的实验和研究创伤。32岁到罗马任御医,从此,开始了他灿烂的一生。在这期间他写成了许多著作。盖仑晚年又回到帕加马,最终死于西西里。

盖仑的著作广泛涉及医学、哲学、数学、语言学、法律学、修辞学等。他的著作很多已经亡佚，留传下来的医学著作，包括了解剖、生理、病理、治疗、药物、卫生等许多方面的内容。他曾从事过对猪、猴等多种动物的活体解剖。在其论文《论部分的功用》及《论解剖的步骤》中证明：胃壁、肠壁和子宫壁并不是均匀同质的，而是多层结构。此外，还部分地研究了血液在机体中的运行经路，区分了动脉和静脉，观察了结扎动、静脉对脉搏的影响，以及脉搏频率和呼吸运动的关系。并在不同的水平部位以上切断脊髓和感觉神经，观察所发生的现象。

盖仑非常崇尚他所从事的医学，认为只有经过长期培养和训练才能成为一名合格的医生。他反对不重医术、只重赚钱的庸医。并且指出：要想做一个好医生，仅仅懂得医学是不够的，还必须掌握更广博的知识，包括哲学、逻辑学、自然科学和伦理学。盖仑集前人医学知识之大成，把自己的解剖学研究、生理学实验和医疗实践加以总结，构建了自己的医学理论体系，从而将西方医学奠定在科学的基础上，推动经验医学朝着近代实验科学的方向前进了一大步。盖仑和希波克拉底代表着西方医学史上的两座高峰，二者各有所长，竞相辉映。

盖仑认为人体内有三种灵气：(1)自然灵(Spiritus naturalis)：贮存于肝，与肝制造的血液结合后，沿静脉运行身体各部，供给营养；(2)生命灵(Spiritus vitalis)：贮存于左心，来自肝脏之血，通过心室中隔之小孔进入左心后，与生命灵结合，变成高级血液，沿动脉运行身体各部，使人生存；(3)动物灵(Spiritus animalis)：贮存于脑，高级血液流经脑时，吸收动物灵，通过神经，分布各处，使人能感觉与运动。

盖仑关于血液运动的学说，有其合理的成分，如营养物质是通过血液输送到身体各部并转化为能量而消耗。但盖仑认为血液运行的中心不在心脏而在肝脏。血液自肝脏制造出来并送至全身。这一错误学说曾长期被认为是正确的，直到十六世纪维萨留斯指出盖仑的错误，十七世纪哈维才将盖仑这一错误理论彻底推翻。此外，由于盖仑的自然灵、动物灵和生命灵正好用来论证基督教的圣父、圣子和圣灵的"三位一体"观点。中世纪的烦琐学派和僧侣们，抛弃了盖仑对自然科学和医学的贡献，极力推崇，利用其唯心主义成分和错误观点，奉为千古不变的信条，以致在好几个世纪中，对科学的发展反而起了阻碍的作用。事实表明，任何时代任何形式的盲目崇拜都是有害而无益的。

# 第四章 中世纪欧洲医学发展的迟滞

中世纪是指自公元 5 世纪至 15 世纪长达一千多年的时期,史称欧洲黑暗时代(the Dark Ages)。公元 476 年,北方日耳曼族入侵,摧毁了西罗马帝国,这标志着欧洲封建社会的开始。由于欧洲这一时期,处于古代向近代过渡时期,所以被称为"中世纪"(the Middle Ages)。中世纪的早期,封建统治者勾结教会,建立起野蛮、愚昧的宗教统治,致使文化科学受到严重摧残,由于封建主的专制割据,不关心科学技术的发展,致使生产力发展缓慢,文化科学极端落后,医学发展受到严重阻碍,迟滞不前。从医学史来讲,该时期是自盖仑以后到文艺复兴使得人体解剖学兴起以前的这段时间。这一时期的医学史包括拜占庭帝国的医学史、阿拉伯医学史等。

## 一、宗教统治及对医学的影响

中世纪欧洲,教会是封建统治的一个主要势利。教会害怕科学思想动摇其神的信仰和基督教义,因此,极力扼杀一切科学思想,宣扬"经院哲学"。凡是反对宗教信条的学说,皆视为"异端邪说"。当时,医学由僧侣把持,视疾病为上帝的惩罚,鼓吹应当忍受或祈祷,并利用病人求救心理传教。虽然教会势力在宣传迷信利用医药笼络人心,但又禁止人体解剖与手术,轻视与反对科学实验,玩弄繁琐哲学,愚弄人民。

公元 1 世纪,基督教产生于罗马帝国统治下的巴勒斯坦。"基督"就是"救世主"的意思,宣扬对人类的博爱是基督教义的核心。基督教在当时人们倍感绝望的混乱时代赢得了人心,成为一个被广泛信奉的宗教。天主教是基督教的一派,罗马帝国灭亡后,罗马天主教廷和教皇成为欧洲的精神领袖。罗马天主教会在经济上拥有西欧近 1/3 的土地;在政治上鼓吹教权高于王权。因此在中世纪,教会是思想文化领域中最高的权威,教义几乎具有法律效力,哲学、科学、文学都成为神学的附庸,为神学服务。当时的欧洲,经院哲学居于统治地位。经院哲学(Scholasticism)又被称为"繁琐哲学",它为基督教义寻找理论根据,解释和论证《圣经》的真实性,宣扬神创论。经院哲学所讨论的不是自然科学,而是空洞的、毫无价值的哲学问题,比如:天使是什么样子?上帝从亚当身上取下一根肋骨造夏娃的时候,亚当疼不疼?亚当的肋骨是否有 23 根?夏娃的肋骨是否有 25 根?这些都是经典的命题,只有贵族才能够讨论。

中世纪欧洲识字的人不是很多,虽然也有学校出现,但都掌握在僧侣手中,学校里用天主教的语言——拉丁语上课。12 世纪以后,欧洲才开始有大学(相当于我国的私塾)。大学里最重要的课程是"神学",而把科学当做神学的侍女,只准人们信仰托勒密的地心说和盖仑的医学,而且不准人们探求和质问。中世纪时占星术被列为大学的课程之一,占星术发源于古巴比伦,后来影响到了希腊和罗马。

这个时期古希腊医学的光辉已经暗淡,古罗马医学的富丽宝库也已悄然褪色。在医学领域,病人为了获得医治,必须求助于牧师。在基督教博爱精神的指导下,僧侣们给病人看病(主要是护理),也为病人祈祷,形成了所谓"寺院医学"。由于盖仑学说中的神秘的"灵气论"和"目的论"适合教会的需要,教会便用盖仑的三种灵气,即自然灵、动物灵和生命灵来论证基督教关于圣父、圣子和圣灵的"三位一体"观点。从而使盖仑的医学学说教条化,成为宗教神学的重要支柱。"寺院医学"的教学仅仅对教本进行注释或解释,只重视古代权威的教条。盖仑的著述被认为是绝对正确的,即使是明显的错误,也千方百计加以解释。

中世纪的诊断学以观察功能障碍为主,注重查血、尿和痰,验尿法成为比较重要的方法。人们认为,尿是人体排出的主要液体,体液的任何变化都能从尿液中反映出来。验尿法所起的积极作用是促进了人们对尿液进行科学的研究,但也常有只凭尿液而不见病人就妄下结论的事情发生。在欧洲中世纪的医学思想中,精神心理疗法融合了宗教色彩,其中最常见的是行按手礼,国王、主教或神甫只要把手放在病人的头或项背上就行,用这种方法,在集会上一次可以治疗1 000～1 500人。在中世纪,放血术风行一时,放血术的目的是排除体内过多的血液,以治疗相应的疾病。放血术被视为万能疗法,甚至连相思病和抑郁症之类的精神疾病也用放血术来治疗。

## 二、瘟疫大流行及当时的防治措施

中世纪,在宗教势力的统治下,医学的发展停滞不前,卫生状况恶化,加上城市化进程的加快,人口聚集,很多地方没有很好的排水、给水系统,在贫民窟,疾病流行的情况十分严重;商业活动的频繁,加快了人们之间的交流,同时也为疾病的流行开辟了道路;战争也是导致瘟疫流行的重要原因。在瘟疫流行的时候,人员大量死亡,社会充满了恐怖气氛,瘟疫在当时造成严重的经济衰退与社会混乱。当时的传染病包括霍乱、鼠疫、伤寒等多种烈性传染病,统称黑死病(Black death)。许多文艺作品曾描述了瘟疫流行时的惨状。当今的"黑死病"人们常指的是鼠疫,也叫淋巴腺鼠疫,患者先出现淋巴结的溃烂,然后引起肺部的病变,到了后期,病人整个皮肤由于缺氧而变黑,到死的时候,整个人呈黑色。文艺复兴运动的先驱者之一,意大利人文主义作家卜伽丘,在其代表作《十日谈》中描述了黑死病在意大利佛罗伦萨流行后的可怕场景:当时的佛罗伦萨尸横遍野,全城的人都死得差不多了。卜伽丘这样写道:"这疾病太可怕了,健康人只要一跟病人接触就染上了病,仿佛干柴凑着烈火那样容易燃烧起来。"在中世纪的欧洲,麻风病也广为流行,恐惧的人们用船把麻风病人运到海上,投入大海溺死,求生的欲望使麻风病人纷纷逃离,荒郊野外和无人居住的山谷就成为麻风病人的寄宿场所。慢慢地,这里就成为专门放逐麻风病人的隔离区。中世纪对麻风病患者的处理是极其不人道的。

在黑死病到来的时候,虽然有些医生逃跑了,但还是有些医生没有忘记自己的职责。为了对付害人的传染病,很多医生进入疫区,要全副武装,从头到脚都被套在一件油布做的大长袍里,戴着鸟嘴状的面罩。这个长嘴里面可以放上用醋浸泡过的海绵填充物,鼻前还可塞上有芳香气味的物质,人们认为香料可以杀灭有毒的脏气,可以过滤有毒的空气。

这些医生还要佩戴一副装有水晶玻璃镜片的眼镜,用来保护他们的眼睛,以免受到"毒气"的侵害,他们的手上带着一副大手套,手里拿着长长的用来接触病人的指示棒,指导治疗。手套、大褂、香料、面具成为当时医生的标志。

中世纪的人们从传染病的大流行中得到教训,开始注意到接触传染的问题。促使医学家进行新的研究,以寻求防治瘟疫的措施。于是在城市开始实行严格的保持卫生的规章制度,比如清扫街道,不允许向街道倾倒垃圾、动物尸体和废弃物。对于病人和疑似鼠疫患者,必须实行严格的隔离。病人的尸体在晚上运出城市,连同死者的衣物、用具等都予以销毁,甚至将鼠疫患者的房子烧掉。这些办法虽然取得了一定的效果,但由于宗教统治,人们对传染病的病源及其传染途径缺乏研究。14世纪后半期和15世纪,欧洲又多次受到鼠疫的袭击,尤其是意大利首当其冲。但由于人们的防疫知识不断丰富,以及检疫制度的建立,传染病的流行在某些地区得到了有效控制。

中世纪后期,在亚得里亚海东岸的拉齐萨(Ragusa)共和国,采纳了威尼斯防治瘟疫的有效对策,并且加以发展。首先颁布了对海员的管理规则,制定他们在距离城市与海港相当远的地方为登陆处。规定所有可疑的旅客必须在空气新鲜、阳光充足的环境里停留30天后才准入境;任何与外来旅客接触过的人都要实行隔离,这种办法叫"三十天",又延长了10天,此后"Quarantina"(40天)这个名词就是后来"停留检疫"一词的来源。直到今天,"海港检疫"已经成为世界通用的方法。

早些时候,人们认识到麻风病有接触传染的危险,出现了隔离等方法。隔离措施的出现,一方面促进了隔离病院的兴起,隔离措施不仅仅针对麻风病,也针对其他类似的传染病,如鼠疫、斑疹伤寒、肺痨、结膜性眼炎、疥疮、丹毒等。瘟疫的流行也导致了几个好的结果的出现,一个是公共卫生制度的制定;一个是出现了隔离医院;再一个就是海关检疫制度的出现。

## 三、经验医学的继续发展

反动的宗教统治阻碍了自然科学的进步,但阻碍不了医学随时代而发展的必然规律。中世纪时期的欧洲,随着医院、药房、以及医学院在各地的兴建,医学在某些方面也有所发展,其中外科在频繁的战争中进步较快,如法国军队中的理发匠巴累(Ambroise Pare)首创用软膏而不用沸油处理伤口。另如,这一时期的医生已掌握手术后用结扎法而不用烧灼法,强调解剖学在外科上的重要性,创装义肢,并对异位胎儿实行产前倒转术,这些对外科学的发展都贡献很大。

### (一)医院的建立和发展

西医最早的医院应该说是古希腊时期的阿斯克雷庇亚斯神庙。古罗马时期出现了军医院。中世纪医院的发展与基督教密切相关,基督教的教义之一是服务病人,这影响到以后医院的建立。纪元之初,拉丁文Hospitalia原意是旅馆、客栈的意思,当时这种旅馆兼管收留老人、孤儿、残疾人,后来演变为专门为病人提供居住的地方,这也是英文Hospital(医院)一词的渊源。6世纪以后,医院在西欧陆续建立起来。最早的医院实际上兼做旅店,是患病的教徒、旅客和香客的避难所或医务所。按照教会的规定,这些医院一般位于大教堂附近。11世纪,西方侵略者在罗马教会的授权下,以宗教战争的名义,开始了基督教徒反对伊斯兰教徒的十字军东征。东征期间,有大量的伤员需要救治。在这一时期,出现了大量的教团,并且得到了政府的资助,它们与诊所结合在一起,共同发挥医院的作用。12世纪后,正式医院开设兴起,第一个正式医院是1204年建于罗马的圣灵医院。其后,类似的医院建立在各个基督教国家,以至许多医院至今保留圣灵医院的名字。到了14世纪中叶,医院的规模明显扩大。

### (二) 药房的发展

伴随着正式医院的发展,公共药房也开始在欧洲出现。13世纪末意大利开始设立公共药房,之后又成立行会,威尼斯在1258年开始制定医师和药师协会的章程,佛罗伦萨市在1300年制定了药剂师协会规章。药房仿照阿拉伯的形式,开始只是在一些比较富足的修道院中发展。14世纪的药剂师大多是占星家或炼金术士,人们认为他们具有魔力,而他们也力图使自己的药房充满科学气氛,药架上摆放着装有药品的罐子和瓶子。药剂师也像医生一样经常在药房中接待等候诊治的患者,医生也常在药房中诊治患者。医生还和当地的名流们相聚于药房,在意大利,药房几乎成了科学、文化和政治活动的场所。

### (三) 医学教育的兴起

医学教育的发展,是中世纪的一大成就。9世纪以后,意大利、法国陆续出现一些医学校。比较著名的有萨勒诺(Salerno)、伯龙那(Bologna)、巴丢阿(Padua)、蒙派尔(Montpellier)、巴黎(Paris)等处。这些学校多以希波克拉底、盖仑、阿维森纳的著作为教本,同时教授哲学、修辞学、占星术等。并实行考试,学制五年至十年不等,毕业时授予医师(Doctor)学位。在宗教的束缚下,教学脱离实际,教师多为手执古本,高坐讲坛,逐句宣读,不容怀疑。但也有的医学校自由空气较浓,聚集来自各地的名医,用多种语言讲课,允许动物及人体解剖,成为继承发扬古代医学、传播交流医学经验、研究医学学术的中心,对后来欧洲医学的发展起了促进作用。

# 第五章　中世纪东方医学的兴起

中世纪的欧洲,生产力十分低下,科学文化非常落后,而这一时期,东方一些国家却进入到了一个高度繁荣的时期,经济文化都十分繁荣。这主要表现在拜占庭帝国、阿拉伯国家、以及处于盛唐时期的中国。当时,世界政治经济中心已由衰败的欧洲转入东方,使得中世纪东西方医学形成了鲜明的对比。

## 第一节　拜占庭帝国的医学

罗马帝国衰败后,分为东罗马和西罗马两部分,西罗马也叫罗马;东罗马定都君士坦丁堡,也叫拜占庭帝国(Byzantium),它持续了整个中世纪。中国史书上称拜占庭帝国为大秦、黎轩等。中世纪的西方医学,主要是拜占庭医学。在拜占庭,已经出现了医学院、医院和药房;拜占庭的医学家,多是医学百科全书的编纂者,他们继承了古代医学上丰富的遗产,并加以系统化,这是他们具有历史意义的功绩;拜占庭文化(包括医学在内)继承了古希腊和古罗马的成果,在建筑、造船、开矿、兵工制造等方面,都取得了很大成就。此外,他们还与波斯、中国、阿拉伯和印度进行了广泛的贸易和文化交流,从而促进了科学文化的进一步发展。拜占庭帝国比西罗马帝国多生存了1 000年的时间,1453年土耳其——奥斯曼人占据君士坦丁堡,拜占庭帝国灭亡。

中世纪由于城市的发展,人口的增加,人们不断受到传染病的折磨。13世纪,由教会创办的旅行者的避难所和为高龄残废者而设立的济贫院,对黑死病、发疹性热病、结核病等传染病病人,都采取了收容和隔离的措施,由此逐渐发展成为早期的传染病院和医院。到了拜占庭的晚期出现了药房,他们大量吸收亚洲东方其他国家的医药成果,比如,采用阿拉伯和印度药剂,把阿拉伯和波斯典籍翻译成希腊文等。在不断借鉴、吸收和充实的基础上,拜占庭的药房达到了比较高的水平。

9世纪中叶,由于生产的发展和人民对文化的迫切需求,拜占庭帝国出现了大学。大学设有哲学、数学、天文学、语文等科目,并且还讲授和研究医学。在此之前,医生的训练带有个体手工业的性质,到了9世纪,拜占庭医生的训练才改为学校教育方式。其特点是把医学与其他科目的学习比较紧密地结合起来,这种教育方式对提高医生的素养和医学水平起到了很好的作用,为以后的阿拉伯医学的再整理、再发展奠定了基础。拜占庭医学的中继作用,对世界医学是一个伟大的贡献。此外,大规模市民医院和药房的建立以及大学的出现,也是中世纪东方医学的一大功劳。

拜占廷医学的另一主要成就是总结整理了古希腊及古罗马的医学知识。著名的医学家有奥列巴修斯(Oribacius)，他所著的医书代表作是《医学全书》，该书共70卷，内容包括一般疗法、药物学、生理学、解剖学、卫生学、护理学、诊断学、预后学、病理各论、治疗各论、外科学等，只可惜这部书的大部分已经散佚，现存不到三分之一；阿哀修斯(Aetius)，他著有《四卷集》，实际为16卷，著作涉及医学各个领域，其中对眼、耳、鼻、喉、齿病的描述可以称得上是最简练准确的"经典式描述"；特拉里安纳斯(A·Trallianus)，著有《疾病与药物》一书，对神经系统疾病的研究有较突出的贡献。这些学者多为百科全书作家。他们在总结、整理希腊、罗马医学，促进医学交流上作出了贡献。

## 第二节 阿拉伯医学

公元640年，阿拉伯人占领了亚历山大利亚，各部落统一建成萨拉森帝国(Saracen)。他们原有文化虽较低，但在与各国往来中吸收了希腊、波斯、拜占庭、中亚各民族以及中国唐代的科学文化，创造了灿烂的阿拉伯文化，在天文学、数学、力学、光学、制药化学等方面都有很多成就。都城巴格达成为东西方科学文化交流的中心。阿拉伯医学是当时除中国以外最先进的医学，对后期世界自然科学的发展影响很大。

伊斯兰教是世界三大宗教之一，伊斯兰教的创始人是穆罕默德(公元570~632年)。他在犹太教、基督教和本民族原始信仰的基础上创立了自己的宗教体系——伊斯兰教。该教义宣扬主神安拉(真主Allah)为宇宙天地间唯一的真神和造物主，《古兰经》是伊斯兰教的精神源泉，它除了阐述伊斯兰教的教义外，也记载了古代阿拉伯社会政治、经济、军事等方面的历史。公元632年6月8日，穆罕默德在麦地那(Medina)病逝，他的继承者们经过一系列大规模的征服与扩张，将穆罕默德创立的阿拉伯国家建成了一个地跨欧、非、亚三洲的阿拉伯帝国，古代中国史书把阿拉伯帝国称为"大食"。

我们所说的阿拉伯医学，指的是中世纪时期在伊斯兰地区用阿拉伯文汇集的医学。就地域而言，不仅包括阿拉伯半岛，还包括波斯、埃及、中亚以及我国新疆的一部分。阿拉伯医学的发展可分三个阶段，第一个阶段为发展初期，即公元2世纪，该时期为西方医学由希腊、罗马传人阿拉伯的时代，也就是所谓翻译时代；第二个阶段为极盛时期，即公元8世纪到12世纪初，通常所说的阿拉伯医学，主要是指这个时期；第三个阶段为衰退时期，1258年，蒙古人攻陷巴格达，阿拉伯加里发(Calif)王朝灭亡，阿拉伯时代宣告结束，阿拉伯医学被13世纪以后兴起的欧洲医学所取代。

# 一、阿拉伯医学的主要贡献

## (一)保存和发扬了古代医学成就

中世纪黑暗对期，欧洲古代文化几乎毁灭殆尽，阿拉伯学者大量翻译了希腊、罗马医学著作，使之得以保存下来。后来，欧洲人不得不从阿拉伯文再译成欧洲文字。阿拉伯人不仅继承了古代医学的精华，而且对其有进一步的发扬。

## (二)沟通了欧亚医学

阿拉伯帝国地跨欧、非、亚三大洲，这里不仅成了欧亚医学的交汇点，而且还起到了沟通欧亚医学的桥梁作用,从而促进了世界医学的发展。阿拉伯人研究了希腊及罗马医学,又从中国学习了脉学和炼丹术,从印度学习了药物知识,同时吸收了波斯以及中亚各民族的医学知识,并促进了医学的广泛交流,将希腊医学传入中国,将中国、印度医学传至欧洲。15世纪后,欧洲特别重视对血管的研究,就是由于中国的脉学通过阿拉伯人传入欧洲的缘故。在我国元代,政府曾经组织人力翻译阿拉伯的医书,并建立有广惠寺和回回药物院等阿拉伯医药组织,元朝时期还翻译、编纂了《回回药方》。哈维(Harvey)就曾读过阿维森纳的书,这对于他发现血液循环原理有一定启发。

### (三)发展了药物化学

约在8~9世纪时,由中国传入阿拉伯的炼金术,获得极大发展:制成了许多药物化学器材(如烧瓶、水浴锅、蒸馏器、乳钵等),改进了许多化学实验方法(如过滤、蒸馏、升华、结晶);制成很多化学药物(如酒精、硼砂、升汞、苛性钾、樟脑以及各种药露),这些创造性成就,对后来科学发展贡献很大。化学一词 chemistry,即源于阿拉伯文的炼金术(al-kimia)。而 kim 则是中国"金"字的古音。由于制药发达,阿拉伯有了最初的药房。许多药物传至世界各国,如安息香酸、木香、龙涎香、乳香等。不少现代药物名称也来自阿拉伯。如苏打(soda)、糖浆(syrupus)、糖(sugar)、樟脑(camphora)等。

但阿拉伯医学由于历史条件的限制,也有其缺陷。主要是严格尊崇古书的教条主义阻碍了医学的进步,而热衷于注释古书的繁琐主义则限制了创造性的发挥。此外,可兰经教义严禁解剖,因此解剖学、生理学没有任何发展。

## 二、著名的阿拉伯医学家

累塞斯(Rhazes,公元850~923年)是巴格达医院的创建者。著述二百余卷,主要著作为《医学文库》,内容相当丰富。他是较早提倡应用化学药物治疗疾病的医家。在他的另一代表作《天花和麻疹的区别》一书中,论述了天花与麻疹的临床症状、鉴别诊断和治疗,堪称经典之作。累塞斯提倡环境卫生和个人保健,同时在外科方面,他还描述了取出咽喉异物的器械,并创用了棉花裹伤。

医王阿维森纳(Avicenna,公元980~1037年)是阿拉伯最著名的医学家。他与希波克拉底、盖仑并称为"医界三大明星"。他非常博学,不仅精通医术,而且是哲学家、文学家、教育家和诗人。著作甚多,医学方面最有名的是《医典》(Canon Medicine)。《医典》总结了希腊、罗马、阿拉伯医学的成就,并吸收了中国、印度的医学经验。全书约100万字,分为五卷,内容丰富详尽,叙述条理分明,语言简练优美。这部书不仅在数百年内成为东方国家研习医学的指南,而且直到17世纪时欧洲一些大学仍用作教本。《医典》内容包括解剖、生理、病理、治疗、药物、卫生和饮食等。在"论热病"一章中,他认为传染病是由肉眼看不见的病原体所致,通过土壤和水传播。在治疗方面,他详细说明了放血的条件、适应症、禁忌和术式;记述了膀胱截石术、气管切开术以及用汞剂治疗梅毒等。此外,他记载和应用了数百种新药,大大丰富了当时的药物知识。

阿维森纳比较重视观察和实验,并注重精神因素对健康和疾病的影响。但他也有神秘论的观点,研究解梦,预卜吉凶,对一些药物的疗效也有过不合理的推论。

# 第六章 文艺复兴时期的医学发展

文艺复兴时期是欧洲文化与思想发展的一个重要阶段。地理知识的扩大和资本主义手工工厂的出现,中国四大文明的传播和欧洲文化的西迁,使欧洲人文主义和自然科学在这一时期兴起,促使科学文化方面取得了较快的发展。在医学方面,这一时期人体解剖学作为一门独立学科的建立,奠定了近代西方医学高速发展的基础。该时期人们在外科和传染病方面的创新思想,揭开了近代西方医学发展史上的新篇章。

## 第一节 文艺复兴时期的社会背景

文艺复兴是欧洲文化与思想发展的一个重要时期,文艺复兴时期的开始大约在14世纪初,这个时代的特点是欧洲封建制度开始崩溃,新兴的资产阶级崛起,他们对封建制度及其意识形态展开了全面的进攻。当时中国的火药、指南针和造纸术已经传至欧洲,对欧洲文艺复兴起到了推动作用。1453年土耳其人占领君士坦丁堡,东罗马帝国覆灭,大批学者携带希腊文化遗产向西方迁移,这些希腊文化被广泛地用作反抗教会思想的武器。新兴的资产阶级从古希腊文化遗产中酝酿出人文主义的思想,成为文艺复兴时期的主导思想。

到15世纪末16世纪初,哥伦布发现了美洲,麦哲伦完成环球一周的航行,他们的行为使人们的地理知识扩大了,眼界开阔了,也为资产阶级开拓了市场,促进了资本主义经济的发展,自然科学也相应地发展起来。这时期出现两种情况:一是复古,即古代文化的复兴,人们希望从希腊、罗马所留存下的宝藏中吸取养料;一是个性的复活,尤其表现在对人体和艺术的重新重视,并渴望思想自由和言论自由。近代资产阶级文化首先是从意大利发展起来的,其后尼德兰、英国、法国、德国也相继产生文艺复兴运动。新兴的资产阶级反对宗教对科学的束缚,提倡科学实验,主张研究和认识大自然的一切和人体本身,这种思潮称为"人文主义"(Humanism)文化。人文主义者努力发掘和研究古代的文化宝藏,探索人体构造的秘密和各种科学问题。他们总的口号是"我是人,人的一切我应该了解"。所以文艺复兴对医学的影响很大。

1543年哥白尼的《天体运行论》一书的出版,证明地球与其他行星是围绕太阳而运转的,他的太阳中心说打击了教会的关于地球是宇宙的中心,人和神相似的思想。虽然他的书因被当时统治者视为"异说"而遭禁止,但是进步的科学家仍然发展了哥白尼的学说。哲学家布鲁诺发展了太阳中心说,提出宇宙是无限的,最后遭到宗教法庭的审判,1600年他在罗马的一个广场上被活活烧死。

近代自然科学从文艺复兴时期产生并发展起来。自波兰学者哥白尼向神学开了第一枪;意大利人布鲁诺指出宇宙空间无限;德国天文学家开普勒又证明了行星运行规律;伽利略开创落体运动实验。这些自然科学的伟大发现,动摇了宗教的迷信统治,并从此产生了实验科学。16世纪末叶的英国科学家培根是当时科学实验方法的杰出代表。他在其主要论文《新工具》(1620年)中指出"只有观察和实验是真正的科学方法"。他还要求"医生放弃一般庸俗的观点,要面向大自然"。他把医学的任务分成三个方面,即"治疗疾病、保持健康和延长寿命"。他主张研究比较解剖学和病理解剖学、治疗中应多采用特效药物,注重调查病情,记载病历。马克思称他是"英国唯物论和新时代实验科学的始祖"。

16~17世纪的医学就在这种注重观察、实验和推理的精神下发展起来,许多学者突破陈规旧习,主张医学革新。如瑞士医师兼化学家巴拉塞尔萨斯(Paracelsus),他认为:"医生的理论就是经验,没有科学和经验谁也不能成为医生。"1527年他在巴塞尔(Basel)大学任教时,当众烧毁盖仑和阿维森纳的著作,斥为无用;并首先用德语讲演和著作,开创了用本国语言讲授医学的新风气,使医学易为大众接受。由于巴拉塞尔萨斯传播革新思想,受到旧势力的迫害,1528年被迫离职,飘泊终身。但医学革新的浪潮却滚滚向前,未曾停息。

## 第二节 人体解剖学的创建

欧洲的中世纪,在教会的封建统治下,反对进行人体解剖,直到13世纪以后,阿拉伯的一些盖仑注释家出现,才有了解剖学。其后虽然医科大学也设有解剖课,但是这种解剖课程部是严格按照盖仑、阿维森纳的教本进行的,甚至也可以说是为了用解剖的实例来说明这些教材才进行的,并非为了研究。在1316年,意大利著名的大学教师蒙迪诺写的《解剖学》一书中,附有一幅解剖教学图,图示中教授高坐讲台,用本宣读,助手在下执棒指点,仆人具体操作解剖,学生们则绕桌旁观。此书竟再版20多次,一直沿用到16世纪。

文艺复兴时代文化科学的特征之一,是重视对人体结构的研究。意大利艺术家达·芬奇(Leonardo da Vinci,公元1452~1519年)是现代解剖学创始人之一。他研究了肌肉的收缩与骨骼运动;证实了血管起自心脏;描绘了内脏的位置和形态,绘出数百幅精美的解剖图。他首先对盖仑的解剖著作提出质疑。反对盖仑所说的肺和气管与心相连,他曾从气管吸入空气,无论如何用力,也不见空气由气管入心。于是认定肺静脉决不能输气入心。此问题,不久便被医学家所注意。他曾计划刊行一部解剖生理教科书,可惜未出版。所绘解剖图,至今尚存150多幅,可称为科学上的艺术珍品。

近代解剖学主要奠基人是杰出的比利时学者维萨留斯(Andreas Vesalius,公元1514~1564年)。他早年在巴黎大学和蒙派尔医学院学习,后任教于意大利著名的巴丢阿大学,成为当时解剖生理学派的代表者。他冲破当时每年只准解剖一具尸体的禁令,和友人到刑场偷取尸体,于暗室里进行解剖。因此,积累了丰富的解剖学知识。1543年著解剖学名著《人体之构造》,是世界上第一部科学的系统解剖学专著。书中指出盖仑等前人错误二百余处，全书630页，由画家凯尔卡协助绘制插图300余幅。内容系统详细，对骨、软骨、韧带、肌肉、血管、神经、消化器官、呼吸器官、心脏、泌尿生殖系统、脑及感觉器官等都作了真实、细致的描述，而且富有生气和动态感。维萨留斯在教学上也是一个革新者。他讲课时，利用标本、模型和尸体示教，并用活动物作各种实验。维萨留斯和巴拉塞尔萨斯等其他革新者一样，遭到守旧势力的迫害。在受尽嘲笑和侮辱之后，他愤然烧毁许多著作和手稿，离开巴丢阿大学，但仍受到反对势力的欺凌，最终于1564年惨死异乡。

## 第三节　临床医学的发展

### 一、外科

中世纪的医生是分等级的，内科医生的地位较高，外科医生的地位较低。这种严格的等级制度在文艺复兴时期仍然保持着。可在当时真正有临床经验的却是有实际操作技能，进行具体观察的医生，这种情况在战场上更为明显。文艺复兴时期的外科进步正是靠这些有实际经验的医生推进的。如法国的理发师医生、军医巴累（Pare A）正是这样的医生，他在长期的军医实践中总结了许多外科新经验。过去传统外伤治疗，认为火器伤是有毒的，必须用赤热的铁器烧灼，并用一种煮沸的油剂进行冲洗，接受这种治疗，在尚无麻醉法的情况下，伤员是十分痛苦的。巴累改革了这种方法，他指出弹伤没有毒性，不必用热油治疗，主张创伤后的出血也不必用烧灼法，只要用结扎法即可。

由于巴累了解人体解剖学的主要知识，并应用到外科上，使传统的外科有了重大改变，并使外科医生的地位提高。此外，他还提出了人造假肢和人造关节的设想。由于他不会拉丁文，他的著作《创伤治疗》等书，都是用他本国的文字法文书写的，这在文艺复兴时期也是一个大的改革。他的学生有几位成了后来的知名外科专家。巴累的著作是外科史上的一大进步。

### 二、内科病和传染病

文艺复兴开始时，解剖学上的成就尚未使生理学获得飞跃，以生理学为基础的内科学也没能较快发展。当时内科学的医疗技术与中世纪非常类似，四体液学说依然是解释疾病现象的主要学说。在文艺复兴时期，内科学的发展主要表现在医学书籍的增多，内容更丰富。这些新译本和新书籍，逐渐替代了阿拉伯医学书籍的位置，阿拉伯医学在整个医学史中的地位，也不再像以前那么重要了。

文艺复兴时期，内科学的另一个进步，是对传染病的新见解。1546年意大利学者夫拉卡斯托罗对传染病的本质进行了较为深入的研究。在他的名著《论传染和传染病》一书中，把传染病的传染途径分为三类：第一类是单纯接触，如疥癣、麻风、肺痨；第二类为间接接触，即通过衣服、被褥等媒介物；第三类为远距离传染。他把传染源解释为是一种最小粒子，是人感觉不到的东西所传染的，而且人们对这种小粒子有不同的亲和力，小粒子从患者传染给健康人，使健康人致病。他还认为这种粒子具有一定的繁殖能力。夫拉卡斯托罗的想法与19世纪后期细菌学的主张非常类似。只可惜当时还没有显微镜,他的这种想法不能用实验观察来证实,因此他的观点没能被更多的人接受。

另外,在这一时期的欧洲,人们逐渐认识到某些疾病是通过性生恬传染的。因为这是一种名誉不佳的病,所以它的命名十分困难,在很长时间内名称都不统一,法国称其为"意大利病"或"西班牙病",而在意大利又称它是"法兰西病"。最后是夫拉卡斯托罗把这种病命名为"syphilis",即今天所说的梅毒。自从这一病名确定以后,就有很多相关的书籍和文献发表出来。这是夫拉卡斯托罗对医学的一大贡献。除此之外,夫拉卡斯托罗对其他一些疾病也提出过独到见解,最著名的是关于斑疹、伤寒的记载。

文艺复兴时期的医学成就,最重要的是奠定了人体解剖学的基础,这是一个划时代的突破。西方医学就是在16世纪解剖学的基础上,经过17世纪的生理学,18世纪的病理解剖学,19世纪的细胞学、细菌学等,以及19世纪末和20世纪的临床医学的巨大进步,才逐渐成为今日的医学科学的。

# 第七章 17世纪的西方医学

17世纪，随着荷兰、英国等国家资产阶级议会制度的建立，新兴资产阶级的社会地位更加巩固，不但使工商业在得到欧洲较快发展，同时对科学技术的进步也起到了推动作用。在这一时期形成的以培根为代表的哲学思想，强调科学须是归纳的、实验的和实用的，须建立在科学的观察和实验基础之上，这一思想一直沿用至今。在17世纪，涌现出众多的著名学者，如笛卡尔、哈维等，他们强调数学的重要性，提倡逻辑推理，注重用科学的方法对观察和实验结果进行分析，其学术成就对化学、生物学、生理学等学科的发展影响很大。

## 第一节 生理学的奠基

文艺复兴后解剖学的发展，促进了人们对生理学的研究。同时随着数学和物理学的进步，促使17世纪的各医家应用机械、力学、量度的概念和方法开展实验研究。如巴丢阿大学教授、瑞士人桑克托瑞斯（Sanctoris），他最先在研究了人体的新陈代谢时，改制了伽利略的体温计与脉搏计，并在特别的小室中进行了三十年人体机能测量的实验研究，证明人的体重是经常变化的，发汗可使体重减轻。正是这些生理学的初步机械性实验研究，为其后人们对新陈代谢的研究提供了有益的启发和经验，也促使生理学逐渐发展成为一门独立的医学学科。17世纪，生理学最大的成就是发现血液循环。这一伟大业绩归功于许许多多的研究者，如盖仑、达·芬奇、维萨留斯、塞尔维特等，但最后完成者是英国医生哈维。

哈维（William Harvey）运用前人的有益知识与经验，坚持科学实验，注重逻辑推理，通过大量的动物实验和人体测量，最终于1628年发表了他的不朽著作《论动物的心脏与血液运动的解剖学研究》。此书虽仅72页，但凝集着众多研究者的心血。血液循环的发现奠定了生理学的科学基础。恩格斯写道："由于哈维发现血液循环，而把生理学确立为一门科学。"

哈维所阐述的血液循环理论主要有以下几点：

1. 右、左心室同时收缩、舒张，迅如闪电，血液来不及由右心室流入左心室。把狗左心室割去，不见血液自右心室流过来。同时参考维萨留斯的著作，从而判定左心室血液并非自右心室经室间隔的小孔流入，而是经肺循环自肺静脉流入心脏。

2. 心脏的血液绝非如盖仑所说的来自肝脏，流出后即不再返回。哈维用狗做实验，测知狗半小时心血搏出量约等于3.5磅。然后将狗放血,测得全血量为4.0磅。遂作如下推断:狗心室半小时排出血量几乎等于全身血量,这绝非肝脏短时所能制造出来,既或可制出,偌大血量也绝不可能消耗殆尽。他又测知人每小时心血输出量约540磅,相当于人体重之三倍。这样大量的血液绝非肝脏一小时可以制出。身体每小时也不可能消耗这么大量的血液。因此哈维认为盖仑的学说是站不住脚的。

3. 哈维观察了人体静脉内瓣的作用。他用带子紧扎手臂,发现远心段静脉膨胀,以指向离心方向挤去,见下端更加膨起,而上段脉管则因中空而扁缩。相反,用带子紧扎手臂,动脉近心段膨大,每次心搏,就可触到一次脉搏。而远心段动脉管因无血液,触不到脉搏。由此,哈维判定静脉血只能回流到心脏,再靠心脏的收缩将血压入动脉,流向全身,是一循环运动。

4. 通过对上述实验的分析,哈维认为:人体内血液是循环着的,血液自左心室经主动脉分布全身,再经过腔静脉流回右心室,又经过肺循环流入左心室,如此,循环不已;动脉是从心脏输出血液的管道,静脉是运回血液到心脏的管道;心脏的搏动是血液循环的唯一原因。

由于显微镜的使用当时还未普及,哈维的理论中未提及联系动、静脉之间的重要结构——毛细血管,直到1661年马尔皮基(M·Malpighi)在显微镜下看见了蛙肺的毛细血管,1688年列文虎克(A·V·Leeuwenhoek)在鳗鱼的尾巴、蛙蹼和蝙蝠的翼膜上看到了血流通过毛细血管的实际循环过程,才并进一步完善了哈维的血液循环学说。

哈维的重大发现在当时曾遭到一些人的反对和讥讽。巴黎教授会议禁止学校讲授血液循环学说。但哈维坚持真理,毫不动摇。血液循环这一客观真理经受了实践的长期检验,最终被人们所认可。

## 第二节 显微镜在医学中的广泛应用

航海和天文学的需要促进了玻璃工业的进步。自1608年荷兰磨制镜片者Lippershey把镜片组装起来,发现可用于看清远处景物后,1610年伽利略制成放大32倍的显微镜,并将其用于天文学的研究。1661年意大利人马尔皮基利用改进的显微镜在蛙肺中发现了毛细血管。比马尔皮基小四岁的荷兰人列文虎克,又继承前人的经验,进一步研制出放大270倍的显微镜,并观察了蚊、蝇、兔耳、动物和人的精子以及水、粪便和牙垢中之微生物等,他以极大的好奇心、顽强的毅力和科学的态度描述和报导了微生物世界的新发现,写出报告共达370余个,为微生物学的最初奠基作出了重大贡献。

显微镜技术应用于医学,使人们的视野扩展到微观世界,开拓了医学研究的新领域,促进了医学科学的突破性进步。然而,显微镜应用于医学之初,也遭到许多人的非难和攻击,如有人污蔑列文虎克在利用魔镜玩弄妖术;有人说"你可能发现真理,但是你一生也得不到人们的信服"!然而列文虎克不畏科学道路的险阻,坚持研究工作直到晚年。

17世纪利用显微镜取得的医学研究成果主要有：

| 年代 | 研究者 | 国别 | 业绩 |
| --- | --- | --- | --- |
| 1646 | A·Kircher | 意 | 报导微小生物观察结果 |
| 1648 | M·Malpighi | 意 | 发现血液中异物（后确认为血球） |
| 1658 | J·Swammerdam | 荷 | 发现蛙血血球 |
| 1660 | M·Malpighi | 意 | 发现肺泡 |
| 1661 | M·Malpighi | 意 | 发表《肺的研究》奠定显微解剖学 |
| 1662 | L·Bellini | 意 | 发现肾小管 |
| 1664 | J·Swammerdam | 荷 | 发现淋巴管的瓣膜 |
| 1665 | M·Malpighi | 意 | 观察腺体构造 |
| 1665 | R·Hooke | 英 | 发现软木细胞 |
| 1670 | M·Malpilghi | 意 | 发现肾脏马尔皮基小体 |
| 1672 | C·Brunner | 瑞士 | 发现十二指肠腺 |
| 1672 | R·Graaf | 荷 | 发现卵巢滤泡 |
| 1673 | N·Grew | 英 | 观察植物微细构造 |
| 1673 | A·Leeuwenhoek | 荷 | 确认红血球 |
| 1675 | A·Leeuwenhoek | 荷 | 发现原虫 |
| 1679 | A·Leeuwenhock | 荷 | 发现横纹肌 |
| 1680 | A·Leeuwenhock | 荷 | 发现酵母细胞 |
| 1683 | A·Leeuwenhock | 荷 | 发现细菌 |
| 1686 | A·Leeuwenhock | 荷 | 确认毛细血管 |

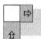

## 第三节　17世纪医学理论的三个学派

17世纪，物理学、化学和生物学等学科有了显著的进步，一些传统的医学理论在这个时期受到新的科学理论的挑战。包括权威的盖仑学说也开始受到人们的质疑，他的灵气学说和对血液的特性等方面的认识，已不适宜用于解释许多新的发现和实验结果。这一时期在欧洲的医学界也出现了百家争鸣的局面，归纳起来，可以分为三个医学理论学派。

### 一、物理医学派

物理医学派，也叫自然科学派。在桑克托留斯、哈维等学者将物理学知识应用到医学上，并取得成功后，这一学派主张用物理学原理解释一切生命现象和病理现象，代表人物是法国数学家、物理学家笛卡尔。1662年，笛卡尔在出版的一本书中写道："宇宙是一个庞大的机器，人的身体也是一部精细的机器，从宏观到微观，所有物体无一不是可用机械原理来阐明的。"根据物理医学派的理论，人体可被看成是由许多零件组成的复杂机器，心脏是水泵，肌肉运动，骨是杠杆，关节是枢纽，消化过程如锅炉燃烧，食物提供能源，神经是联络维持身体各种活动的力量。这种只用机械观点来解释生命现象的学说虽有一定的科学性,但也存在着片面性。

物理学派的另一个代表人物是波累利(Borelli GA)。波累利曾是伽利略的学生,并与马尔皮基是挚友。波累利认为肌肉运动是一种力学原理,人体的心脏搏动、胃肠蠕动都符合力学原理,他甚至认为胃的消化功能就是摩擦力作用的结果,受历史局限性的影响,这种片面性机械论的观点当然是有失正确的。但波累利所著的《动物之运动》一书中,提出测定肌肉收缩时须考虑到肌肉的附着点,以及他将肌肉收缩产生的运动比作是物理杠杆的原理,在某些方面也有一定的科学性。

## 二、化学医学派

化学医学派的观点与物理学派相反,这一学派把生命现象完全解释为化学变化。化学派的创始人是海尔蒙特(Helmont B van)。他认为人的生理机能纯粹是化学现象,由"特殊精力"所推动,由感觉灵魂所掌握,"特殊精力"产生在人的胃内。这一学派的另一代表人物是希尔维厄斯,他应聘于莱顿大学,这座大学是17世纪后半期欧洲最优秀的大学。希尔维厄斯曾对盐类与酸类物质结合产生的变化进行了研究,对化学亲和力的作用有较深入的认识,他试图将医学上的血液循环、肌肉运动用化学原理来解释。他主张人体内存在三种要素:水银、硫磺和食盐,这种观点与16世纪帕拉塞尔萨斯的观点相似。他同样认为人体发生疾病是由于体内酸碱物质失去平衡的结果,治疗疾病的方法应注重于恢复人体内的酸碱平衡。另一位化学派的代表人物,是牛津大学的威利斯,他注重临床观察,是西方第一个知道糖尿病患者的尿是甜味的人,所以糖尿病也被称作威利斯氏病(Willis disease)。他记述过重症肌无力症,描述并命名过产褥热和大脑基底动脉环。

化学派在解释人体生理现象方面的确作出过一定贡献,特别是在消化生理的研究中,用化学变化解释唾液、胃液、胰液的功能是很正确的。化学派在17世纪的医学中占有一定地位。

## 三、活力论派

活力论派以德国化学家兼医学家斯塔尔为代表,从他发表的《燃素论》一书中可知,他的观点看似深奥,实际上是拥护亚里士多德的理论,而反对笛卡尔"动物体是机器"的观点。活力学派认为生物体各种现象不可仅用物理、化学原理来解释,它是由一种完全不同于物理、化学的物质所支配,这种物质被称为"感觉性灵魂",其特性与亚里士多德所说的灵魂很相似。灵魂有时也被称做活力,这一学派认为人体的内在化学变化是由活力所支配。

17世纪医学上这三个学派的形成,既是当时科技发展的代表,又存在历史的局限性,因此,对它们的历史意义和不足,应一分为二地去认识。

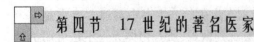
### 第四节　17世纪的著名医家

17世纪是西方医学发展较为活跃的时期,这一时期涌现出的著名医家除了哈维以外,还有西登哈姆、范·海尔蒙特、笛卡尔、柯切尔、胡克、拉马齐尼等。

西登哈姆是17世纪的著名临床医学家,在当时,由于许多医生较注重研究解剖学和生理学,似乎忘记了医生的主要责任,所以西登哈姆指出:"与医生最有直接关系的既非解剖学之实习,也非生理学之实验,乃是被疾病困扰的患者。故医生的任务首先是正确探明痛苦的本质,也就是应多观察患者的情况,然后再研究解剖、生理等知识,以得出疾病之解释和疗法。"由于西登哈姆重视临床医学,并在许多方面有所成就,故有人称他为近代临床医学之父。1676年,西登哈姆出版了《关于急性疾病的发生及其治疗的观察》一书。在这本书中,西登哈姆依据症状进行分类,记述了风湿病、舞蹈病、丹毒、胸膜炎、肺炎、歇斯底里等疾病的临床症状。此外,他还写过一篇有关痛风的论文,对17世纪以后描述专科疾病论文的不断出现起到了推动作用。

范·海尔蒙特,著名医师兼化学家,生于比利时。范·海尔蒙特认为由于胃液呈酸性,胆汁呈碱性,二者在十二指肠发生中和反应,故酸碱失衡是发生疾病的重要原因。他主张治疗疾病应注重调整机体的酸碱平衡,对不同的疾病须用各自专一的化学药物。他相信人体的自然痊愈力,不主张应用含多种成分的"万灵药"或放血疗法,而提倡注重食疗法等。范·海尔蒙特还是二氧化碳的发现者,并最早指出热性病患者的尿液比重较正常人大。范·海尔蒙特的代表作为《医学起源》(英译本名为《医学精要》)。

笛卡尔,法国数理学家,他对生理学也有较浓厚的兴趣。他曾在研究动物内脏神经时观察到有营养物质在肠周围渗出的现象并最终确定这与进食有关。这为人们最终确定肝门静脉系的功能奠定了基础。但是笛卡尔错误地把肝脏当成淋巴液循环的中心器官,直到1647年法国学者佩夸脱揭示了胸导管的存在及功能,该错误才被纠正。笛卡尔强调科学的目的在于征服自然,使人成为自然界的"主人和统治者"。他反对经院哲学,曾提出"我思故我在"的著名命题。他不但坚信哈维的血液循环学说,还首先提出"反射"一词,并指出反射是由神经系统所决定的。笛卡尔肯定脑是智慧的器官,认为知觉、观念都位于脑内一定的部位,这是近代脑机能分区说的开始。

柯切尔,17世纪德国自然科学家。他在医学上的主要功绩是指出生命组织的腐败是由不可见的微小生物所致,并认为黑死病等传染病是由微小生物引起的。他还提到在发热患者的血液中看到了微小动物,以及在显微镜下从黑死病死亡者的血中找到了蠕虫,并且他深信这是黑死病的病因。虽然有人怀疑柯切尔的显微镜是否有足够的放大倍数足以看到微生物,但人们应用柯切尔博物馆所藏的显微镜,证明他的显微镜能看到大的微生物和小的有机体的团块。说明在当时的条件下,柯切尔不但对显微镜很有研究,而且也很会将其用于实际工作中,最终取得突出成就。

胡克,17世纪英国科学家,生物组织学的先驱。胡克是许多实验仪器与机械工具的发明与制造者。他曾对当时的显微镜做了许多改进,并是最早应用显微镜观察植物的学者。他在1665年出版《显微镜学》一书中绘制出生物学史上最早的细胞结构图——软木细胞,并将其命名为"cell"。但他当时尚未认识到细胞是生物机体的重要组成部分。胡克还指出动物,一定有种绝对重要的气体被吸入血液中并周流全身。虽然当时尚未分离出氧气,但1667年胡克曾做过呼吸生理的动物实验。实验证实如果没有新鲜空气供给肺脏,动物就不能维持生命,胡克因此提出肺是为了吸入新鲜空气的器官。

拉马齐尼,17世纪末、18世纪初意大利医学家、职业病和工业卫学学的先驱。马齐尼生活的年代,正是欧洲资本主义制度发展的兴盛阶段,当时在手工工厂劳作的广大工人,由于缺乏劳动保护措施,产生了一系列新的疾病——职业病。拉马齐尼为了探究这些疾病的原因,深入到各地进行调查访问,经过长期的观察研究,于1700年写成《论手工业者的疾病》一书。在他的著作中系统地介绍了有关五十余种不同职业者的疾病,指出长期接触某些金属可使人致病,如铅中毒、汞中毒等,并提出了一些防护措施,如洗澡、勤换衣服、在粉尘多的环境中工作要注意掩口鼻等。

# 第八章  18世纪西医学的发展

18世纪以后,一场席卷欧洲各个国家的工业革命使得资本主义经济日益成熟,1784年瓦特改良了蒸汽机,其后大规模使用机器成为各生产行业的特点,这不但使生产力更为提高,同时也促进了城市人口的集中化。18世纪的机械唯物主义思想和工业革命,对医学产生的影响是深刻的。这一时期自然科学上的许多重大突破,催生了近代科学技术的崭新体系的形成。医学科学在这一时期亦获得长足进步,迈入了专科与系统综合发展的新阶段。18世纪病理解剖学的诞生架起了沟通基础医学和临床医学的桥梁,从此以后,西方医学彻底抛弃了四体液学说,开始了近代理论体系的发展阶段。同时18世纪欧洲各国公共卫生条件的改善,以及牛痘接种法的发明等,促进了预防医学的建立。

## 第一节  机械唯物主义哲学对18世纪医学的影响

自然科学与技术的发展,与唯物主义世界观的胜利有着密切的联系。18世纪时,起主导和进步作用的哲学思想是机械唯物主义。这一时期自然科学,被恩格斯称为"搜集材料的科学"。自然科学者不满足于过去对事物的笼统认识,而侧重于大量搜集事实,加以分析、比较,逐项地进行深入研究。如关于动植物的分类,人体各部构造和功能的关系等,当时的人们多习惯于把其分解为许多细微的部分,对各个部分进行观察和研究。这使得科学研究日益深入、具体和精细,促进了医学的分科发展。

机械唯物主义的思维方法形成于17世纪,它是一种比古代朴素唯物主义更高级的唯物主义,是以反对神学和经院哲学为己任的哲学。它对18世纪的医学影响很大。当时的许多机械唯物主义者都是医生。他们以机械运动解释一切生命活动,如把人体看成是一个复杂机器,机体的各结构被看成是机器零件,消化过程如锅炉燃烧,大脑如操纵盘等,这些理论虽有失偏颇,但也有一定的科学性。

机械唯物论虽然对克服唯心思想、促进医学发展起到一定的积极作用,但其缺点是只记录事实,而忽视其演变、运动过程;只看到事物的孤立存在,而忽视事物之间的联系。一些机械唯物论者甚至认为人胚就是小的人形,发育成人只是量的增长,而无质的改变等等。如当时一位法国医生拉美特里(La Mettrie)1748年著《人是机器》一书。认为"人是爬行的机器,是一架会自己发动自己的机器,一架永动机的活生生的模型。体温推动它,食物支持它,没有食物便渐渐瘫痪下去,突然疯狂地挣扎一下,终于倒下死去"。他认为机体各种机能都能用机械原理加以解释。这种见解,抹煞了生物体与非生物的区别,以力学运动代替了更为复杂的生命运动形式。但它驳斥了唯心主义的生命观,在当时具有进步意义,因此,拉美特里当时在法国曾遭到迫害,《人是机器》一书后来在荷兰才得以出版。

恩格斯指出,机械唯物论在四百年中使我们的科学形成了一定的基础,但却遗下了将世界看做孤立的、静止的习惯。它不能全面、正确地解释复杂的生命活动和疾病的过程,这种只见局部不见整体;只重分析,忽视综合;只看现象,不看本质的观点,对18世纪的医学发展也起了一定的阻碍作用。

## 第二节　自然科学的发展促进了医学的进步

### 一、对呼吸的认识

18世纪后半叶,随着自然科学被分门别类地深入研究,积累了大量的事实资料,事物本质和事物间的普遍联系日益被揭示出来,自然科学逐渐步入了"整理性"的科学。正如恩格斯所说,无论如何,自然科学现在已发展到如此程度,以致它再不能逃避辩证的综合了。从此出现了许多重大的科学新发现。

18世纪确立的牛顿三定律是物理学发展的新起点。法国科学家拉普拉斯提出星云假说,论证天体不是从来不变,而是由团团星云演化而成;英国科学家赖尔提出地球缓慢渐进变化的理论,批驳了居维叶的"灾变说"。这一时期,在无机化学方面,许多新的研究成果使人们对于呼吸等生命现象有了更进一步的认识。

18世纪中叶,苏格兰学者布莱克发现燃烧后物质的重量非但不减轻,反而增加,由此他指出,燃烧不是像当时人们所认为的是燃素作用的结果。18世纪后半叶有人发现,植物可以吸收二氧化碳并释放氧气,1785年人们已掌握了从碳酸类气体中分离氧气的技术。1774年英国学者普瑞斯里完成加热氧化物以提取氧元素的实验,并指出静脉血变成动脉血必须有氧元素的参与。其后法国人拉瓦锡明确了呼吸气体的组成,确定二氧化碳和水是呼吸过程的正常产物。

### 二、生理学的进步

17世纪哈维发现血液循环,奠定了生理学的基础。至18世纪,该学科又有更进一步的发展。瑞士人哈勒,被称为近代生理学之父,他于18世纪中叶完成了《生理学纲要》一书,其中重点论述了神经系统的生理功能。哈勒认为,肌肉受到刺激时能发生收缩,他将这称为肌肉的刺激感应性。哈勒并指出肌肉除具有固有的刺激感应性外,通常也受神经中枢的某种力量的支配,大脑是神经的中枢所在。

18世纪还有其他一些学者对生理学发展贡献较大。苏格兰人贝尔发现脊髓前后角有不同的功能,一个司运动,一个司感觉,这一发现进一步补充了哈勒的神经学说。英国人斯特芬将压力学原理应用到生理学,测定了动、静脉及毛细血管内血液的不同流速。法国人瑞奥玛对鸟的胃液进行了研究,指出食物在胃中的分解不完全是如当时人们所认为的由胃壁肌收缩摩擦所致,胃液同样具有消化食物的功能。其后意大利人斯巴兰桑尼探知胃液是胃分泌的,并非由其他脏器输入胃内。

## 第三节 病理解剖学的建立及发展

随着解剖学和生理学的进步,以及人们对正常人体解剖观察的不断增多,并通过与患病者相同结构的比较,病理学逐步脱离各种臆测性学说,走上独立发展的科学道路。意大利人莫干尼是病理解剖学主要奠基者之一。他在任教巴丢阿大学的五十余年,大量进行尸检,并与生前症状认真比较,1761年根据剖检640例发表了《疾病位置和原因的解剖学研究》一书。书分头部疾病、胸部疾病、腹部疾病、泌尿生殖系疾病及补遗5卷。详细描述了许多疾病肉眼可见的形态改变,并分析了解剖变化与机能异常的关系,指出各种疾病皆可找到"病灶",从而把病理学建立在具体、形象、真实可见的基础之上。奠定了器官病理学的基础。

法国学者比沙将显微镜技术应用于对人体结构的观察,进一步从组织水平探索病理过程。他认为身体由细胞、神经、血管、骨骼、软骨、纤维、淋巴等21种不同组织所构成,疾病伴有组织的改变。同一组织可患同一种疾病,比沙被后人称为组织病理学的创始人之一。

## 第四节 临床医学的进步

### 一、叩诊法的发明

叩诊法的应用是18世纪临床诊断学方面的一大进步。其发明人是奥地利医生奥恩布鲁格,幼年时,他在父亲的酒店里学徒,他看到父亲经常用手指敲击盛酒的木桶,根据声音推测桶内的酒还剩多少,后来他到维也纳医学院学医,毕业后留在维也纳医院工作。由于受到器官分类和找病灶思想的影响,奥恩布鲁格思考是否可用叩击的方法发现病理变化,于是他对叩击的声音开始研究。他发现叩击胸部得到的不同声音能说明胸部有不同的病灶。经过多年的研究,奥恩布鲁格在1761年发表了他的《由叩诊胸部而发现的不明疾病的新观察》一书。但他的方法在当时并没有引起足够重视,直到19世纪,叩诊法才普遍作为临床上的一种常用诊断方法。叩诊法与后来发明的听诊法几乎同时用于临床。叩诊法的发明,与机械唯物论的思想是分不开的。奥恩布鲁格发明的叩诊法与莫干尼找病灶的思想方法一致,他们突破了用四体液学说解释一切疾病现象的模式,开始从人体器官寻找疾病的根源,这是西方医学发展史上很重要的一个进步。

叩诊与听诊法的发明,给物理诊断学打下了基础。此后,相继发明许多临床诊疗器械。如血压计(1847年)、血球计和血色素计(1854年)、鼻、喉镜(1858年)、体温曲线(1868年)、膀胱镜(1879年)、支气管镜(1898年)等。特别是德国物理学家伦琴1895年发现 X 射线,给临床医学提供了有力的诊断与治疗手段。

## 二、专科医学的发展

18 世纪也出现了几位著名医家,威廉·亨特(William Hunter,1718~1783)是其中之一。他生于苏格兰,是著名的解剖学家和产科医师。1746 年他首先提出淋巴管不是动脉的继续,而是一个吸收系统;1747 年他发现了泪液的流通管道;1752 年他与其弟约翰·亨特一起发现了输精管;他对子宫圆韧带、耻骨联合的特性也作过深入的研究,并且首先描写了动静脉瘤及子宫后倾的临床表现。

威廉·亨特的兄弟约翰·亨特也是一位著名医师。他曾首先发现了嗅神经和三叉神经的分支;报道了妊娠子宫的血管分布;并是最初提出血管侧支循环理论的人之一。他通过结扎鹿的一侧外颈动脉,发现鹿角变凉而且停止生长,一周后鹿角变暖又恢复生长,由此发现在结扎血管旁有侧支循环恢复了鹿角的血供。于是他据此结扎动脉瘤患者近端的血管使血管瘤闭塞,而远端肢体通过侧支循环,维持了正常的生理功能。此外,约翰·亨特还成功地进行过睾丸移植术。

18 世纪初,产科用的产钳才被发明。产钳的出现标志产科的一大进步。18 世纪前时还没有男子做产科医生,妇女也不肯让男子给看病。产科医生多数是接生婆。18 世纪中叶以后产钳普遍应用,同时在产科方面,男子也可以参与接生了,这是产科的进步。

## 第五节 公共卫生学的建立

### 一、统计学在医学中的早期应用

统计学最初被应用于医学与传染病学的研究有关。17 世纪,随着数学的进步,人们着眼于用数学的方法分析资料。最早用统计学方法从事医学研究的是英国人彼得。他是一位很有才华的医生,并且喜欢经济学。早在 1662 年,他就与友人合作出版了《对伦敦死亡表的自然、政治的考察》。他试图从复杂的材料中分析出人口死亡率、罹病数及其与人口寿命的统计关系,他认为政府有必要成立专门机构,从事统计研究。至 18 世纪,有更多的人认识到了统计学的重要性,其中著名医家玛夫尔曾在他所从事的研究中运用了大量数学原理。1761 年普鲁士人苏斯密尔奇出版了《通过生产、死亡、繁殖而表现于人类的神的意志》一书。他的写作动机虽然是不科学的,但是书中所运用的统计方法,却使这本书成为科学史上有价值的文献。从此以后,人口统计的研究也发展起来。1801 年,英国首先应用统计学进行国事调查,使统计学更为人们所接受。自然科学家凯特林还曾出版了《论社会组织及支配社会组织的法则》一书,该书中也运用了大量统计学方法,这些对以后统计学的发展都有重要的借鉴作用。

### 二、预防医学的兴起

18 世纪预防医学逐渐被欧洲各国所重视,当时对于疾病的预防首先是在军队内被提倡,因为只有在军队内,才有可能对受伤和生病的士兵进行监督、观察和统计。苏格兰军医普林格尔是当时的一位代表性人物。他在英国军队中工作很久,根据长期的从医经验,他发现生物组织的腐败是导致疾病发生的重要因素,1750年他发表了《腐败性和非腐败性的物质实验及其在医学上的应用》一文,文中不但指出所谓医院热与斑疹伤寒是同一种病,同时还呼吁改善军营供水和排水系统,增建必要的卫生设施及兵营便所等。他还主张军队的医院应该中立,同时受到交战双方的保护。在海军方面,另一位军医林德1753年发表了一篇名为《论坏血病的研究》的论文。针对在海上长期生活的人,大多患有坏血病,常常不治而死,林德提出,常吃蔬菜和柠檬汁就可预防坏血病。另外,淡水是海上生活的一大必需品,林德想出一种蒸馏海水的方法。为了预防海上传染病,他提出了预防疾病的原则。此外,他还总结过欧洲人在热带地区生活时积累的关于防治疾病的知识,可以说这是研究热带病的开始。

## 三、卫生学的初现

英国产业革命以后,城市人口逐渐增多,都市扩大,食物需要量增多,土地要开发,供水排水系统要改进,这使得都市卫生在18世纪中叶以后开始受到重视。1765年伯明翰开始实行卫生法规,其后伦敦、曼彻斯特等城市也效仿实行。卫生法规的实施,促进了供水及排水设施的改进。到18世纪末,欧洲的主要大都市,都具备了现代化都市的雏形。但从今天来看,当时的给水设备还很不完善,即便是在伦敦这样的大城市,每户居民每星期只能得到三次供水,每次供水的时间仅数小时而已。那时的下水因为不做任何处理,常常污染河水,这些问题直到19世纪才得以解决。

18世纪中叶以后,欧洲各大医院的工作环境也有很大改善。改进后的医院空气流通、卫生及消毒设备也有所增多。这使得医院的医疗服务水平有很大的提高。据1740年的统计,英国不足5岁的幼儿死亡数占小儿总数的75%,到1800年以后,死亡率下降到41%,由此可以看出,18世纪英国的少儿卫生水平是逐步提高的。18世纪时,政府行政部门管理监督的主要工作是海港检疫,该检疫自中世纪实行以来,对防止传染病的流行起到重要作用。

## 四、牛痘法的发明

如前所述,痘疹(即天花)在16世纪是对人类危害最大的传染病。由于种痘技术的发明,该病才逐渐被控制及根除。关于种痘法的起源,较公认的看法是始于中国人发明的人痘接种法。人痘接种法的出现,成为人工免疫法的先驱,在人类预防医学史上开辟了新的一页。17世纪该技术开始流传海外。18世纪中叶在欧亚两洲普及。直到1796年英国人真纳发明牛痘接种法,才逐渐取代了人痘接种法。

18世纪欧洲天花流行严重,死亡人数非常多,即便是没有死亡的人,也陷入极度恐慌之中。而中国在16世纪的时候,就有人用种人痘的办法预防天花,这种方法后来传到阿拉伯,又传到土耳其,再后来英国驻土耳其大使的夫人蒙塔古把在君士坦丁堡学到的种人痘的方法应用到她孩子身上,于是这种方法传到英国和欧洲大陆,甚至越过大西洋传入美洲。18世纪后半期这种方法应用普遍,当时还出现了专门种人痘的职业。但人痘接种法所用的抗原须取自于天花病患者,这就限制了这项技术的推广应用,在这种情况下免疫医学史上出现了一位不可被忘记的人物真纳。真纳出生在英国的格罗斯特州,是前述英国著名医生约翰·亨特的学生。真纳发明牛痘接种法,一是受到中国种人痘的启发,二是一件偶然的事件。他听说挤牛奶的女工一旦出过牛痘,再遇到天花流行也不会被传染上,于是急忙写信给老师亨特,询问是否可从中得到预防天花的办法。很快他收到老师的回信,鼓励他去实践。这样自1788年至1796年,真纳致力于种牛痘的观察和实验。1798年真纳发表了他的著名论文《关于牛痘的原因及其结果的研究》。虽然当时的英国人反对种牛痘,还刊出了污蔑种牛痘的漫画,但实践是检验真理的唯一标准,后来牛痘接种法终于被世界各国所接受。牛痘法的发明是医学史上的一件大事。1980年世界卫生组织宣布,天花在全世界范围内被消灭了,这是人类依靠自己的力量消灭的第一种传染病。作为一名乡村医生,真纳将自己大部分心血耗费在种痘的研究中,真纳晚年生活在伦敦,英国议会为奖励他的成绩,拿出两万英镑支持他的研究。真纳去世后,人们在英国伦敦为他立了塑像,以使更多的人永远记住这位普通而又不平凡的乡村医生。

# 第九章　19世纪西医学的发展

19世纪是自然科学发展的辉煌时期。在这一时期,自然科学研究的新发现、新发明不断涌现,其中能量守恒和转化定律、进化论、细胞学说被恩格斯称为19世纪自然科学的三大发现。这些重大发现,不但为辩证唯物主义哲学提供了自然科学基础,同时也促进了细胞病理学、细菌学的建立。叩诊法、听诊法在19世纪的广泛应用,以及药理学的发展,促进了临床医学的进步。麻醉法和消毒法的广泛使用,使近代外科学进入飞速发展的辉煌阶段。护理学的兴起和国际红十字会的成立,促进了国际人道主义事业的发展。

19世纪,西方各主要资本主义国家继英法之后,先后爆发了资产阶级革命。法、德、俄、美等国也相继完成了工业革命。资产阶级革命和工业革命摧毁了封建势力,促进了社会的发展和生产关系的变革,使生产力大大提高,这无疑推动了自然科学的进步。当时自然科学和技术发展很快,如在显微镜的改良、电学的进步以及化学、生物学等诸多领域所取得的成就。在光学方面:1823年复式接物显微镜诞生,1830年无色镜片问世,1886年油浸接物镜出现;在化学方面:提出了原子论和元素周期律;人工合成有机物,打破了无机物不能合成有机物的旧说;在生物学方面:除细胞学说和进化论,遗传定律在这一时期也被人们所认知。

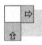

## 第一节　19世纪自然科学的三大发现

19世纪自然科学的三大发现是近代欧洲自然科学发展的必然产物。这些发现对于自然科学本身以及医学科学都产生了重大的影响。由于三大发现揭示了自然界的辩证性质,因此对于辩证唯物主义自然观的确立也是至关重要的。

### 一、能量守恒与转化定律

从18到19世纪,一批科学家都为能量守恒定律的确立作出了贡献。俄国学者罗蒙诺索夫1760年曾于《论固体和液体》一书中提出能量守恒的理论。1830年,英国理化学家法拉第发现电磁感应和电解定律,揭示了电与磁,电与化学之间的联系。1842年迈尔、1843年焦耳确定了热能和机械能可相互转化,并测定出热功当量。能量守恒和转化定律的发现,大大促进了生物学和机体代谢过程的研究。迈尔是一位德国医生,1840年他担任去爪哇海船的医生当海船航行到赤道附近时,他发现海员静脉血液要比在欧洲时鲜红,由此他推论:在炎热条件下人体需要的热量少,所以食物燃烧过程减弱,这样体内耗氧减少,静脉血含氧量上升导致颜色鲜红,这使他认识到食物中的化学能可以转化为热能。1841年迈尔完成了《论力的量和质的定义》一文,他认为运动、热、电都可按一定规律相互转化;1842年迈尔又写了第二篇论文《论无机界的力》,进一步论述了能量守恒与转化的规律。焦耳是英国物理学家,他通过实验精确测定热功当量,从而使能量守恒定律得到确认。后来,恩格斯在与马克思讨论能量守恒定律时认为,应当把这条定律理解为物理学中各种力(能量)的相互转化关系,因此在19世纪70年代明确将这条定律改称为"能量守恒与转化定律"。

能量守恒与转化定律证明了能量守恒与转化不仅适用于物理学中的机械运动,同时也适用于包括人类在内的生物界的物质代谢运动。该定律的确立,说明人们认识到自然界存在有统一的客观规律。

## 二、生物进化论

1859年英国自然科学家查理·达尔文出版了《物种起源》一书,提出了生物进化的理论,达尔文经过毕生的实际调查、比较研究,其中包括乘贝格尔号军舰环球考查,证明世上形形色色的动、植物,皆为自然历史进化发展的产物。变异性与遗传性是有机体所特有的,通过自然选择或人工选择即可产生新的物种。"物竞天择,适者生存"是生物界发展的基本规律。

达尔文的进化论有力地打击了物种不变的形而上学观点和上帝创造万物的唯心主义谬论,因而在当时遭到了许多持传统观念科学家和宗教界的反对,但真理是挡不住的,由于进化论揭示了整个有机界的内在联系和生物进化的普遍规律,为人类认识自然、改造自然提供了科学的理论。随着时间的推移,进化论的思想最终被科学界所接受。

生物进化论不仅说明物种是可变的,而且对生物的适应性也作了正确的解说,从而摧毁了神创论、目的论和物种不变论等形而上学的世界观,代之以发展变化的进化论思想,人类对自身有了更深刻的认识,从而为遗传学的发展提供了动力。

## 三、细胞学说

细胞学说的建立与显微镜技术的进步密切相关,它是许多学者共同努力的结果。1665年英国学者胡克最早提出细胞概念。他在《显微谱志》一书中第一次描述了在显微镜下看到的软木细胞形态,并将这种结构称为"cell"。此后,许多科学家都开始探索利用显微镜对细胞进行研究,如荷兰学者列文虎克、意大利学者马尔皮基和英国学者格鲁、俄国学者高良尼诺夫、捷克学者普肯野都在此方面作出过贡献。但那时的显微镜还不能消除使物体形象失真的色差,分辨率也较低,因此在很长一段时间内限制了人们对细胞认识的深入。

19世纪初,意大利学者亚米齐成功地制成了复合式透镜,此后光学显微镜技术日臻完善,使人们有机会更详细地观察细胞。1832年,英国科学家布朗作了对动物细胞内部构造的观察报道,其后德国植物学家施莱登根据他多年在显微镜下观察植物组织结构的结果,认为在任何植物体中,细胞是结构的基本成分;低等植物由单个细胞构成,高等植物则由许多细胞组成。1838年,他发表了著名的《植物发生论》一文,该文刊登在1838年出版的《米勒氏解剖学和生理学文集》上。施莱登也认识到细胞核的重要性,并观察到细胞核与细胞分裂有关。他还描述过细胞中活跃的物质运动,即现在所说的原生质川流运动。1883年,施莱登提出了一个关于细胞的生命特征、细胞的生理过程以及细胞的生理地位的理论,它标志着第一个较为系统的细胞学说的建立。在细胞的生命特征方面,施莱登继承和发展了奥肯19世纪初提出的细胞的"两重生命论"的理论。施莱登认为,细胞的基本生命特征是它的生命的两重性:即细胞具有主要生命特征——自己的生命的同时,还具有作为整个机体的组织结构的生命特征。在细胞的生理过程方面,施莱登提出了新细胞是从旧细胞产生出来的理论。他认为细胞核是产生新细胞的母体;一个新细胞起源于一个老细胞的核。

德国另一个青年解剖学家施旺,把施莱登的细胞学说从植物学扩展到动物学,并进而建立起统一的细胞学说。施旺是德国卢万大学的解剖学教授,在研究细胞学之前,曾从事胚胎学和比较解剖学的研究。施旺力图在研究细胞学的同时,将其与有机体的胚胎发育史和个体发育史结合起来。在细胞的形成机理方面,施旺认为:细胞的形成靠两种力量起作用,一种是有机细胞的代谢力,通过新陈代谢把细胞间的物质转化为适合于细胞形成的物质;一种是有机细胞的吸引力,通过浓缩和沉淀细胞间的物质而形成细胞。这两种内在的力量使细胞具有生命,并使它在机体里具有自立性。在生命的发育过程方面,施旺认为,无论有机体的基本部分怎样不同,总有一个普遍的发育原则,这个原则便是细胞的形成。施旺所提出的这个普遍发育原则,实际上包括两个方面的发育:一是个体本身的发育,一是细胞本身的发育。施旺认为:一切动物的个体生命发育过程,都从受精卵这个单细胞开始的,无论这些卵细胞是大如鸡蛋还是小于哺乳动物的卵,在本质上都是一致的;一切动物都是从单一细胞开始自己的个体发育史。就细胞本身的发育而言,他认为个体生命形成之后,在个体生命内仍然进行着从老细胞内发育出新细胞的过程,并以此构成个体生命的基础和条件。施旺的认识相当正确和深刻,1839年,他发表了《动植物结构和生长相似性的显微研究》,把施莱登的细胞学说成功地引入动物学,从而形成了所有植物和动物均由细胞构成这一科学概念,即"细胞学说"。

显微镜技术的发展和细胞学说的确立,对促进基础医学发展意义重大。在这之后,许多新的医学学科,如细胞病理学、病源微生物学、寄生虫病学、组织胚胎学等相继出现,使人类得以从微观世界更深入地认识生命现象。然而,虽然人们已观察到细胞内部结构,但早期细胞学说中的某些基本内容,例如细胞本身的形成问题,在当时并未获得充分的实验证据。施莱登认为,新细胞是从老细胞的核内产生出来的;施旺则认为,新细胞是从老细胞核外的有机物质的晶体化过程中产生出来的。针对这一问题,德国著名显微解剖学家冯·莫尔发现了细胞的有丝分裂这一新的实验事实,为细胞学理论的进步提供了广阔的前景。

## 第二节 基础医学在19世纪的主要进展

19世纪,显微镜的改进人们对细胞构造的认识更加深入,以德国著名病理学家微耳啸为代表的科学家们将细胞学的知识应用于病理学研究,为细胞病理学的创立提供了客观条件。微尔啸提出将疾病的原因归结为细胞形式和构造的改变,这是形态病理学发展史上的重大进步。微尔啸曾创办著名的《细胞病理学杂志》,1858年他的代表作《细胞病理学》出版。微尔啸的细胞学说概括起来就是:细胞来自细胞,细胞是人体生命活动的基本单位,机体是细胞的总和,机体的病理就是细胞的病理,疾病是由于机体细胞的变化引起的。细胞病理学确定了疾病的微细物质基础,充实和发展了形态病理学,开辟了形态病理学的新阶段。微尔啸的成就不仅局限于细胞病理学,而且对许多具体疾病有独到见解,如发现炎症可以使白细胞增多现象;区别溶血病与败血症的不同;证实栓塞是静脉炎的一个原因。同时,微尔啸还是脑栓塞的第一个发现者。微尔啸对寄生虫病也做过研究,对悬毛虫病、呼吸道寄生虫病做过探索。在组织学方面,发现神经细胞是细胞的一种。微尔啸的学生孔海莫原是普鲁士军队中的一位军医,后来成为一位病理学家,对炎症化脓很有研究,证明由炎症引起的白细胞增多,是白细胞从毛细血管壁渗出所致,从而证明脓细胞来源于血。另外,对于肿瘤的问题,微尔啸认为肿瘤就是细胞异常增生的结果。恶性肿瘤就是细胞无限度增生造成的。自微尔啸以后,关于肿瘤病理日本学者完成人工刺激诱发癌症的实验,这是20世纪初的事情。但在新中国成立初期,因为苏联支持巴甫洛夫的神经病理学,反对微尔啸的细胞病理学,认为疾病是神经调节失常所致。50年代中国由于盘接受"苏联老大哥"的观点,一段时间内出现了既批评微尔啸的细胞学说又应用微尔啸的细胞学说的荒唐局面。这是历史原因所造成的。

在比较解剖学和胚胎学方面,19世纪也有较大的进步。比较解剖学方面,法国的曲维尔、英国的奥文是其代表人物。曲维尔自1801年起,连续发表了关于脊椎动物与无脊椎动物比较解剖的论述。1812年他还发表了关于化石骨骼的论述,从而奠定了脊椎动物化石学的基础。此外,赫胥黎(英国生物学家)也是一位比较解剖学者,他的名著《人类在自然界的位置》是大家非常熟悉的。奥文的主要成就是阐明了异体同功是功能上的相似,如蝴蝶的翅膀与蝙蝠的翼;异体同源是构造上和发育上的相似,如蝙蝠的翼和狗的前肢,这种区别在比较各种动物的时候是非常重要的。

胚胎学可以说是17世纪由哈维和马尔皮基建立,但直至19世纪才成为一门明确的学科。德国人贝尔为胚胎学的发展作出了很大贡献。他发表的胚胎学著作《动物的发育》,囊括了他在胚胎学方面的成绩。他提出"胚层说",根据他的学说,除了极低等的动物以外,一切动物的发育初期都产生叶体的胚层,而后由胚层发育成动物的器官,胚叶共有四层,最先发育的内叶和外叶,其次发育由二层合成的中叶。自贝尔以后,单胚层研究成为胚胎学研究的主要内容。此外,贝尔还证明了一切脊椎动物都有脊索的事实。

药理学方面,19世纪以前西医的药物学仍以生物药和矿物药进行分类,这与中药相仿。19世纪由于化学的进步,各国学者开始广泛应用动物实验和近代化学分析方法研究药物的化学成分、性质、药理作用及毒性。一些植物药的有效成分先后被提取出来,形成西药的特点。例如,1806年从鸦片中提取吗啡,吗啡是鸦片中最主要的生物碱,1806年由法国化学家F·泽尔蒂纳首次从鸦片中分离出来。他用分离得到的白色粉末在狗和自己身上进行实验,结果狗吃下去后很快昏昏睡去,用强刺激法也无法使其兴奋苏醒。他本人吞下这些粉末后也长眠不醒。据此,他用希腊神话中的睡眠之神吗啡斯(Morpheus)的名字将这些物质命名为"吗啡"。1817年从吐根中提取吐根碱,它是一种异喹啉型生物碱。存在于巴西产吐根的根中,溶于乙醇、乙醚、丙酮,难溶于水。吐根碱可用于治疗急性阿米巴病。去氢吐根碱也有强大的杀死溶组织阿米巴滋养体的作用,且毒性反应较轻。1818年从马钱子中提取到士的宁,它是由植物番木鳖或云南马钱子种子中提取的一种主要生物碱。番木鳖是古代著名的毒药,《本草纲目》中称为马钱子,因其形状如马钱的缘故而名。番木鳖野生于印度东海岸森林地带。番木鳖子在16世纪传入德国,最早供毒杀鼠及其他有害动物使用,至今仍沿用为毒鼠药之一种。士的宁于1540年首次应用于医学,但直至两百年后才被广泛应用。1819年从归那皮中提取奎宁,奎宁是喹啉类衍生物,能与疟原虫的DNA结合,形成复合物,抑制DNA的复制和RNA的转录,从而抑制原虫的蛋白合成,作用较氯奎为弱。另外,奎宁对心脏有抑制作用,延长不应期,减慢传导,并减弱其收缩力等。

1828年德国化学家魏勒利用无机物氰酸铵合成了尿素,冲破了长期认为有机界与无机界存在不可逾越的鸿沟的形而上学见解。继之,药物的精制与人工合成也迅速发展起来。1859年合成柳酸盐类化学解热剂,成为当时杀菌、解热、抗风湿的有效药物;1860年提纯可卡因;1883年合成安替匹林;1887年合成非那西汀;1887年制成匹拉米;1899年制成阿斯匹林;1905年合成奴夫卡因;同时,氯仿、苯胺等也陆续被人工合成。

随着药物的合成与精制得到迅速发展,人类开始研究药物的性质和功能,以临床医学和生理学为基础,以动物实验为手段,配合实验生理学的知识,这样便产生了实验药理学。药理作用的研究与临床药物治疗学亦逐步发展起来。1851年报导洋地黄对心脏药理作用的研究结果;1896年应用卵巢制剂于临床;1901年日本学者制成肾上腺素。化学药物的普遍使用为临床治疗开创了新的途径。19世纪中叶,药理学逐步走上独立发展的道路,成为近代基础医学重要学科之一。

生理学方面,1860年普留格证明呼吸的主要化学变化并不在血液和肺脏,而在人体各种组织,这样对呼吸生理的认识才有了突破。19世纪30、40年代,李比希将化学知识应用到生理学,丰富了生理学的内容。李比希首先创制出尿素的定量测定装置,因为尿素是蛋白质分解后的产物,所以它的定量测定在生理学上有重要意义。神经生理学方面,布罗卡发现语言、读书、写字的中枢。霍尔经研究反射运动与随意运动的不同,指出大脑是随意运动的发源地;延髓是呼吸运动的根源;脊髓是反射运动的中心。这些都是19世纪在神经生理学方面的突出成就。

19世纪以后实验医学确立起来。德国生理学家穆勒1834年所著的《生理学》为当时名著。他最重要的发现是揭示了刺激与感觉的关系,知道某一感觉神经接受任何方法的刺激,必有同一的特殊感觉;反之,若用不同方法刺激感觉器官,则发生各自特异的感觉,例如,将电刺激、温热刺激、机械刺激分别施加给视神经,只会发生光的感觉。反之,若以某种刺激分别施加给味觉、视觉、听觉、嗅觉器官,则这四个感觉器官会分别感受到味觉、视觉、听觉、嗅觉。穆勒用实验方法研究感觉生理,证明不同的感觉决定于不同感官的特有结构与功能。从而为感觉生理的研究奠定了基础。19世纪生理学另一位代表人物是伯尔纳,他首先发现肝脏有产生和储存淀粉酶的功能,并首先提出机体可以把复杂的食物分解,也可以从摄取的各种物质中合成出所需要的新物质。并指出胰液可以把脂肪分解成甘油和脂肪酸,将淀粉分解为糖。

## 19世纪生理学的主要成果

| 年代 | 研究者 | 成果 |
|---|---|---|
| 1801 | T·Young | 提出光波动说和色觉三原色说 |
| 1811 | C·Bell | 阐明脊髓神经根的机能(Bell法则) |
| 1826 | J·Muller | 揭示感觉生理特性 |
| 1826 | L·Nobili | 测量蛙肌收缩电位变化 |
| 1831 | J·Muller | 发现反射运动法则 |
| 1833 | W·Beaumount | 创行胃瘘做消化生理研究 |
| 1836 | T·Schwann | 发现胃蛋白酶 |
| 1837 | G·Magnus | 证明组织呼吸的方式 |
| 1842 | A·Donne | 发现血小板 |
| 1844 | G·Valentin | 证明胰液的消化作用,发现淀粉酶 |
| 1845 | A·Buchanan | 指出凝血与纤维蛋白酶有关 |
| 1846 | W·Jones | 记载白血球阿米巴样运动 |
| 1846 | J·E·Purkinje | 发现心内膜下的浦氏纤维 |
| 1846 | C·Befnard | 发现胰液有分解脂肪作用 |
| 1847 | C·Ludwig | 创用烟熏纸记纹描记法 |
| 1849 | O·Funke | 证实脾有造血功能 |
| 1850 | H·Helmholtz | 测定神经刺激传导速度,发明肌动描记器 |
| 1852 | A·V·Waller | 发表神经兴奋传导和变性法则 |
| 1855 | T·Addison | 揭示副肾皮质的机能 |
| 1856 | C·Bernard | 确定唾液分泌中枢 |
| 1857 | E·Pfluger | 发现刺激内脏神经可抑制消化道功能 |
| 1860 | E·Marey | 创气鼓描记法 |
| 1861 | P·Broca | 发现大脑皮质语言中枢 |
| 1862 | F·Hopp-Seyer | 获得氧化血红素的光谱 |
| 1864 | M·Shultze | 制得生理盐水 |
| 1875 | O·Hammarsten | 阐明血凝时纤维蛋白元的变化 |
| 1876 | A·Mosso | 阐明吞咽反射机理 |
| 1878 | W·kuhne | 揭示蛋白酶对蛋白质的分解作用 |
| 1881 | W·H·Gaskell | 提出心脏搏动肌原说 |
| 1889 | O·Minkovski | 证明胰腺与糖尿病的关系 |
| 1898 | C·S·Sherrington | 阐明拮抗性神经支配 |
| 1900 | I·Pavlov | 阐明条件反射的原理 |

## 第三节 19世纪的临床医学

19世纪，由于病理解剖学和显微镜技术的发展，当时的临床医生为寻找"病灶"，诊断手段和辅助诊断工具不断增多，到19世纪末，又开始注重根据化验室的检查结果判断病因，这样，临床检查分物理检查和化验检查这两大类的格局基本形成。在物理诊断方面，虽然早在18世纪中叶就已有了叩诊法，但直到19世纪初，在经过不断的改良之后，叩诊法才在临床上被普遍应用。发明听诊器的是法国病理学家雷奈克。他从希波克拉底的著作中得到心肺可以听诊的启示，最初用耳直接听诊，后来制成听诊器，并逐渐改进了听诊法。1819年，他发表了论文《间接听诊法》，提倡用这种新的检查方法诊断肺脏和心脏疾病。雷奈克通晓希波克拉底、盖仑等古代医生的著作，他曾说过一句名言："医学上的发现唯有熟悉医学历史者方能成功。"

还有许多临床辅助诊断方法的应用也始于19世纪，如血压测量、体温测定及体温曲线的应用等。一系列光学器械相继被发明和使用，如检眼镜、喉镜、膀胱镜、食管镜、胃镜、支气管镜等。同时临床已开始利用化学分析方法，检查血液成分的变化、进行各种定性或定量分析。显微镜学的不断进步，也使形态诊断学在临床逐步受到重视，至19世纪末及20世纪初，由于微生物学和免疫学的发展，临床辅助诊断方法的种类又大大增多。

在治疗学方面，1853年法国人普拉瓦兹发明注射器。以后药物注射法被广泛应用，各种疗法亦被相继推广，如脏器疗法、化学疗法、电气疗法、光能疗法、矿泉疗法等。特别是法国物理学家皮埃尔·居里及其波兰籍妻子玛丽·斯克洛多夫斯卡·居里献身放射能物质研究。1910年居里夫人成功分离出纯镭，对放射医学和自然科学作出了重大贡献。

## 第四节 骨相学和麦斯麦术

19世纪随着医学的进步，也出现了一些新奇的医学理论及临床诊治方法，这其中以高尔提出的所谓骨相学和麦斯麦施行的麦斯麦术影响较大。高尔曾在维也纳学习医学，他认为正如某一脏器司某一功能一样，大脑是人类之魂所在，脑髓可以分为37个部分，这些不同的部分在头盖骨的不同部位得到体现，因此根据测定头盖骨各个部位隆起的数值，就可推知该受检者大脑各部分的功能如何。他为此做了许多有关大脑的局部解剖的研究，也因此得到德国政府的奖励。他的骨相学观点很像中国的面相学。由于他的提倡，一时间在德国、法国、英国、美国掀起了骨相学的热潮，但这种风气后来逐渐消退，高尔也因此离开维也纳去往巴黎。麦斯麦术是由麦斯麦发明的一种催眠术。由于麦斯麦对于早期的占卜术非常感兴趣，后来创造催眠术治疗疾病。有时他的催眠方法非常可笑，但却在民间流传很广，这是与其心理暗示作用有关。后来因为效果不佳，麦斯麦被迫离开维也纳，逃亡巴黎。来到巴黎以后，麦斯麦仍以集会的方式推广他的麦斯麦术。他自己身穿色彩鲜艳的衣服，手中拿着小木棒和口琴，一边舞动和吹奏，一边不停地走动，声称这样做可以催眠和治疗疾病。起初巴黎也很流行这种催眠术,以后也由于效果不佳,麦斯麦名誉扫地。20世纪初这种方法也曾传入中国,有人使用催眠术治疗疾病,但催眠术最终逐渐被各种精神和心理的治疗方法所代替。

## 第五节 病源微生物学的发展

19世纪,在物理学、化学、生物学的不断进步和显微技术逐步改进的推动下,人们对病原微生物的研究日益深入。法国著名化学家巴斯德不但是一位著名的科学家,也是一位爱国者,他曾有一句名言:"科学没有国界,但是科学家有祖国。"在巴斯德生活的年代,法国制造的葡萄酒和啤酒等在运往国外的过程中,常常出现变酸变苦的现象,严重影响了法国酒类的出口。巴斯德经过研究发现,酒变质是一种微生物在作怪,而不是纯化学问题。如果采取加热的办法,酒在100℃时全都挥发了,经过思考,巴斯德决定把酒加热到60℃左右,时间延长到20~30分钟。这样既杀死了致发酵的微生物,而又不至于使酒挥发,这种方法很见效,被后人称作巴氏消毒法。历史上对发酵的原因曾经有过争议,先期科学家多认为发酵是化学作用,而巴斯德则认为是微生物作用,后来事实证明巴斯德是正确的。巴斯德成为微生物学的奠基者。

巴斯德的另一贡献是培养出减弱了毒力的炭疽杆菌疫苗。他将其注射到健康的牛羊体内,这样在炭疽病流行的时候,健康的牛羊就可免遭侵害。巴斯德还利用同样的手段做过鸡霍乱的研究。从病鸡体内提取霍乱弧菌,将杀死后的细菌注射到健康的鸡体内,这样健康的鸡在霍乱流行时就不会再感染,这是经典免疫学的开始。此外,巴斯德晚年还研制出狂犬病疫苗,有效地预防了狂犬病的发生。

科赫出生在德国,对微生物学的贡献是多方面的,特别是奠定了细菌学研究方法与实验技术的基础。他用夫人送给他的一台在当时还算先进的显微镜开始从事比较单调的细菌学研究。科赫先后对细菌学技术进行了改进,解决了很多问题。例如,把细菌干燥在玻璃片上的方法;将细菌的鞭毛染色的方法;给细菌拍照的方法等。1881年他又发明了平碟培养细菌的方法,在这之前人们多用肉汤培养细菌,科赫用琼脂、阿胶、马铃薯等制成固体培养基,因而得以进行细菌的纯培养。科赫把这种培养基在国际会议上进行展示,证实空气中广泛存在使肉汁等有机物分解、腐败的微生物,如隔绝或净化空气,消毒过的肉汁便不会腐败。1882年是科赫受人瞩目的一年,因为那一年科赫发现了困扰人类的结核杆菌,不久又公布了科赫法则。1883年科赫被推选为德国霍乱委员会的会长,访问了埃及和印度,调查了霍乱流行情况,并发现了人的霍乱弧菌,同时还发现了人的结膜炎杆菌。1885年科赫被任命为柏林大学细菌学和卫生学的教授。但在1890年在柏林举行的国际医学科学大会上,科赫公布他发现了治疗结核病的药物:结核菌素。因为科赫早已是很著名的科学家,所以他的这一发现未引起人们的怀疑。但是几年以后,人们发现结核菌素仅能作为诊断结核病的制剂使用,而不能作为治疗药物,这使科赫的名气一落千丈。但由于科赫以往的成就,他获得了1905年的诺贝尔生理学与医学奖。后来他又到非洲研究睡眠病,于1910年5月去世。

寄生虫学的独立：19世纪，伴随实验医学的进步和公共卫生学的发展，人们对寄生虫病有了进一步认识。显微镜技术的改进为寄生虫病学的深入研究提供了技术条件。自1835年英国医生欧文等发表研究埃及血吸虫的报告后，1852年德国学者库钦梅斯特又应用动物实验法研究绦虫的发育史。他以兔体内之豌豆形囊尾蚴喂狗得到了带绦虫，再用后者的卵喂兔得到了囊尾蚴。1855年他成功地证明了人吃了猪肉内之猪囊尾蚴，则患猪肉绦虫病。此种实验研究方法，有力地促进了寄生虫病学的发展。1865年津克尔报导了人体旋毛虫的研究结果。1880年法国军医拉弗兰自非洲疟疾患者血液中发现疟原虫，并因此荣获1907年诺贝尔生理学与医学奖。1897年英国热带病学家罗斯通过现场调查与实验研究，阐明了人体及蚊体内疟原虫的发育史以及疟疾的传播方式。为此获得1902年诺贝尔生理学与医学奖。上述这些研究结果都有力地推动了寄生虫学的发展，使该学科逐渐成为病源学中的一个独立分支学科。

**部分病源微生物发现年代表**

| 病原微生物 | 发现者 | 发现年代 | 国别 |
|---|---|---|---|
| 回归热螺旋体 | Obermeier, O | 1873 | 德 |
| 麻风杆菌 | Hansen, K | 1879 | 挪 |
| 淋菌 | Neisser, A | 1879 | 德 |
| 疟原虫 | Laveran, C | 1880 | 法 |
| 结核杆菌 | Koch, R | 1882 | 德 |
| 炭疽杆菌 | Charrin, B | 1882 | 法 |
| 霍乱弧菌 | Koch, R | 1883 | 德 |
| 葡萄球菌 | Rosenbach, J | 1883 | 德 |
| 链球菌 | Fehleisen, F | 1883 | 德 |
| 白喉杆菌 | Loffler, K | 1884 | 德 |
| 伤寒杆菌 | Gaffky, E | 1884 | 德 |
| 破伤风杆菌 | Nicolaier, A | 1884 | 德 |
| 大肠杆菌 | Escherich, T | 1885 | 德 |
| 肺炎球菌 | Fraenkel, A | 1886 | 德 |
| 脑膜炎球菌 | Weichselbaum, A | 1887 | 德 |
| 痢疾杆菌 | 志贺洁 | 1898 | 日 |
| 痢疾杆菌 | Kruse, W | 1898 | 德 |
| 梅毒螺旋体 | Sohaudinn, F | 1905 | 德 |
| 立克次氏体 | Ricketts, H·T | 1910 | 美 |

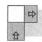

## 第六节 免疫学的初创

免疫学起自中国人痘接种术和18世纪贞纳发明的牛痘接种法，但现代免疫学是从19世纪下半叶才开始发展起来的。当时法国化学家、微生物学者巴斯德用毒力减弱的细菌预防鸡霍乱的传染；把毒力减弱的炭疽杆菌注射给羊,用以预防羊发生炭疽病。这两项工作被认为是人类开始主动免疫实践的开始。此后巴斯德又将因狂犬病死亡的兔脑和脊髓经多代接种减毒,制成狂犬病疫苗。1884年在哥本哈根国际会议上发表了动物实验结果。巴斯德为免疫理论与技术的发展作出了重大贡献,进一步推动了免疫学的研究。1890年贝林和北里柴三郎制成白喉抗毒素,两年后这种抗毒素的作用被世界公认,白喉抗毒素成为治疗白喉的一种重要药品,使白喉死亡率大大降低,这激发了人们对被动免疫的研究热情。1901年,贝林因此项发明成为诺贝尔生理学与医学奖的首位获得者。

梅契尼柯夫出生在俄国,他发现在人的结缔组织和血液中有一种特殊的细胞,他称其为噬菌细胞,这种细胞具有捕捉和吞噬细菌的功能。他认为红、肿、热、痛的现象就是这种噬菌细胞堆积的结果。1908年,梅契尼柯夫因发现白细胞的吞噬现象而获得诺贝尔生理学与医学奖。另外,梅契尼柯夫还发现并研究了乳酸杆菌,阐明这种细菌有防止肠道内有害细菌产生的作用。他认为常食乳酸菌可以延长人类的寿命,因此写了一本书,书名就是《长寿的研究》。1900年梅契尼柯夫还发表《二十年来对传染病的免疫性研究》一文,报导和论述了机体内白细胞及肝、脾脏内皮细胞具有吞噬微生物的特性。据此,梅契尼柯夫提出了最初的细胞免疫学说。

19世纪另一位对免疫学发展有突出贡献的是德国学者埃利希,1896年他创立血清研究所,埃利希主张机体免疫力与血清中的杀菌物质——抗体有关。认为抗体可与微生物或微生物的毒素结合,发生中和、凝集或溶菌反应,从而使人体获得免疫。1900年埃利希提出抗体生成的侧链学说或称体液免疫学说。细胞免疫学说和体液免疫学说各从一个侧面揭示了机体的免疫功能,皆为免疫学史上的重大进展。但两个学派曾长期将二者视为彼此无关,甚至互不相容。直到近几十年,随着人们对机体免疫系统和功能的认识逐步全面和深入而趋于统一。

在免疫血清研究方面,肥达1896年在伤寒病患者的血清中发现了凝集现象。以后他又把这种现象应用于对伤寒的诊断,也就是肥达氏反应。此外,1900年,赖特用杀死后的伤寒杆菌做接种,并且获得成功;1911年,希克用血清测定白喉血清抵抗力的反应,即希克氏反应;瓦瑟曼发明对于梅毒的诊断法瓦瑟曼反应,这些都对免疫学的发展有较突出的贡献。19世纪免疫学的研究,为现代免疫学的蓬勃发展奠定了基础。

## 第七节　麻醉法和消毒法的发明

### 一、麻醉法的发明

自古以来,疼痛一直是医生救治病人时所面临的一大难题,早期的止痛方法十分原始,甚至有记载用木棒将患者击昏后再进行救治的方法。一些国家(如中国、印度、巴比伦、希腊等)在古代虽积累了一些麻醉法的经验,主要应用植物性麻醉物(曼陀罗花、鸦片、印度大麻叶等),亦有用神经干机械性压迫、饮酒、放血、用冰块或雪水使身体麻木、或者紧扎肢体使之失去知觉等方法,但这些方法的麻醉效果都不够确实和满意。当时流行有"手术刀与疼痛是不可分离的伴侣"的传说。由于手术病人十分痛苦、休克极多,迫使手术向快速方向发展,盛行"闪电式"手术。俄国外科医生皮罗夫可三分钟锯断大腿,半分钟完成乳房切除术。法国某一军医一天竟截肢二百条,病人的痛苦可想而知。在中国的三国时代,华佗曾采取过用麻沸散止痛的方法,这是世界医学史上使用麻醉药的最早记录,其后在欧洲的医学文献中也有过麻醉药的记载,但这些都不是现代意义上的麻醉。而将一氧化二氮、乙醚和氯仿等麻醉药物应用于临床,则是19世纪中叶以后的事了。

最早发现一氧化二氮有麻醉作用的,是英国的化学家戴维。他在1800年就提出在做较小的外科手术时,用一氧化二氮止痛具有一定作用,戴维在给朋友的一封信中叙述了他吸入一氧化二氮以后的快乐的感觉,因此一氧化二氮也被称作"笑气"。可惜,戴维的体验在当时没有得到人们的重视。由于笑气能够引发难以控制的狂笑,有人就把这种气体用于杂技等娱乐活动中。1844年美国人韦尔斯将一氧化二氮用于牙科手术,获得成功,但是在一次公开表演中,他却失败了,这也影响了一氧化二氮在此后的推广应用。

最早提出在外科手术中用乙醚进行麻醉的是美国人郎格,他在一次实验中,不小心使乙醚溢出,他意外发现乙醚具有麻醉作用。1842年他将乙醚用于外科手术,摘除了一位患者头部的囊肿,这是最初使用乙醚的尝试。另一位较著名的用乙醚麻醉法做手术的医生是莫顿,他把乙醚应用在拔牙的手术中,后来他到马萨诸塞州推广他的麻醉法,使乙醚的作用得到许多医生的承认。1846年底,莫顿在美国《波士顿医学杂志》上正式发表了乙醚麻醉法的报告。第二年英国的爱丁堡大学产科学教授辛普森看到该报告后,把乙醚用在产科手术中。但是过了几个月,辛普森又发现氯仿比乙醚的麻醉效果更好,这样氯仿就成了第三种重要的麻醉药。1872年,欧莱又发明静脉注射水合氯醛的方法,开创了静脉注射全身麻醉的先例。

全身麻醉药发现后,由于临床工作的需要,人们又开始寻找不使人失去知觉,而只是使局部感觉消失的药物。1884年,维也纳医生科勒首先把可卡因应用于眼鼻手术中,这样逐渐出现了局部麻醉的方法。1892年,德国外科医生施莱希应用可卡因稀释液皮下注射,创始了局部浸润麻醉法。后美国人科宁发明把可卡因注射到脊椎管内,可使药物平面以下身体的感觉消失。1905年,布劳恩发现混用肾上腺素可增强可卡因的麻醉作用并减低其毒性,制成奴佛卡因。1908年,美国人克里勒又发明出全身麻醉结合局部麻醉的方法。各种化学麻醉剂的发明和麻醉法的不断改进,使得外科手术变得更为完善,范围日趋广泛,技术也更为精细。

## 二、消毒法的发明

提到消毒法,首先应知道匈牙利人塞麦尔威斯。他担任维也纳产科医院的助理产科医生时,发现当时严重威胁产妇生命的产褥热是由于医生接生时手不干净造成的。塞麦尔威斯刚到该产科医院的时候,产妇的死亡率达30%以上。他发现由学生接生的病妇死亡率更高,而护士接生的病妇死亡率稍微低一些。经观察发现,学生们常常是在上完课以后没有洗干净手就去给产妇接生。根据塞麦尔威斯的提议,自1847年5月中旬起,医生在检查孕妇或产妇以前都要用漂白粉溶液清洗双手,浸泡产科用具和敷料,并用刷子仔细刷洗指甲缝。这项简单的措施实行两个月,就使产褥热死亡率骤降。1861年塞麦尔威斯发表了《产褥热的病因、概念及预防》一书，介绍了自己对产褥热预防的办法，他的研究业绩使人们对感染性疾病有了更深刻的认识，并对其后外科消毒防腐法的创立有重要意义。虽然当时塞麦尔威斯并不知道产褥热与何种微生物有关，但是他的做法实际上是消灭微生物的有效方法。

外科消毒法的真正创始人应该是英国人李斯特，他曾被聘为格拉斯哥大学和伦敦皇家学院的外科教授。当时外科正面临一个重大难题，即许多患者在手术后发生败血症，或者出现类似丹毒的情形。据李斯特记载，在断肢术的病人中，约有一半患者死于这些疾病。此时，李斯特获悉巴斯德发现发酵是由于微生物引起的，他由此得到启发，猜想败血症等疾病也是微生物造成的，于是借鉴巴斯德的消毒方法，先用过氯化锌等，最后试用石炭酸作为消毒剂，并且获得成功。1867年李斯特根据实践结果总结出两篇论文，发表在《柳叶刀》杂志上。虽然遭到了很多人的攻击，但是李斯特仍然坚信他的消毒方法是正确的，并将其逐渐加以改进。在普法战争后期，石炭酸消毒法被普遍采用。李斯特不仅用石炭酸清洗伤口，而且还用石炭酸消毒手术台、手术室，这些措施大大降低了因手术感染、化脓的死亡率。1886年德国人别格曼又提出采用高压蒸气对外科用品进行消毒的方法，人类真正进入了无菌外科手术的时代。

自17世纪确立血液循环理论以来，各国医生都曾尝试动物或人的直接输血，但往往由于溶血致死，不久被禁止。直到1901年德国人兰德斯特纳发现血球凝集反应和血型，输血才作为一项重要的治疗手段被广泛应用于临床。

麻醉法、消毒法与输血术的革新，为外科发展创造了条件。医生由追求速度为主转为注意改善手术技巧。手术范围亦得以迅速扩大，由体表进展为体腔手术，许多腹腔大手术以至胸腔手术皆可进行。外科发展可谓一日千里，奠定了现代外科学的基础。

## 第八节　预防医学在19世纪的发展

19世纪，预防医学的重要性已逐渐被人们所认识，相应的立法也逐渐出现。同时，环境卫生学以及流行病学调查等方面的工作也开展了起来。英国于1818年设立卫生总务部，规定一些预防疾病的法令。此后不久，英国发生了霍乱大流行，在这期间由于新法令的实施，所获得的资料显示，霍乱的传染媒介是饮用水，于是政府迅速采取措施清洁水源，有效地控制了霍乱进一步流行。1856年英国大学开设了公共卫生学课程，使预防医学及公共卫生学成为一门新兴的学科。

在卫生学学科的发展过程中，德国公共卫生学家皮滕科费尔曾作出了较突出的贡献。他用实验方法研究卫生学，研究空气、水质、土壤成分的变化对人体的影响，并发明了测定空气中二氧化碳含量的方法。1882年他发表了《卫生学指南》一书。皮腾科费尔同意科赫的"只要感染霍乱弧菌就会得霍乱"的观点，并以74岁的高龄，做出了一个惊人的举动。他把科赫给他的一管霍乱弧菌一口气喝了下去，结果出人意料，皮腾科费尔并没有感染霍乱，只是稍有稀便，这是医学史上有名的人身实验。他的实验证明传染性疾病的发生除了要有传染源以外，还要看人体自身的抵抗力以及病源的传播途径如何，也就是说疾病的发生与内因和外因都有关。继皮腾科费尔之后,研究职业病的劳动卫生学、研究食品工业的食品卫生学、食品营养学相继产生。

## 第九节　法医学及精神病学的建立

公元13世纪,我国宋代就出现世界上最早的法医学专著,即宋慈的《洗冤集录》,在世界范围内影响广泛。欧洲的法医学相对来讲发展较晚,1600年意大利的费德利曾写过一本有关法医学的书。1667年荷兰人斯维麦丹发现婴儿出生呼吸后,他的肺脏就能浮在水面上。1681年施雷尔根据斯维麦丹的发现判断一名妇女无罪,因为当时有人怀疑这位妇女杀死了自己的孩子,但实验证明婴儿的肺脏在水中下沉,说明孩子尚未出生就已死亡。到18世纪病理解剖诞生以后,法医学在欧洲有了较快的发展。德国人赫尔曼于1723年写了一本法医学著作,被欧洲人视为法医学的权威著作,但其中许多内容尚不够完善。直到19世纪中叶,欧洲才有较好的法医学著作出版,这其中卡斯帕所写的《实用法医学》、霍夫曼的《法医学教科书》等论著影响较大。这时期还有关于毒物学和精神学的著作相继出版。可见欧洲的法医学在19世纪中叶以后才建立起来。

对于精神病的记述早在希波克拉底的著作和《荷马史诗》、《圣经》中都可以看到,公元14世纪,伦敦就有类似精神病院的设置存在。但当时对待精神病人是十分残酷的。当时解释精神病的原因也是一些迷信的说法,如中邪或魔鬼附身等。直到19世纪初,受人道主义思想影响,这种局面才有所改变。法国的皮内尔对解救精神病人做过许多努力,他写了一本名为《精神病治疗哲学》的书,阐明了他的观点。1838年埃斯基罗尔出版了《根据卫生、医学、法律的观点考察精神病》,该书是早期关于精神病的重要文献。以后柏林大学的教授格里辛格于1845年出版了他的《精神异常之病理及其治疗法》,详细记述了精神病人的症状及精神病与病理解剖学的关系。德国人克雷佩林并用新的观点来解释精神病,阐述了如何早期发现精神病的存在。总之,19世纪时精神病引起人们的重视,20世纪更有弗洛伊德主张的精神分析和潜意识理论来对精神疾病加以阐述。

## 第十节　护理学的兴起和国际红十字会的成立

在医务工作中,护理工作是非常重要的,但在中世纪的欧洲,在天主教的统治之下,护士多是由女教徒担任,此后随着社会的进步,也有普通妇女从事起护士的工作,但18世纪前的护士多无专业知识,她们的待遇也与普通勤杂人员一样。19世纪住在德国莱茵河畔的弗利德纳与妻子办了一个收容机构,专门收留一些贫苦的病人。在实践中他们意识到护理的必要性。当1836年他们将护理院改为医院后,挑选了一些品德好的妇女,让她们在医生的指导下学习护理工作。这样在德国的一些小医院里逐渐有了专业护士。也正是在这一时期,英国人南丁格尔的工作掀开了护理学史上的新篇章。

南丁格尔出生在意大利,她虽是英国一个贵族家庭的女孩,但长大后对护理工作非常感兴趣。1850年她来到德国莱茵河附近的小医院访问,回到英国以后,她调查了英国医院里的护理情况,并写了一本相关的书。1854年克里米亚战争爆发,英国的伤员无人救护,于是南丁格尔率领32名护士志愿者赶赴前线救护,她们出色的工作赢得了士兵的信任。回国后她们受到了英国政府的嘉奖。1860年南丁格尔募集了10万英镑,在圣·托马斯医院设立南丁格尔基金,成立护士学校,正式培养护士。南丁格尔认为只有那些有教养、讲道德的妇女,才能胜任护理工作。她曾经说过一句名言:"人生要像蜡烛一样,燃烧自己,照亮别人。"南丁格尔的行动不但影响了欧洲,而且还波及世界其他地区,护士学校逐渐在各地区建立起来。南丁格尔逝世以后,人们将她的诞辰日5月12日定为国际护士节,以此作为对她的纪念。

　　国际红十字会的创始人是瑞士银行家、慈善家杜南。1859年夏季,31岁的杜南在从阿尔及利亚回法国的途中,遇到法国、意大利与奥地利在意大利北部的激战。杜南途经此地,看到双方伤亡的战士很多,横尸遍野,无人救护,于是他便考虑成立一个组织,不分敌我地去救济各类伤病员。1862年他写下了对这场战争的回忆录,并捐出钱款,提倡成立国际红十字会。1863年10月召开了第一次日内瓦国际红十字会会议,有14个国家,36位代表参加了会议。第二年召开了第二次会议,这次会议正式确定成立国际红十字会。杜南创立了国际红十字会,为改进战地人道救援所作出的贡献,永远让人铭记。1910年首次设立诺贝尔和平奖,杜南当之无愧地获此殊荣。

# 第十章　20世纪医学的主要特点

20世纪科学技术的进步速度超过了任何一个历史时期,出现了许多重大成就,如原子能利用、电脑、电子显微镜、高分子化学、激光技术、仿生科学、超声、放射同位素技术等。这些成就带动医学科学进入了飞速发展时期。医学研究的深入,促使医学各学科不断精细分化。而医学研究对象的统一,又决定了各学科必然会交错综合。这种不断分化与交错综合,构成当代医学辩证发展的特征。

20世纪初,许多与各类疾病有关的病毒、螺旋体、立克次体、寄生虫等相继被发现,极大地丰富了病原学的内容。X射线、核素成像技术、超声诊断仪、心电图仪等的出现拉近了医学与其他自然学科的距离。各种抗生素、杀虫剂、酶类、维生素、激素类药物的合成促进了制药工业的发展。分子生物学、遗传学等新学科的确立,为人类开启了探索生命起源的大门。血型鉴定、器官移植和人造器官等的应用使临床医学在20世纪发生了根本性的转变。

## 第一节　医学的精细分化与交错综合

医学科学的发展是不断深刻化、全面化的过程,精细分科是必然趋势。迄今,医学分科已达50余门。各门又有一些分支,有的分支渐趋独立。但是,医学研究对象的统一性和整体性决定了各学科又必然紧密联系、互相渗透,综合成为医学科学的整体。

边缘学科是医学交错综合发展的产物。其特点是:(1)综合反映了相关学科的新成就;(2)往往应用最新的研究手段和方法;(3)研究课题多是新开拓的未知领域的重大课题;(4)常常是科学新进展的突破口;(5)对研究人员科学知识和技能的水平要求较高,对边缘学科的发展和动向应十分敏感和重视。

20世纪,随着自然科学的飞跃发展,各种新仪器、新药物不断涌现,导致了医学学科的精细分化。如传统基础医学中的病理学,已从过去的器官病理学逐渐分化出病理解剖学、病理生理学、细胞病理学、分子病理学、遗传病理学、免疫病理学等诸多分支学科。传统临床学科外科学,也分化出按人体部位划分的胸外科、普外科、骨外科等;按人体系统划分的神经外科、心血管外科、泌尿外科等;按医治对象划分的创伤外科、肿瘤外科、整形外科等。医学学科的这种精细分化是由个人认知能力的有限与新知识的快速扩增这一矛盾所决定的,它是科技高速发展的必然产物。

在医学精细分科、高速发展的今天,无论科学发展规划的布局、科学研究队伍的组织、科研机构、设备的配置以及科技人才的培训都不可忽视综合。事实上,现代医学理论已有明显的综合趋势。许多重大课题的研究,今天已非哪一个学科所能单独进行。必须多科协作,进行综合研究才能攻克。

近代医学在学科精细分化的同时,在学科之间的可结合区域逐渐形成许多新的边缘学科。同时,社会科学也与医学相互渗透,形成许多新的交叉学科,如医学伦理学、卫生经济学、医学哲学、司法精神病学、医学行为科学等。近代医学在实验研究的基础上,不断追求从微观、定量的角度探讨生命的本质,这就要求各学科的交错综合,例如,数学同生物学、医学的交叉产生出生物统计学、卫生统计学、计量医学等新学科。同时为使科技发展的新成果能较好地被应用于医学,也需要学科的交错综合。如物理学同医学的交叉,产生出生物力学、医学影像学、核医学等学科。化学同医学科学的交叉,产生出生物化学、药物化学、化学治疗等学科。这种学科间的交错综合,不但有益于医学与其他学科的同步发展,也使医学在促进社会进步方面能发挥更大的作用。

## 第二节 健康观念的转变

人类关于健康观念的形成,经历了一个发展过程。传统观点认为"没有病即健康",然而随着人们对人体生命活动本质认识的逐步深入,近些年来,人们对健康的观念发生了很大转变。概括起来有以下几种新观念:

1. **亚健康观(又称第三状态)**:亚健康观认为无病不等于就是健康,在健康与疾病状态之间,还存在着第三状态。如某些疾病出现临床症状的前期,虽然机体内部已经或正在发生某种不良改变,出现某些患病的征兆,但尚未发展成疾病状态;又如某些遗传病的疾病倾向,可能在某种诱发因素作用下表达疾病,但在这之前,机体结构与功能尚无异常改变;又如一些人由于受精神或生活习惯等因素的影响,常会在无明确疾病症状的情况下,有某种不适或精神不振的表现,这些皆可视为第三状态。承认疾病存在由量变发展为质变的事实,认清疾病的发生是经历了一个动态的发展过程,这样通过对亚健康状态的研究,能提高人们对疾病预防的能力。

2. **全面健康观**:长期以来,人们对健康的认识一直局限于生物学范畴,认为机体无病灶生理机能正常即是健康。1948年世界卫生组织提出了崭新的健康观:"健康是身体上、精神上和社会适应上的完好状态,而不仅仅是没有疾病或虚弱。"这一新概念突破了生物模式的局限,强调了社会、精神因素对人健康的重要意义,这一观念,对于帮助人们全面理解健康的涵义,指导人类如何实现自身全面的健康,具有积极意义。

3. **整体健康观**:社会医学的研究结果表明,对于要实现健康不能仅依靠对疾病的防治。健康是由四种因素所决定的,即生活方式、环境、生物学和医疗保健。生活方式主要是指:消费类型、职业危害、生活习惯;环境因素主要包括:社会环境、心理环境、身体环境;生物学因素主要指:成熟老化、复合内因、遗传基因;医疗保健主要指:治疗、预防、康复服务。这四类12项全面具体地陈述了影响健康的因素,它提示人们要特别关注社会环境与生活方式对健康的影响。

## 第三节　医学研究方式的转变

20世纪以来,现代科学技术的发展,为人们对各种生命现象进行综合系统、动态定量的研究奠定了基础,这不但为医学研究提供了有利条件,同时也引起了医学研究方式上的转变。

### (一) 由静态定性转向动态定量研究

现代科学技术的发展为动态的定量研究提供了必要的手段。由于显微镜技术使人们能够认识到生物的超微结构和化学组成,放射性同位素的应用使人们能够测定微量成分,动态地认识分子水平的生命活动。20世纪30年代以来,动态的定量研究开始成为现代医学的研究基础。如在微量物质测定的研究中,放射分析、示踪和蛋白(或受体)竞争结合法逐步取代了生物鉴定法和化学方法,从而能进行动态的定量测定。古老的人体解剖学也逐渐从单纯的宏观研究,逐渐转变为结构与功能相结合的功能形态学,由静止的形态观察转向微观、动态、定量的研究。在临床医学中,随着各种现代仪器设备的出现,以往对各种疾病的定性诊断技术,也逐渐向定性兼定量的方向发展。

### (二) 由单纯重视实验转向理论指导下的科研

医学研究时,观察、实验、记录事实一向被认为是首要的,思维推理往往只限于针对某项记录事实。但人体是一个高度复杂的有机体,因此单纯的用一项实验结果多半不能全面合理地解释某一生理或病理现象。在现代医学研究中,已不再是单纯的以实验方法为主,而是代之以通过综合众多实验结果,经理论思维形成学说,再通过学说的指导性作用,使科研能沿着正确的方向进行。例如,关于衰老的机制,就有生物合成中差错增多的"成灾说"、按一定程序逐步推进的"程序衰老说"、神经和内分泌控制发生变化的"神经内分泌说"等十多种学说。

### (三) 由单一研究转向综合研究

自20世纪后期开始,医学研究方法发生了深刻的变化,总体趋势是从简单到复杂;从单一到复合;从粗略到精密;从个人研究到集体研究。20世纪30年代以前,大多数科学试验还是在方法简单、规模不大的条件下进行的,甚至可以在自己家里建立实验室,做出诺贝尔奖那样的成就。如罗斯证明蚊子是传播疟疾的媒介,其方法就是对蚊体标本进行持续两年的显微镜观察;而发现毛细血管运动调节机制的克劳夫就是在自己的居室里获得这一成就的。

从20世纪40年代开始,许多对医学发展有重大影响的科研成果被不断报道出来,而这些成果是由不同学科的多位科学家共同努力才能取得的成就。如弗莱明、钱恩、弗洛里对发现青霉素的贡献,就是综合研究方法取得成功的例证。当代的医学研究其实验仪器日益向高、精、尖方向发展,科学思维对于研究成果能否被承认起到越来越重要的作用。它表现在实验设计上的独具匠心;理论阐述上各种模型和假说的出现。这种变化的典型代表是DNA双螺旋模型的提出者克里克、沃森和维尔金斯所做的研究。目前,这种研究方法已经在医学研究中广泛普及,成为现代医学研究的一大特点。

## 第四节 20世纪前半叶的医学进步

### （一）形态学科及诊断技术的发展

人体解剖学、组织学与胚胎学是三门密切相关的形态学科。本世纪以来，由于透射与扫描电子显微镜、超薄切片技术、活体电视、显微电视、组织化学、免疫学定位、放射自显影、现代X射线检查技术、放射性同位素示踪等新技术的出现，大大扩展了形态学研究领域，各类研究逐渐深入到显微、亚微、超微水平。目前，已可在高分辨率的电镜下直接观察大分子甚至原子结构。利用血管导管及造影技术、X线断层摄影技术和各种内窥镜可以观察活体器官内的形态变化。

在动态研究方面，形态学已突破与功能科学截然割裂的状态，出现将结构与功能联系起来进行综合研究的新方向，并产生了功能解剖学、动态解剖学等新的分支。如在内分泌学新进展的促进下，70年代广泛进行了对下丘脑各核群的形态结构、功能和相互关系的综合研究。现代形态学研究中广泛应用组织化学、组织培养、生物化学、仪器探测记录、低温冷冻、动物实验等实验技术，大大丰富了形态学的内容。

自1895年德国物理学家伦琴发现了X射线，并指出这种射线具有较强的穿透能力后，X射线检查逐渐成为临床一种重要的诊断手段。20世纪前半期，很多科学家和技术工作者都为此项技术的发展作出了突出贡献，一些科学家如德国医学家申德等甚至因为频繁接触X射线而被夺去了生命。

1898年居里夫妇成功地提取出镭元素，不久镭也应用到医学中。第二次世界大战以后，意大利物理学家费米发现放射性同位素对诊断和治疗肿瘤有效，随后人们开始将放射性同位素注入到人体内，通过扫描器观察，根据同位素在各器官蓄积的多少，就可判断出肺、脑、肝、骨骼、甲状腺等部位的肿块，由此发展成了现今的放射性同位素诊断及治疗技术。

20世纪初，荷兰生理学家爱因托汶研制出心电图描记仪，因而在1924年获诺贝尔奖。而关于血压计，虽然19世纪末就有人设计出最原始的血压计，但经过数位医学家的改进，到20世纪初血压计才得以被普遍应用。

自70年代后，在基础学科技术手段蓬勃发展的推动下，自然科学技术的不断进步为医学科学提供了日新月异的技术装备和手段。如脑电描记器、人工心肺机、心脏导管检查术、心脏起搏器、电子监护装置、自动化验分析仪、激光医疗装置、超声波诊断仪、电子计算机断层摄影设备等。可以说，现代临床医学由于广泛采用技术科学的最新成就而面貌一新。

### （二）病原学方面的新发现

螺旋体：19世纪后期，在病原学方面各国科学家主要专注于对细菌学的研究，至19世纪末，绝大多数致病细菌都已被发现。进入20世纪，比细菌还小的微生物也逐渐被人们所认识。1905年，肖丁和霍夫曼在梅毒性下疳患者的分泌物中发现了梅毒螺旋体，此后，日本人野口英世又实现了梅毒螺旋体的体外培养。1918年，野口英世还在南美黄热病患者的血液中发现一种特殊的微生物，他认为这种微生物就是黄热病的病原体，并把这种病原体进行人工培养，通过动物试验，最终获得了治疗血清。野口英世的一生与病源学休戚相关，从他的身上反映出日本在明治维新后积极学习西方科学知识的"拿来主义"精神。

病毒：更微小的微生物——病毒也在此时期也开始被发现，当时病毒被称做"微子"（virus），这种病原不仅侵害动物和人类，而且也伤及植物。最早发现病毒的人是俄国科学家伊凡诺夫，1892年，他在研究烟叶黑斑病的过程中发现了此病原，并将其命名为"烟草花叶病毒"。1898年，洛塞弗和弗拉奇在研究动物"口蹄疫"时也发现了该病的病毒。20世纪初期，澳大利亚科学家用鸡卵培养了流行性感冒病毒，并制成了流感疫苗。此后，各种病毒相继被发现，相应的抗病毒血清及疫苗也被陆续研制出来。

立克次体：在我国晋朝时期，著名医学家葛洪所著的《肘后方》中对沙虱毒（恙虫病）的传染媒介、临床症状和预防治疗已有描述。第一次世界大战期间，斑疹伤寒和战壕热曾肆虐一时，第二次世界大战期间，欧洲及近东战场多次爆发Q热流行。上面提到的恙虫病、斑疹伤寒、战壕热及Q热都属于立克次体病，人类在20世纪初期才逐步认识立克次体和立克次体病。第一个被证明的立克次体病是美国洛基山斑点热。1916年美国人立克次将洛基山斑点热患者的血液接种到豚鼠及猴子体内，使动物获得感染，同年证实蜱很可能是这种病的传播媒介。1907年立克次发现安氏革蜱存在自然感染，蜱卵可传递其病原。1910年立克次与怀尔德一起通过交叉免疫试验，将洛基山斑点热与斑疹伤寒区别开来，不幸在这一年里，立克次因受感染而死于斑疹伤寒。以后普劳沃泽克与罗沙利马合作继续进行这项研究。"立克次体"最先是由罗沙利马命名的，为了纪念为研究斑疹伤寒而献身的立克次和普劳沃泽克这两位医生，1916罗沙利马提出用"普氏立克次体"命名流行性斑疹伤寒的病原体。1921年沃尔巴奇等人研究证实欧洲流行性斑疹伤寒的病原体也是普氏立克次体。同时鼠型斑疹伤寒也开始引起人们的注意，其后蒙蒂洛经研究后认为，鼠型斑疹伤寒的病原体与欧洲流行性斑疹伤寒的病原体是不同的。自立克次体被作为一类新的微生物确定以后，人们很快发现它广泛存在于各种节肢动物之中，并且有些立克次体对人和动物有致病性，有些立克次体仅对动物有致病性。除斑疹伤寒和洛基山斑点热外，人类立克次体病的病原体大多在20世纪前半叶被陆续发现，以后又逐渐由人工培养成功。

流行病：黄热病原本是一种古老的疾病，20世纪前在世界许多地区都曾流行过，但其发病的原因一直不为人们所知。1900年在北美军队占领古巴后，有人开始详细研究这一问题，后美国人芬利证实蚊子是黄热病传播的中间媒介。1901年美国人修建巴拿马运河时，恰逢黄热病流行，他们采用金属网捕蚊的办法，限制了黄热病的播散。热带传染病除黄热病以外，疟疾也很常见。疟疾（malaria）一词出于意大利语，是瘴气的意思。早在希波克拉底的著作中就提到了这种疾病，到17世纪人们已知道用金鸡纳治疗疟疾，但直到19世纪末以前，并不知道疟疾的病原。1880年法国医学家拉弗朗发现疟疾是一种寄生虫病，至20世纪前叶人们才证实传播疟疾的是疟蚊。此外，常见的热带病还有睡眠病，在非洲流行广泛，1901年福德发现睡眠病的病原体为冈比亚锥虫，其后布鲁斯等人确定彩蝇是睡眠病的传播媒介。从19世纪末至20世纪初，同热带病相关的一些寄生虫病陆续也被发现,如黑热病、阿米巴痢疾、日本血吸虫病等。

### (三) 维生素和激素类药物的问世

19世纪末到20世纪初,由于有机化学的进步,生物化学研究也有了明显的进展。19世纪初人们对蛋白质的化学组成有了更进一步的认识,并分离出各种氨基酸。在生物化学史上,费雪是一位重要人物。他不但研究蛋白质、氨基酸,分离出许多新物质,并证明一种酵素(后来译成酶)只能对特定的物质起作用。20世纪以前,人们普遍认为组织是由蛋白质构成,碳水化合物和脂肪提供人体生命活动所需的能量,矿物质是人体骨骼的主要成分,并且认为糖、脂肪、蛋白质和矿物质是构成人和动物的基本物质。1906年霍普金斯发现仅靠糖、脂肪和蛋白质远不能维持动物的生活。1912年他用纯粹的蛋白质、淀粉、蔗糖、猪油和盐喂养老鼠,不久这些老鼠有的死亡,有的停止生长发育。若在每天的食物中添加牛奶,则老鼠生长良好。霍普金斯解释说这是因为牛奶中含有一种动物生长的辅助食物因子,这种因子就是以后发现的维生素。

维生素一词是1912年由芬克提出,维生素被发现以后,人们才知道除了糖、脂肪、蛋白质、矿物质以外,维生素也是人体生命活动的基本物质。早在公元7世纪我国《巢氏病源》、《千金方》等书中,就有用猪肝治疗夜盲症的记载;1913年麦克科拉姆发现牛油和鱼肝油内存在一种刺激发育的物质,这就是以后被合成的维生素A;脚气病在孙思邈所著《千金方》中已提到可用谷白皮(米糠)治疗,到19世纪末,才发现米的外皮含有一种特殊物质,能够预防和治疗脚气病,这就是维生素B;维生素C也是在20世纪被发现的,虽然早在1752年林德就发现常喝柠檬汁可以预防水手们常患的坏血病。但直到1918年柯恩和门德尔才证明新鲜水果和蔬菜内含有一种物质,能够防止坏血病,后来这种物质被命名为维生素C;在《巢氏病源》及盖仑的著作中也描写过佝偻病现象,但人们对这种病的病因却一直没有弄清,直到1921年罗森海姆发现鱼肝油内有一种抗佝偻病的物质,即维生素D;1923年埃文斯和毕肖普报道了动物缺乏一种物质会引起生殖障碍,这种物质就是随后合成的维生素E;20世纪40年代,达姆和福克斯又发现维生素K具有抗出血的功能。总之,20世纪上半叶维生素的发现,使人们弄清了各种营养素缺乏的病因,从而掌握了预防营多种养缺乏症的有力武器。

关于内分泌系统的疾病,早期中外医书上都有记载,如甲状腺肿(缺碘)、糖尿病(胰岛素缺乏)、黏液性水肿(甲状腺机能减退)、侏儒症(垂体分泌生长素不足)、埃狄森病(肾上腺皮质激素分泌不足)等,但当时的人们还不知道这些疾病的真正原因。人类对激素的科学认识首先是从肠促胰液肽开始的。1902年贝利斯和斯塔林从小肠黏膜提取液中发现促使胰腺分泌的肠促胰液肽。根据这种物质的生物活性,他们将其命名为激素(hormone),并发现激素在血液中起到化学信使的作用。

甲状腺功能亢进或减退症为临床所常见,早在1835年爱尔兰人格拉夫就曾记载过眼球突出同时伴有甲状腺肿大的疾病,该病后被称做甲亢。关于甲状腺素的合成,1895年德国化学家保曼第一个发现甲状腺内存在含碘的有机化合物。20世纪初美国生物化学家肯达尔提取出含碘量达65%的结晶物,并证明其具有甲状腺分泌物的功能,其后英国生物化学家哈林顿阐明该物质的化学结构式是酪氨酸衍生物。1927年英国化学家巴格尔化学合成出甲状腺素。

胰岛素是由胰腺制造的激素。1899年德国医学家麦林和俄国医生明可夫斯基在给狗做胰腺切除术时,发现狗出现类似人类糖尿病的症状。1921年班丁和贝斯特制备出胰岛素提取液,并发现该提取液能使糖尿病病人血糖降低,尿糖消失,糖代谢恢复正常,从此人们知道胰岛素分泌不足是糖尿病的直接原因。1925年美国生物化学家阿贝尔研制出胰岛素结晶。

　　20世纪上半叶,许多科学家分别在雌激素、雄激素、孕激素的人工合成和作用研究等方面作出了重要贡献,奠定了生殖内分泌学的基础,也为药物避孕开辟了道路。1927年哈特曼提取出肾上腺皮质激素;1943年埃文斯等人提取出脑垂体分泌的促肾上腺皮质激素;1955年至1966年间,吉尔曼和沙利提取出下丘脑分泌的促甲状腺素释放激素,这些成就开创了神经内分泌学的新篇章。关于前列腺素,虽然20世纪30年代欧拉发现并命名了它,但直到近年才真正揭示出这类物质的结构和功能,当今前列腺素被作为早期流产和中期引产的药物使用,并为心血管病和癌症的研究提供了新的研究方向。

## 第五节　新的基础学科的确立

### （一）分子生物学

　　1895年达尔文进化论的发表奠定了生物科学的基础。一百年来,生物学研究广泛采用了各种新技术,由机体整体水平深入到细胞、亚细胞和分子水平。出现了崭新的分子生物学这一科学领域。现代细胞生物学研究证实机体细胞本身就是一个结构与功能及其复杂的动态体系。其种类繁多,极其精细的细胞器的超微结构与功能的轮廓已基本清楚。分子遗传学的成就更为辉煌。20世纪初美国学者摩尔根(Morgan)以果蝇为实验对象进行研究,确认细胞核内染色体上存在遗传物质——基因,从而创立了细胞遗传学。50年代至60年代发展为以细菌(主要为大肠杆菌)为材料进行分子遗传学的研究。研究的重点是基因(即DNA片断)的分子结构,以及如何确定基因的位点,提取或合成单个的基因。分子生物学这一个概念最初是由微威尔于1938年提出,而DNA(脱氧核糖核酸)分子结构的发现,极大程度上促进了生物科学在分子水平上的发展,这是整个生物科学的重大革命。

　　20世纪中叶,沃森和克里克首先提出了DNA分子双螺旋结构的三维模型理论,并于1953年4月发表了题为"核酸的分子结构——脱氧核糖核酸的一个模型"的论文,他们的科学结论被随后的科学实验所证实。1955年,格谋提出了DNA遗传密码假说,1962年霍莱等人进一步破译了遗传密码,阐明了蛋白质的合成机制,1958年DNA首次被在试管内合成。

　　自70年代开始,随着反转录酶、限制性内切酶等的研制成功,染色体分带技术新的突破,促使基因定位研究飞跃进展。使人们有可能将一种生物的载有特定遗传信息的基因(DNA片断)剪切下来,转移到另一种生物体内,使后者获得该种生物所特有的遗传性状。这样,便可根据人类的需要去改造生物,创造新的物种。也可将遗传密码发生错误而造成的遗传病,通过换上"健康的"遗传物质分子加以根治。人工合成的能终止癌细胞繁殖的基因,也将使人类最后征服癌症。1977年,美国在实验室中成功地将人工合成的人脑激素基因转移到大肠杆菌体内,使之制造出同样的蛋白质激素。这一震动世界的科学成就,标志着人类在认识生命现象的本质并按照人类的需要定向控制遗传性状的探索上步入了新的时代。

80年代后许多科研结果被用于治疗疾病,如用单克隆技术治疗癌症,从患有特殊贫血症的病人体内抽取出少量骨髓,将正常基因输入骨髓细胞后,再送回患者体内,从而达到治疗的目的。

近年来分子生物学正迅速发展,目前已经拥有测定蛋白质及核酸的化学结构及空间结构的方法,并可在此基础上说明其功能,蛋白质及核酸的人工合成也已成为现实。二者的代谢过程及调控机制、各种酶在其中所起的作用也正被研究。目前有关生物膜的研究、有关生物膜与能量转换的关系、膜内外物质的转换关系等方面的研究成果正层出不穷。1979年7月在加拿大多伦多举行的第十一届国际生物化学会议讨论的主要课题是:(1)基因单位的结构、组织和复制;(2)基因表达及其调节;(3)蛋白质的结构与功能;(4)酶作用的机制和调节;(5)生物膜的结构与功能;(6)生物能和能量传递;(7)生长和分化的生物化学;(8)免疫生化;(9)神经生化;(10)突触、收缩和运动的系统;(11)激素生化和作用的分子机制;(12)疾病的分子机制;(13)环境生物化学。

### (二)医学遗传学

1865年奥地利学者孟德尔通过豌豆杂交试验,发现了遗传分离规律和自由组合规律,但这一研究成果在当时未引起重视,直到20世纪初,孟德尔定律才引起科学界重视,随后"遗传学"这个名词被提出,医学遗传学也开始萌芽。由于兰德茨坦纳发现了人类ABO血型是按孟德尔规律遗传;玻恩斯坦提出了复等位基因遗传学说;摩尔根利用果蝇研究了遗传性状,提出了染色体遗传理论,40年代中期人体染色体数目得到了确认,此后科学家们又逐条完成了染色体的鉴别。自DNA双螺旋结构确立后,60年代整个生物世界遗传信息的统一密码基本被阐明,提出了原核细胞基因活动的操纵子学说。70年代随着体细胞遗传学和重组DNA技术的发展,对基因组结构和功能、出现了一门新兴的学科——遗传工程学。

自80年代人们开始应用重组DNA技术,对单基因病的致病基因进行分析和检测,开展了基因诊断学研究,为遗传病的防治和优生工作开辟了新途径。分子遗传学的这些重大进展,推动了分子生物学成为现代医学研究的热点。对于如何治疗及预防肿瘤、老年病等,也有待于医学遗传学的新进展。例如,从调控基因活动或运用基因工程的手段来防治恶性肿瘤,治疗或预防先天性代谢异常,延长人类寿命等问题,都是目前的研究热点,当今生物科学已从对基因的研究进入到应用研究,美国和法国的研究人员成功地绘成了男性Y染色体结构图和带有造成神经系统疾病基因的21号染色体结构图。到不远的将来,研究人员有可能绘出人类所有染色体的结构图,从而为人类用人工培育的正常基因取代人体活细胞中的缺陷基因建立坚实的基础。

### (三)医学免疫学

如前所述,人类对机体免疫力的认识起源于16世纪中国人发明的人痘接种法。18世纪真纳发明牛痘接种法,使人工制造免疫疫苗成为可能。19世纪后叶,巴斯德研制减毒菌苗的成功又为实验免疫学奠定了基础。此后，贝林和北里柴三郎又将被动免疫法用于临床。

20世纪初，免疫的概念只局限于传染免疫中机体的防御功能。及至60年代，由于分子生物学、细胞生物学、免疫化学、同位素示踪技术、免疫电镜、电泳技术、免疫酶标和荧光抗体技术以及细胞分离等技术方法的进步，免疫学才突飞猛进地发展成为独立的新学科。

20世纪后，一系列预防疫苗研制成功。1907年多纳特和兰德获坦纳在阵发性血红蛋白尿患者身上发现了抗自身红细胞的抗体。1938多梅什克在研究自身溶血性贫血时，又提出自身免疫可能是极为平常的现象。1942年孔斯发明了免疫荧光技术，可以证明患者血清内自身抗体的存在。1945年欧文发现自异卵双生的两只小牛个体内存在着抗原性不同的两种血型红细胞，称之为血型细胞镶嵌现象。他将这种不同型血细胞在彼此体内互不引起免疫反应的现象称为天然耐受。这同时也提出了一个重要问题，为什么在胚胎期接受异型抗原刺激，不引起免疫反应而产生免疫耐受现象呢？1949年伯纳特从生物学角度提出一种假说，认为宿主淋巴细胞有识别自己和非己的能力。1953年梅达沃用遗传系不同的纯系小鼠的淋巴细胞，注入另一纯系胚胎鼠内，出生后可接受供体的皮肤移植，不产生移植排斥现象，成功地进行了人工诱导耐受实验。

1958年伯纳特在人工诱导耐受试验成功的启发下，又提出关于抗体形成的细胞系选择学说，但是免疫耐受现象是通过复杂的机制所产生的，因此近年来又提出一些对之修正的新学说。自50年代人们发现胸腺与免疫有关后，免疫球蛋白的结构也得到阐明。70年代T淋巴细胞和B淋巴细胞被发现，随后证明机体是借助这两种细胞的合作才产生抗体的，细胞免疫和体液免疫共同构成机体的免疫系统。1975年英国剑桥大学的科赫尔和米勒斯特发明了制备单克隆抗体的方法，制出的单克隆抗体被称为"生物导弹"，为免疫学开辟了新的广阔前景。以上这些成果阐明了免疫抗体的多样性来源于免疫细胞基因的多样性和可变性，免疫系统与神经、内分泌系统内的递质、激素、免疫因子、受体等大分子密切相关。

1971年世界免疫学会一致认为免疫学应从生物学中分离出来，它不但应独立成科，还可有不同分支学科。总之，现代免疫学的主要进展有以下几个方面：

1. 研究阐明细胞免疫主要由T淋巴细胞、B淋巴细胞和巨噬细胞三类细胞完成。T细胞受抗原刺激后可释放出淋巴因子(已发现十余种)参与不同免疫反应。B细胞可在抗原作用下，加速增殖，分化为浆细胞，产生抗体，参与体液免疫。巨噬细胞可吞噬、储存、加工抗原，而且可将抗原信息传递给淋巴细胞。近年来，又发现了K细胞(依赖抗体杀伤细胞)、NK细胞(非特异的自然杀伤细胞)以及许多T、B细胞的亚族。已经确认参与体液免疫的抗体有五种，即IgA、IgG、IgM、IgD、IgE。除IgD外，其余分子结构均已清楚。目前正集中研究抗体的立体结构及其合成途径。

2. 对于免疫反应的机理，已证实细胞免疫与体液免疫，T细胞、B细胞与巨噬细胞之间都不是彼此孤立无关的，而是相互制约、相互促进，构成完整、复杂的免疫系统。尤其重要的是已经证实机体免疫不仅是对传染因子的防御功能，还包括免疫监视及免疫稳定功能。免疫反应不仅是对机体的有利防卫反应，而且还可以是造成机体病理损伤的过程，从而使免疫和免疫学有了全新的概念。

3. 免疫理论和技术推动了基础与临床医学的发展。现代免疫学已从微生物学的一个分支发展为一门新兴学科,渗透并影响着几乎整个医学领域,从而出现许多边缘学科。如免疫遗传学、免疫生物学、免疫分子学、免疫化学、免疫生化学、免疫病理学、免疫药理学等。临床免疫学也发展很快。许多免疫缺陷病、自身免疫病、免疫复合物疾病、变态反应性疾病病因和发病机理得到阐明。同时,开创了免疫疗法的新途径。如骨髓移植疗法(免疫工程)、干细胞增殖、定向分化回输疗法(细胞工程)等。肿瘤的免疫诊断与治疗、器官移植的免疫抑制、免疫避孕等方面的研究均已取得很大进展。免疫检测技术已列入现代化医院检测常规和重要研究方法,免疫学实验室已成为现代化医院不可缺少的部门。

## (四)神经生物学

本世纪以来,生理学的突出成就是神经生理学和内分泌生理学的进步。中枢神经生理20世纪以前人们很少研究,甚至被视为禁区。俄国生理学家谢切诺夫1803年发表"大脑反射"一书,阐述了大脑反映客观事物的基本功能和中枢抑制现象,为19世纪后期神经生理研究的重要成果。巴甫洛夫继之在1902年提出条件反射学说,并于1926年发表"大脑两半球机能讲义",为高级神经活动的研究奠定了基础。此后,中枢神经生理的研究十分活跃。60年代神经生理研究论文约占全部生理学论文总数的百分之三十。研究的课题主要是条件反射形成的机理、网状结构与功能、突触传递电生理、生物控制与信息论等。许多国家成立神经生理专门研究机构。1975年美国成立大脑研究所。近年来,在中枢递质方面研究进展很快。对大脑结构与功能的深入研究,促进了人们对意识思维活动等高级生命运动本质的认识,也直接推动了现代人工智能(脑模拟)电子计算机的研制。

此外,新仪器和新技术的应用大大促进了生理学各个方面的研究。如应用微量分析仪研究中枢神经介质,应用超速离心机和自动分析仪分离和分析微量的肽类,用微电极结合定向技术研究神经生理,应用精密的血液、气体、尿液等自动分析仪等研究呼吸生理和肾调节功能等。甚至应用自动记录遥控装置来记录宇航员在月球表面活动时的循环系统、脑电的变化。总之,现代生理学作为揭示生命活动规律的一个重要基础医学领域正在迅速深入发展中。

## 第六节 临床医学的重大成就

### (一)药学方面

自19世纪上半叶人类开始从生药中提取生物碱后,该世纪中叶又发现了麻醉药,并研制出了水杨酸类药物及水杨酸的诱导体阿司匹林。在这之后,将水杨酸同阿司匹林联合应用,成为临床消炎镇痛治疗的常用方法。20世纪上半叶,出现了化学疗法及抗生素,这是20世纪药物学和治疗学上的重大突破。

早在巴斯德时代,人们就知道空气中的某些细菌能够抑制炭疽杆菌的生长,但却没有引起注意。直到1922年英国细菌学家弗莱明发现一种酶,这种酶可以存在于蛋白、盐类或某些细菌体内,可以溶解某些球菌,遂将其称为溶菌酶。1928年,弗莱明在培养基上发现葡萄球菌被青霉菌污染了,青霉菌周围葡萄球菌的菌丝变得透明,甚至溶解消失。他又将青霉菌除掉,惊奇地发现上述现象仍可发生,于是他断定这种起杀菌作用的物质是青霉菌在生长过程中产生的代谢物,他称之为青霉素。以后弗莱明又研究证实青霉素具有杀死链球菌等细菌的功能,对人和动物的毒性很小,而且不会影响人体内的白细胞。1935年英国的弗洛里、德国的钱恩两人合作,进一步研究青霉素的性质,分析出青霉素不稳定性的原因及其化学结构,并解决了青霉素的浓缩问题,使大量生产青霉素成为可能。

临床证实青霉素对猩红热、梅毒、白喉、脑膜炎、淋病等传染病都有明显的治疗效果。第二次世界大战中,青霉素起到了不容忽视的作用。1944年美籍俄国人瓦克斯曼按照弗莱明发现青霉素的原理,从灰链丝霉菌的培养基中培养出可以杀死结核杆菌的抗生素——链霉素,使长期困扰人类的结核病终于得到控制。1947年对胃肠道细菌有特效的氯霉素,以及再后发现的金霉素、四环素、土霉素等抗生素陆续被发现并用于临床。抗生素的发现是20世纪药物学和治疗学的重大进步。

20世纪各种病菌几乎都被发现,于是人们期待能有一种化学药物可将这些细菌杀死,而且还不会对人身体造成伤害。1910年埃利希研制出被称为606的化合物。最初他以为这满足了人们的心愿,但后来发现606并不能杀死细菌,可对梅毒螺旋体却有很强的杀伤力。与埃利希一同从事砷化物研究的还有日本人秦佐八郎,他们共同试验,又将606改进成毒力很小的药物,命名为914,使长期流行的梅毒得到较有效的控制。化学疗法的开始,推进了化学药物的研究。20世纪初,法国研制出治疗疟疾的药物——普疟奎宁(厄地平)。在第二次世界大战中,厄地平为预防和控制英、美军中疟疾的流行起到很大作用。

1935年德国化学家多马克又发现对氨基苯磺酸的衍生物,俗称百浪多息的磺胺类药物,对小白鼠的葡萄球菌感染很有疗效,从此开辟了人工合成对人体无害、却能高效杀死细菌的合成药物的新途径。以后人们知道,百浪多息还能杀死链球菌、肺炎双球菌、脑膜炎双球菌、淋球菌。磺胺类药物的出现对20世纪治疗学产生很大影响。

如前所述,从19世纪末到20世纪上半叶,一些热带病相继被发现,这类疾病一般主要是由寄生虫传播,如疟疾、斑疹伤寒、黄热病等,都是由蚊子、虱子、跳蚤作为中间媒介而传播。1939年瑞士化学家穆勒发明了DDT,它具有极强的杀虫能力。在第二次世界大战中,DDT被广泛用于军队中,有效地控制了上述寄生虫病的发生。第二次世界大战后,人们又发明了666,这两种杀虫药物的出现,有效地控制了各类寄生虫病的流行。

(二)血型鉴定和输血法的普及

18世纪有人曾尝试把动物的血直接输入人体,这当然是不可能成功的。其后有人进行人体之间血液输入,有时能获得成功,有时则造成受血者突然死亡。直到20世纪初人类对血型有了明确的认识后,输血中遇到的问题才从根本上得到了解决。

1901年美籍奥地利人兰德茨坦纳发现了血型,认识到人体存在3种不同的血型,即A型、O型和B型。1902年他又发现了AB型血型。兰德茨坦纳指出不同血型的人相互输血会造成凝血现象,导致死亡。而O型血的人给别人输血,却很少发生凝集现象;AB型血的人,无论接受A型、B型还是O型人输的血,都不会发生凝集现象;如果AB型血的人把血输给A型、B型或O型血的人,则都会出现血液凝集现象。

最早把兰德茨坦纳的血型理论用于指导临床输血的人是卡雷尔,1906年他曾把输血者的动脉连接在受血者的静脉上,获得了成功。1914年其他一些学者发现在血液凝集时,如果加入柠檬酸钠可防止血液凝固。由此人们引申出一种新的输血方法——间接输血法,也就是把血抽出注入到容器里,然后加入柠檬酸钠,再把血液输入到受血者体内。柠檬酸钠的抗凝作用解决了血液储藏问题,40年代以后,血库在许多国家普遍建立,通常在分型的血液加入柠檬酸葡萄糖的混合物,在冷藏的条件下保存、储备血液以供急用。第二次世界大战中,由于救治伤病员的需要,输血技术广泛被采用。输血技术的应用无疑促进了外科的发展。19世纪中叶麻醉和消毒法的发明,以及20世纪输血法的应用,为20世纪以后的外科学扫清了障碍,铺平了前进的道路。

### (三)有关精神病的新理论及新疗法

20世纪初,有效的精神病疗法很少。该世纪20年代,维也纳的弗洛伊德以其精神解剖学说(无意识、潜意识和意识)、本能学说("性力"和"情综")和精神结构学说(本我、自我和超我),形成了精神分析学派。弗洛伊德认为精神作用影响潜在意识,性的本能与这种作用有重要关系。他的学说不仅对精神病学、心身医学,而且对心理学以至整个西方文化都产生了很大影响,同时这一理论也在不断被遭到批判的过程中逐渐被修正和完善。并被他的学生荣格等应用于治疗精神病人。其后,美国精神病学家梅耶创立了精神生物学派,该学派的学者们认为精神病是由适应习惯遭到破坏所引起的人格不平衡造成的,治疗的目的在于重建健康的适应习惯。而巴甫洛夫学派以条件反射为中心的高级神经活动学说,对精神病提出生理学解释,成为当时盛行的"行为疗法"的理论基础之一。

1933年萨凯尔报道了用胰岛素治疗精神病人的方法;1935年梅杜纳创用卡地阿唑痉挛疗法治疗精神分裂症;1938年格莱蒂和比尼在痉挛疗法的基础上发展出电休克疗法。其后胰岛素疗法、电休克疗法、化学药物治疗逐渐成为治疗精神病的主要手段。

### (四)器官移植和人造器官

通过器官移植治愈的方法始于20世纪,1933年异体角膜移植成功;1954年美国的医生们在一卵双生兄弟之间实施肾移植首次获得成功;60年代以后,血管吻合技术的进步,特别是显微外科技术的突破,离体器官保存方法的改进,运用免疫抑制法控制排斥反应,以及人体组织移植规律的发现,使器官移植术取得了显著的进展。1963年肝移植、肺移植、1966年胰腺移植先后获得成功,1967年南非外科医师进行了首例心脏移植。80年代以来,骨髓移植也取得了很大发展。

20世纪下半叶,生物医学工程学的发展使人造器官成为可能。1945年荷兰人柯尔夫经两年的研究,首创用人工肾治疗急性肾衰的方法。1962年斯达尔采用人造球形瓣膜更换二尖瓣成功。50年代以来,人工心肺机、人工低温术在临床应用,使体外循环心内直视手术得以进行。1982年美国给一位61岁的老人植入了"贾维克-7"型人工心脏。进入90年代中期,许多发达国家开始投巨资发展"器官移植用转基因猪项目",科学家们试图建立这种转基因猪的生产基地——器官农场,这种器官农场将提供来自于转基因猪的移植器官,如肾、心脏、脾、胰腺、肝等。1996年我国政府也批准了湖北省农科院畜牧兽医研究所的"转基因作为器官移植供体的研究项目",这标志着我国在器官移植研究方面也进入了一个新的发展时期。

## （五）对传染病的新认识

19世纪末至20世纪上半叶，随着病原学的发展，大部分疾病的病原已被发现，也研制出多种针对这些病原的药物。但自70年代以来，军团病、艾滋病、莱姆病等新的传染病又在世界成流行趋势，人们逐渐认识到，人类同各种病原的斗争远没有结束。

自从1928年弗莱明在实验室中分离出青霉素以来，人类和病原菌就展开了一场竞赛，这是一场领先者不断变化的比赛。1946年，也就在青霉素被广泛使用后的第5年，人们便发现了不易被青霉素攻破的葡萄球菌，接着医药学家们又发现了新的抗生素，其后能够抵抗最新药物的细菌突变体又出现，随着更新药物的发明，又出现了更新的突变体。近半个世纪以来，比赛就这样进行着。总的来说，药物始终保持着微弱的领先地位，例如，普通肺炎、败血症、淋病等传染病逐渐减少了。80年代以前的人们甚至认为已经征服了几乎所有的传染病，但如今每一种致病的细菌都有几种变体，能够对许多种抗生素具有抗药性。例如：1995年世界感染结核菌的人数已达17亿，全球因结核病死亡的人数近300万，现在由耐药结核菌株引起的结核病占新病例的七分之一。对于许多病例，由于一种抗生素不起作用，只好同时使用几种抗生素，这就使人们不得不对如何使用抗生素要有新的认识。

长期以来，人们只看到微生物的致病作用，没有看到微生物的生理作用；只看到各种抗菌素的抗病原作用，没看到药物对宿主微生态平衡的影响。微生物在机体内的存在，在正常情况下，它对人体是有益的、必需的，致病性只是偶然的。防治疾病应是扶正祛邪，在除去或抑制病原体的同时，还须认识到微生物的致病性取决于宿主、环境和微生物自身三个方面。抗菌素的应用除了会引起病原产生抗药性外，还会扰乱正常微生物群的生态平衡，所以有人预测抗生素以后的时代将是生物制剂的时代。关于如何对抗病原，现在的观点是：一方面设法培养自身的抗体，一方面要借助正常生物菌群之间的拮抗作用，间接消灭病原菌，也正是中医所说的扶正祛邪观点的一部分，而单纯的外因论是不能正确解决疾病问题的。

# 第十一章 现代医学发展趋势

自 20 世纪后半叶开始,自然科学技术的高速发展为医学创造了广阔的发展空间,并使医学模式有了新的转变。医学科学呈现出技术化、交汇化、社会化、国际化的发展趋势。21 世纪,生命科学将出现革命性的变化,可能发展成为医学变革的首要动力。电子计算机、激光、同位素、超声、材料科学等自然学科的新成果仍将迅速被应用于临床,新的诊断和治疗方法会不断涌现。医学各学科之间互相渗透与融合,形成新的边缘学科,会促使医学有更多的突破性进展。

## 第一节 医学模式的转变

医学模式是指某一历史阶段人们对医学科学的认识水平以及该时期的医学发展特征,它受该时期社会经济、政治、文化、科技等诸多因素的影响,并由这一时期医学自身发展的结果所决定。由古至今,医学的发展大致经历了四个模式,即:远古时期的神灵主义医学模式、经验医学发展时期的自然哲学医学模式、实验医学发展时期的生物医学模式、以及现代医学所倡导的生物—心理—社会医学模式。

### (一) 神灵主义医学模式

在人类社会早期,人们尚不能解释疾病为何会发生,以及患病后为何有人能自愈,而另一部分人则不能,因此就唯心的认为鬼神主宰着人的疾病与健康,保护健康和防治疾病要靠神灵保佑。这一时期是巫与医混杂的历史时期,当时所谓的医生多直接用植物或矿物治疗疾病,并认为这是神的启示。

### (二) 自然哲学医学模式

自然哲学医学模式把人类早期的哲学思想与医学实践直接联系起来,用直观的自然因素解释生命现象和疾病的发生发展,根据朴素的辩证法和唯物主义解释健康和疾病是这种模式的特点。中国的阴阳五行学说和古希腊的四体液学说等,都是这种医学模式的产物。

### (三) 生物医学模式

生物医学模式是以科学实验为基础建立起来的医学发展模式。西方医学自文艺复兴运动后,开始进入实验医学阶段。由于此时人类已积累了大量的有关医学的资料和经验,同时社会生产力的提高也为医学研究提供了物质基础,因此人们开始从不同角度,分门别类地研究生物和机体,包括人体的形态结构与功能,正常异常状态下的各种生命现象。这类研究多是以辩证唯物主义思想为主导，以逻辑推理、实验验证为手段，研究的着眼点是生物体特别是人体的生物特性，强调结构与功能相结合，理论与实践相结合，客观地、合理地认识及治疗各例疾病。

### （四）生物—心理—社会医学模式

生物—心理—社会医学模式是一种既从生物学方面，又从心理和社会方面看待人类健康和疾病的医学模式。这种医学模式强调人的健康是由生物、心理，社会三方面因素共同决定的，因此防治疾病应是医学、心理学和社会管理部门合作完成的任务。医生的职责不仅是帮助病人恢复身体健康，也要在心理和社会层面上帮助病人。这种医学模式的核心观念是世界卫生组织提出的健康观，即健康不仅是没有疾病和虚弱，而且是身体、心理和社会适应的完好状态。

## 第二节　医学模式转变的意义

医学模式的每一次转变都是社会进步和科技发展的结果。医学模式的转变引导人们从更科学地、更高一级的层面去认识及治疗各种疾病。神灵主义医学模式与自然哲学医学模式都属经验医学的范畴，而从经验医学模式过渡到生物医学模式，是医学发展史上的巨大进步。

在生产力水平低、科技水平落后的阶段，人们虽然有时也凭借生活经验对疾病采取一些防治措施，但由于对健康、疾病、死亡等无法作出科学的解释，认为梦是灵魂活动的反映，疾病是魔鬼附身的结果，由此产生了神灵主义医学模式。到了公元前5世纪前后，古希腊著名医学家希波克拉底提出四体液病理学说，而此时中国古代传统医学也建立了阴阳五行的病理学说，前者认为疾病是四体液失衡所致，后者认为疾病是阴阳失调所致，由此人们摆脱了神灵致病说，以朴素的唯物论思想作基础，将前人积累的医药知识，经过哲学的概括上升到理论水平，开始将零散的医药知识系统化，建立起了古代的医学理论体系。但四体液病理学说和阴阳五行病理学说都存在历史的局限性，在思维方法上仍以推理和思辨为主，在临床实践中以直接观察为主，在疾病治疗方面主要依靠实践经验，因此二者都属经验医学的范畴。

生物医学模式以人体解剖学为基础，本着形态与功能相结合的思想，以逻辑推理、实验验证为手段，对人体及疾病作各类研究。在生物医学模式下，人们认为每一种疾病都可以找到特定的位置与原因，疾病的位置可以发生在器官、细胞、生物大分子和基因水平，疾病的原因可以是物理性的、化学性的或生物性的。生物医学模式主要从生物学角度分析和研究疾病，照生物医学模式只要确定出疾病的原因，就可以通过杀菌灭虫、免疫接种、手术切除等措施对该此病进行防治。

生物医学模式经过400多年的发展，建立了一个庞大的基础研究和临床诊治体系，并把物理、化学和工程技术引入医学，促进了现代医学技术的迅速发展。但是到20世纪中叶人们也逐渐看到了生物医学模式的局限性。这是因为疾病是复杂的，生活中很多疾病的出现都不是由单一因素引起的，往往综合了生物、心理、社会等多方面的因素。如消化性溃疡、高血压、职业病、地方病、传染病、脑血管疾病、癌症、支气管哮喘等疾病的发生,都和社会及心理因素有密切的关系。

1972年美国医师恩格尔首先指出生物医学模式的缺陷,提出生物医学模式应向生物—心理—社会医学模式转变的论述,这一论述客观地反映了医学发展规律,得到世界各国医务工作者的认可。生物—心理—社会医学模式的诞生适应了医学发展的需要,它打破了生物医学模式仅从生物学角度考察疾病的片面性,克服了生物医学模式只重视手术或药物治疗、忽略心理调整和社会预防的重要性。生物—心理—社会的医学模式把健康与疾病放在一个广阔的背景下,从更高的认识水平进行考察。它突出展现了社会因素如何在疾病的发生、诊断和治疗中发挥作用,这将使现代医学不仅引入自然科学的新成果,也将引入社会科学的成果,促进社会医学、行为医学、康复医学等新的分支学科的发展;促进人们去研究社会、心理、自然因素对人们健康和疾病的综合作用;研究如何制定和强化卫生立法;研究有效的社会预防措施和心理康复措施等等。这种系统的研究将使医药卫生事业更加完善。

## 第三节 当代医学所面临的挑战

### (一)慢性病的防治

当今世界,由于各种药物及现代治疗手段的应用,一些严重危害人类健康和生命的急慢性传染病的发病率和死亡率明显下降。同时,随着生活节奏的加快、工业生产对环境的污染、以及人口老龄化等因素的影响,各类慢性非传染性疾病正成为当今医学所面对的首要问题。高血压、心脑血管疾病、肿瘤、糖尿病、环境污染所致的地方病等,仍使世界各国承受着沉重的经济负担。如1994年中国慢性病的治疗费用为4 188亿元,同年全国卫生总费用为1 448亿元,慢性病治疗费用占卫生总费用的28.9%。这一数字说明,中国的慢性病治疗费用将给中国的宏观经济造成严重的压力。

慢性病的控制较传染病的控制难度更大,传染性疾病可通过群防群治、隔离观察等方法使疾病得到有效控制。而慢性病由于发病原因及防治过程较为复杂,目前的医学水平尚不能彻底治愈慢性病,只能控制症状,防止复发,在预防方面也受到各种难以控制的因素的影响。美国的统计资料表明,美国前四位死亡原因的平均致病估计,社会因素生活方式约占51%、生物因素约占21%、环境因素约占18%、保健服务约占10%。因此,对于慢性病的防治需要动员更多的社会力量,用新的医学观念来指导卫生保健和医疗工作。

### (二)新型疾病的出现

20世纪60年代以来,库鲁病、军团病、艾滋病等新型传染病不断出现,尤其是艾滋病,不但危害巨大,而且人类目前尚未找到根治该病的方法。同时,一些过去未有的新型疾病,如始于1996年的"疯牛病",使人们对吃牛肉表现出极度的担忧;始于1997年的"禽流感",使人们对吃鸡肉也产生恐惧。2003年"非典"在中国境内迅速蔓延,并且波及世界,使现代人再次领略了瘟疫的可怕。这些都说明,虽然应用现代医学手段,许多传染性疾病已被人类所控制甚至消除,但由于病原体会产生新的变异物种等原因,人类仍有可能遭遇各类传染性疾病的突袭。

## （三）人口老龄化的巨大压力

老化有个体老化和群体老化的双重含义。群体老化又称人口老龄化，个体老化又称衰老。国际上判断一个国家或地区是否进入老年型，通常的标准是60岁或65岁以上的老年人占全部人口的比例达到10%或7%。20世纪以前，世界上仅有个别国家进入老年型社会。到20世纪80年代，几乎所有发达国家都进入老年型社会。近些年一些发展中国家也出现了人口老龄化趋势。

中国虽然从2000年开始进入老年社会，但由于中国人口的绝对数字庞大，老年人口的绝对数字也是巨大的。中国人口的老龄化最突出地表现在老龄化迅速增长的趋势超出经济发展的承受能力。发达国家进入老龄化社会时，人均国民生产总值至少有5 000美元左右，而我国进入老龄化社会时，人均国民生产总值只有约1 000美元。在经济尚不发达，国民生产总值不高的情况下迎来人口的老化问题，常常会面临难以预料的困难。

衰老是人类不可抗拒的自然规律，生物层面的衰老会表现出精力减退、腰背关节痛、便秘、眩晕、耳鸣、失眠、白内障等等，而老年人心理衰退与实际年龄并无明显关系，但与生理功能失调有关。老年人由于行动不便而与社会接触较少，其心中的苦闷若得不到及时排解，会发展为抑郁、孤独、情绪低落等问题，严重者还有可能出现老年型精神病。同时老年人的经济状况制约了老年人对医疗服务的需求，因此要解决社会老龄化的问题，不但要有医疗费用的投入，更需要采取科学合理的方法。

## （四）新伦理道德与法规的制定

随着医学科学技术的发展，许多过去不曾遇到的有关伦理道德的问题正摆在人们的面前。试管婴儿、器官移植、干细胞技术等，为许多绝望的患者带来希望，同时也带来新时期医学所面临的伦理道德及法律等问题。

自20世纪中叶开始，安乐死问题、试管婴儿的血缘认定问题、堕胎的人道问题、器官移植的合法性问题相继出现。在这之后，辅助生殖中的人工授精、胚胎移植技术的应用又使上述问题更为复杂化。70年代以后，随着DNA重组和基因工程技术、单克隆抗体技术、PCR等生物技术的发展和应用，使人类正面临着一个用传统的伦理学难以回答的问题。1978年世界上第一个试管婴儿的诞生，1997年克隆羊"多莉"的出现等，引起了伦理学界和社会的普遍关注。人类基因组计划的开展、辅助生殖、克隆技术和胚胎干细胞研究等，已日益引起人们对今后应遵循何种道德法规的思考。遗传基因的研究及其在辅助生殖技术中的运用，不仅涉及个人、家庭基因的隐私和权利，还关系到民族的生存和安全问题，这些都是生命伦理学兴起的根本原因。

生命伦理学的出现，反映了人类对新的生命科学技术在应用过程中进行社会化控制的要求。面对生命伦理学中的难题，其一是要求从事生命科学研究的科学家要本着是为人类进步而从事科学研究的原则；其二，公众也须在新的历史条件下提高或转变某些伦理道德观念，制定出新的伦理道德法规，从而有利于促进人类的进步和发展。1992年国际生命伦理学学会成立，1995年亚洲生命伦理学学会成立。世界其他一些国家和地区也相继成立了生命伦理学学会，使生命伦理学研究得到了迅速发展。

## 第四节 现代医学的发展趋势

### （一）技术化趋势

20世纪以来，自然科学的发展突飞猛进，日新月异。医学与其他学科的联系也越来越紧密，科学技术的最新成果往往很快地就在医学上得到应用和推广，导致现代医学具有了一下特点：(1) 科技队伍空前壮大。19世纪末，全世界科研人员不到五万人，目前已超过六百万人。而且医学科研队伍由于大量数学、物理、化学以及工程技术专家的参加而迅速壮大。(2) 发明与应用的周期显著缩短。新的发明和发现往往多人同时或相继完成，且迅速推广应用。如1960年制成第一台红宝石激光器，次年便应用于医学临床；1947年第一例肾移植成功后，肝脏、心脏等器官移植迅速开展，至今肾移植已突破四万例。1970年一位学者证实劳斯肉瘤病毒颗粒中含有反转录酶，同年5月另一学者就发表了同样研究报告，相隔不过数周。所以，科研工作在赶超先进时，发展科学中，时间和速度极为关键。(3) 科技资料与日俱增。当代，科技资料浩如烟海。1978年全世界出版医学期刊达9 000种，每年刊载论文、报告100余万篇。为此，实行科技情报工作现代化和掌握外语工具，是发展科学的重要手段。(4) 未来学研究的兴起。由于科学技术发展十分迅速，所以分析动向、预测未来，对取得科技领先地位，在科学竞赛中夺取胜利十分重要。目前，许多国家都很重视科学技术史的分析研究和大力加强科技情报工作，并在大学里开设未来学课程。

现代医学的一个显著特点是新尖技术广泛应用，新尖技术的应用方向主要是微细、快速、精确、高效和轻便。现代医学的这一新特点，要求医学工作者具备较雄厚的物理、化学、数学和工程技术知识，并与工程技术人员密切协作，发展"生物工程学"这一新兴的学科。

自19世纪X射线技术被应用于医学后，20世纪初，X射线造影技术又被应用于检查血管、胆囊、尿道、肾脏等许多器官。30年代初，又有了脑血管造影术。70年代以后，由于科马克和豪斯菲尔德发明了电子计算机X射线断层摄影术（即CT），使X射线诊断技术的应用上升到一个新的高度。心电图诊断技术也是在19世纪发展起来的一项检测技术，60年代计算机技术的出现，使心电图检测技术开始进入数字化时代。同时期血细胞自动分析装置研制成功，脑电图仪的制造技术也不断革新，使诊断神经系统疾病的技术获得突破。总之，自从40年代世界上第一台电子计算机问世以来，在随后的半个多世纪中，其应用获得了迅速的发展。现今计算机技术已渗透到医疗、科研、教学、医院管理等几乎所有与医学有关的领域。

显微镜技术在医学上的应用始于17世纪。20世纪30年代后，随着电子显微镜、超薄切片技术的出现，人类能在超微观领域研究细胞器、病毒等，从而能在一个更高的级别进行各项研究。核技术在医学上的应用始于19世纪后半叶，早期人们把同位素作为示踪剂来使用，后来科学家们尝试用氚、氖标记脂肪酸，研究脂肪酸代谢，用$^{15}N$标记氨基酸中的氮，研究蛋白质代谢。示踪元素的应用使生物化学的研究有可能从离体实验进入整体实验,所得结果更符合生物体内的实际。50年代以来,同位素示踪法的广泛应用,对阐明各种糖类、脂肪酸、氨基酸以及嘌呤、嘧啶等物质在生物体内的分解和合成途径,起了极为重要的作用。回旋加速器的制成,为医学研究提供了大量的人工放射性同位素,$^{131}I$、$^{24}Na$、$^{32}P$、$^{128}I$等先后被用于疾病治疗。同时放射免疫测定技术也是核医学的一项重要研究成果,这种技术灵敏度极高,可以对人体内极微量的物质进行定量测定,成为实验研究的重要工具。

20世纪60年代激光技术被应用于医学,最先是在眼科手术中应用激光作手术刀。此后,激光器在外科手术中的应用范围不断扩大,如用在烧伤治疗中的植皮术、清创术、胸外科手术、矫形外科手术、肿瘤切除术等。激光技术还使细胞生物学、分子生物学的研究提高到一个新的水平。如用激光筛选细胞,可用于细胞生物学研究和临床医学中的细胞分类检查等;激光微束照射技术,可对细胞和生物分子进行微小的破坏"手术";激光光谱分析还可对人体组织进行微量元素的测定。此外,激光技术还可用于血红蛋白、视紫红质以及DNA的研究等。

超声技术自20世纪20年代发明以来,不仅可用于检查脑室、胸、腹腔内的部分脏器,而且广泛地用于产前检查,其后超声波的治疗作用也不断被发现。20年代,有人报道用超声波治疗耳聋;30年代,首次报道用超声波治疗神经痛;50年代,有人用超声波照射法治疗美尼尔症。70年代以后,有报道用超声加热治疗癌症。此外,超声波经过聚焦,还可以用作无感染、无出血的手术刀进行手术。80年代以来,超声波碎石仪作为一种体外治疗肾结石、胆结石等结石症的手段也逐渐被临床所采用。

（二）交汇化趋势

现代医学由于融入了许多其他学科的内容,已成为一个包含庞大知识体系的学科。医学科学所涉及的学科庞杂,体现出医学与自然科学、社会科学、人文科学与工程技术科学的复杂交叉性,另一方面,社会也需要医学既要纵向发展,也要与其他学科相互渗透。社会进步既需要生产力的提高,也需要人文思想的进步。反映在医学上,突出地表现为医学与社会的紧密联系。现代科技的高速发展不断改变着人们的生活方式与需求内容,从而对医学科学不断地提出新问题,也为医学科学领域的扩展与深化提供了条件。社会医学、劳动卫生学、职业病学、食品卫生学与营养学、流行病学、环境医学、特种病学、核医学、医学心理学、心身医学等,都是适应社会需要而发展起来的医学科学的分支,这些学科的出现,反映出医学向非医学领域的横向渗透。

医学科学在很大程度上是应用技术科学。因此,引入其他学科的技术、方法与手段,对医学科学的发展能够起到促进作用。例如:显微技术在医学中的应用,开辟了细胞学、组织学、微生物学等学科;X射线衍射、超速离心分离、电泳、层析、光谱、色谱分析等技术促进医学科学进入分子水平。可以说,正是不断吸收其他自然科学的新技术,才使近代医学从个体向器官、组织、细胞、亚细胞、分子、量子逐层深入的纵向发展。

剖析现代医学纵横交错的学科网络,可以看出,无论是边缘学科、综合学科,其所以能够交叉,本质在于学科之间存在内在的联系,比如生物力学的产生在于生物运动中存在力学现象,同时,力学原理又可应用于生物学研究之中。此外,科学研究的目的是要为人服务的。医学与其他学科的这一共性,不但促成了各学科之间的相互渗透,而且也指引着各学科的发展方向,使之在合作中得到共同发展。

### (三)社会化趋势

由于现代医学已形成综合、完整的庞大科学体系,科学研究工作的社会程度空前提高。社会生产的发展是医学发展的根本动力,医学的发展虽然受生产力的制约,同时社会因素对其也有深刻的影响。假如没有高度发达的社会生产水平,今天的医学科学不可能迈入宏观与微观综合发展的新阶段。近代电子技术与生产的迅速发展,为医学提供了大量的仪器设备;工业化生产促进现代卫生学、社会医学等新学科的形成。医学的社会属性,表现在医药卫生事业的发展与生产水平相适应。据世界卫生组织调查表明,人口平均国民生产总值与平均寿命密切相关,卫生事业发展同社会经济水平成正比。

然而,在肯定社会经济发展水平对医学发展的制约作用时,也不应忽视生产关系、社会制度、卫生政策等社会因素的重要影响。如我国是发展中国家,经济生产水平较低,但自新中国成立以来,由于政府所推行的卫生保健措施得当,我国在平均寿命、婴儿死亡率等主要健康指标方面,已接近世界先进水平。由于医学的研究对象是人类的正常与异常的生命活动,而人类兼有自然和社会两种属性,因此,维持人们的健康长寿不能仅凭科学技术水平的提高。目前世界范围内的几个长寿群体,都生活于物质条件欠发达的村落,这一事实也说明思想观念、生活习惯对人类健康的影响也很重要。

总之,医学进步不但需要科技水平的提高,医药卫生方针政策、卫生立法、卫生事业管理体制等,对于保障人类的健康长寿也至关重要。现代社会中,人类的健康谱、疾病谱、死亡谱等都发生了明显变化。社会因素(营养、居住、生活方式、社会风尚等)在疾病的发生与传播中所起的作用日益明显,以上诸因素使医学的社会化趋势不断扩大。

### (四)国际化趋势

当今社会,由于各种现代化交通工具的便利,世界各国之间的人员交往日益频繁。电子计算机与网络技术的飞跃发展,也为医学家们进行国际间交流提供了有利条件。同时,温室效应、臭氧空洞、生态破坏、环境污染等对人体健康的威胁,更是要靠全人类共同努力才能解决的难题。科学是全人类的共同财富,医学作为融合自然学科和社会学科为一体的庞大科学体系,具有更广泛的国际交流性。如果说过去的医学国际交流仅仅是个别现象,那么现代的医学国际化合作已成为一种趋势。

世界卫生组织,各国的医药行政管理部门在组织国际间合作方面起到了重要作用。同时各国的科学家在进行科学研究时,也都随时密切关注着别国的同行所做的工作,以便从中得到启发。现今几乎每一项重大医学成果的取得,都是多学科、多国人员合作努力的结果。在我国的医学研究领域中,领导统一、组织严密表现得尤为突出,目前正在开展的有关中西医结合、预防医学、常见病、多发病等几十项重点研究项目,都是由国内许多单位的相关学科协作进行的。近些年来,这一医学协作的规模已从国内协作向国际合作方向发展。

当今网络技术的发展,有力推动了医学发展国际化的趋势。各国学者可以快捷方便地获取世界范围内的大量最新医学信息,最大限度实现了医学新技术、新理论、新知识的应用和交流。许多重大的医学研究课题,也在国际性合作的形式下进行,其中人类基因组计划(HGP)的制定与实施,就是当代全球性医学合作研究的典范。

此外，当今世界医学学术活动也十分活跃。通常每年召开各类国际性科学会议200次以上。医学各主要学科皆有国际性学术组织并定期召开大会，如国际生理学大会、国际外科会议、国际儿科学大会等。各国聘请著名国外学者讲学或兼任客座教授已成惯例。随着我国的改革开放，我国医学科学与国外的交流活动日趋扩大。现在平均每年几乎都会有国际性的医学会议在中国召开，中国的医学科学工作者也频频出现在世界各地举行的医学大会上。

## 第五节 展望

在过去的一个世纪中，由于自然科学的飞速发展，医学科学也取得了长足的进步。目前人类已进入新的世纪，相信21世纪的医学，随着生命科学、社会科学以及其他自然科学的继续发展，也将一如既往地会有更显著的突破性进展。

（一）基础医学方面

21世纪，生命科学将出现革命性的变化，可能发展成为医学变革的首要动力。当今分子生物学的知识技术不但会被广泛应用于医学的各个学科，促使基础医学、临床医学和预防医学继续向分子水平挺进。同时随着人们对生命本质、疾病本质的认识不断深入，21世纪治疗学上的最大突破将是基因治疗的广泛应用。可以设想通过基因的重组和修补，也许能够改造人体的生理甚至是心理的功能。

（二）临床医学方面

电子计算机、激光、同位素、超声、材料科学等学科的新成果仍将迅速被应用于临床，新的诊断和治疗方法会不断涌现。随着更先进技术的出现，超声波技术可能将在很大程度上代替X射线。各种内窥镜和导管技术将深入到人体各个部位，不但能帮助人们得到更精确的诊断，同时还有利于将药物直接注射到病灶部位。电子计算机等人工智能技术将发挥重要作用，设想有一天人们能把计算机的电极植入人的大脑皮层中，可能使人变得更加聪明起来。电子计算机与影像学结合将产生更先进的诊断手段，人工智能技术将推进远程会诊和远程医学教育的进步。21世纪，生物技术的发展将为临床提供多样化的检验产品。诊断学的最大突破可能是通过个体基因的分析，检查出与遗传因素有关的疾病，对受检者各时期的健康状况提供可靠的预测。

在治疗方面，各种药物和生物技术产品将极大丰富，包括对大量自然药物的开发、改造和仿制。中草药的丰富宝藏也将被开发；应用遗传工程生产蛋白质类药物将日趋增多。在外科方面，通过内窥镜将手术创伤降低到最低程度，显微外科将继续深入到外科的各个分支领域；免疫排斥反应，这一器官移植最大的难题将被攻破，甚至可以实现异种移植。在今后20年内，肺和肝脏移植将成为司空见惯的小手术。21世纪治疗学上的最大突破将是基因治疗的广泛应用，可以设想通过基因的重组和修补，也许能够改造人体的生理，甚至是心理的功能。

在分子生物学和生物技术的引导下，将产生出多种高效安全的疫苗，以及新的预防药物，基因技术在预防方面将大显身手。21世纪人类的疾病谱将发生巨大的变化，届时新生儿死亡率将低于千分之五十,全世界平均寿命将没有低于60岁的国家,许多人能健康生活工作到90岁。据统计1995年全世界65岁以上的老人占世界总人口的6.5%,2010年将达到7.3%,就全球范围来说,已进入人口老龄化社会,因此除老龄化带来一系列社会问题外,对衰老本质的研究和控制衰老的进程,将成为重要的课题。同时如何预防和治疗老年性疾病也是关系到国计民生的大问题。

（三）边缘学科的发展

医学各学科之间互相渗透与融合,形成新的边缘学科,会促使医学有更多的突破性进展。分子免疫学、材料科学、生物物理相结合,将促使不断有新的人工器官被发明出来。医学与人文社会科学会更加彼此渗透。随着医学高新技术的出现,当体外受精、器官移植、克隆技术开始应用于实践的时候,传统的生育观、生命观会被动摇,医学将面临着伦理道德和法律的考验,从而推动社会医学、医学伦理学和医学法学等学科的深入发展。总之,21世纪的医学,随着生命科学的飞跃也将有长足的进步,但是由于人体是物质世界中最最复杂的生物体,要完全认清人体形态与功能的有机联系,还有很漫长的道路要走。过去数千年中外医学历史的发展上,前人给我们留下许多成功的经验和失败的教训,深入研究这些将有助于加快医学的前进速度。

（四）现代医学的重大课题与展望

现代医学研究领域十分广泛。主要的课题是：(1)中枢神经活动的本质,过程及规律；大脑的模拟与人工智能；(2)分子生物学与量子生物学,包括生物大分子各级结构与功能；分子遗传学与遗传工程；生物膜的结构与功能；生物体中间代谢与调控等；(3)机体免疫系统、免疫反应及其调控,疾病的免疫诊断、治疗与预防；(4)社会、预防医学,包括环境保护与公害；劳动卫生与职业病；流行病防治、食品与营养等；(5)重要疾病的病因、发病学和防治,主要为心血管疾病、肿瘤、神经精神病、风湿病、呼吸器病、溃疡病、寄生虫病、遗传病、免疫病等；(6)计划生育与性别控制；(7)药物、器械与人工器官；(8)组织再生与抗衰老；(9)原子医学；(10)宇宙医学。

我国医学具有自己的特点。除上述内容外,要重点研究中医药理论,实行中西医结合；加强预防医学和某些常见病、多发病与地方病的研究等。

许多科学和未来学者曾对21世纪的医学前景作过种种预测。一般的看法包括：

1. 由于大规模的水利工程、高度的农业机械化、作物品种的改良,畜牧渔业生产的科学化,海洋和南极的开发以及人工合成食物的成功,人类的养营状态和体质将大大改善。

2. 遗传工程将取得重大突破。将可能按照人类的需要加工和转移遗传物质,改变遗传密码,控制遗传性状,从而创造新的物种,根治遗传疾病。

3. 突破移植排斥难关,实现除大脑以外全部器官的移植,外科学面貌将为之一新。

4. 将制成各种病毒性疾病的高效疫苗或干扰素制剂,战胜细菌的耐药变异,基本控制主要的传染病。

5. 肿瘤病因、控制癌细胞异常增殖和肿瘤治疗学的研究将取得较大进展。四分之三的癌症将能早期发现,获得满意的治疗。

6. 电子计算机普遍用于疾病的诊断和医学研究。人工器官、人造血液、电子假体、盲人雷达等新式医疗装置广泛应用,出现生物工程医师职业。

7. 环境保护、公害治理科学将有很大发展，社会、预防医学的地位将进一步提高。

8. 由于找到延缓心理和生理衰老的方法，婴儿死亡率的下降和其他多种原因，人的平均寿命不断提高，最终将可达 100～150 岁。

9. 宇宙医学研究取得较大进展，有可能开始在宇宙中从事生产和科学实验，在空间站上设置外科手术室。

10. 阐明大部分疑难疾病，特别是病因隐藏在核酸和脑细胞之中的某些疾病的病因。

上述预测可能有一定的局限性。但 21 世纪内人类在认识生命现象、战胜疾病、增进健康、延长寿命等方面，必将取得重大进展。

### （五）麦克斯门的未来医学年表

1976 年，美国爱因斯坦医学院的精神病学家麦克斯门在他所著《后医师时代——21 世纪的医学》一书中，根据文献和他本人的预测，编写了一份未来医学年表，以 50% 的或然率预测了往后 50 年中医药卫生方面的发展及其实现的年代：

1980 年：
- 推广心电图的自动分析；用电子计算机做智力测验（IQ）；在医院中广泛采用电子计算机处理各项记录；建立地区性的计算机处理医学资料中心；在 80% 的医学院使用电子计算机协助教学。
- 发展一些实用的粘合剂以替代缝合。
- 普遍应用男性避孕药和长效女性避孕药物。
- 病毒疾病的快速诊断试验方法；家用尿和粪便化验的器具广泛供应；以 90% 的准确性早期诊断出胎儿的性别。
- 发现大多数白血病的病因。
- 医学伦理学成为一门标准的医学院课程；在医院和诊疗所中广泛建立专门负责听取批评、搜集意见的机构。
- 广泛采用学名以取代药物的商品名。
- 通过试管内的细胞过程在实验室制造供食用的蛋白质。
- 不致癌香烟的出现。
- 卫生事业中人员的比例"医生中心"占 80%，"保健中心"占 20%，"医学计算机结合"占 0%。

1985 年：
- 广泛应用电子计算机来决定作化验和分析化验结果；建立全国性使用电子计算机管理的供移植用的"器官银行"（器官库）；广泛采用电子计算机询问病历；建立全国性的医用电视网。
- 预防大多数病毒病的免疫制剂付诸应用；特异性抗体的化学合成成功；在实验中解决免疫排斥问题，有效的抗感冒疫苗研制成功；胆石症的药物治疗；用药物提高智力迟钝者的智能，使药物不是经口而是直接作用到患病器官的给药途径的确立；在避孕中广泛采用植入的药物胶囊。
- 人工心脏植入。
- 研究出诊断精神疾患的可靠化验方法；能在胚胎时期测出多种疾病。

- 在90%的医学院中有计算机专家和通讯专家参与工作;建立医学研究学院;有40%的医学院用教学机、闭路电视、视听设备等取代"古典"的教学系统。在50%的州中要求医学博士通过某种类型的进修教育以重新获得执照。
- 在医院中广泛使用电视电话。
- 卫生事业中人员的比例:"医生中心"占55%,"保健中心"占45%,"医学计算机结合"占0%。

1990年:
- 广泛应用电子计算机监测在家庭中病人的情况,某些人能用电子计算机进行每日身体状况的检查并做出分析和即将发生的疾病的警告,所有身体的化验检查和功能检查都常规地用电子计算机来进行分析、做出诊断并提出报告。
- 水和空气污染问题大大减小。
- 人工合成便宜的营养丰富的食物。
- 人工大肠。
- 有效的广谱抗病毒药物;出现使动脉硬化逆转过来的化学药物和精神分裂症的药物治疗;抗癌疫苗出现。
- 广泛采用某些能可靠地预测儿童到成年将出现的重要精神病的试验方法。
- 卫生事业中人员的比例:"医生中心"占25%;"保健中心"占75%;"医学计算机结合"占0%。

1995年:
- 在心理治疗中广泛应用电子计算机和电视电话;首次实验用电子计算机作病人的全部诊断和治疗的决断;发明"药用自动机"。
- 广泛应用电视监测老年人在家内的情况。
- 能改善记忆和学习的药物出现。
- 在试管内使人卵受精而种植于子宫。
- 人工合成的血液。
- 普遍采用某些物理的或化学的手段以限制某些犯罪行为。
- 第一个人体细胞克隆(无性繁殖系)。
- 世界热量供应的20%由海洋开发而得。
- 卫生事业中人员的比例:"医生中心"占10%,"保健中心"占88%;"医学计算机结合"占2%。

2000年:
- 有节制地用化学药物来控制老态。
- 除中枢神经系统以外所有器官都能成功地进行移植。
- 能使盲人"看见"的电子感受器出现。
- 在实验室展示破坏了的神经元的再生和修复。
- 具有感觉反馈的机器人在医院中执行常规杂务工作。
- 世界人口60亿。
- 在月球建立第一个诊疗所或医院。

- 定期由电子计算机征求公众对保健事业的意见。
- 卫生事业中人员的比例:"医生中心"占5%,"保健中心"占91%,"医学计算机结合"占4%。

2005年:
- 广泛使用"药用自动机"。
- 找到能减少从出生到成熟所需时间的方法。
- 人类无性繁殖。
- 由采自其他行星或月球的物质制造药物。
- 卫生事业中人员的比例:"医生中心"占2%,"保健中心"占88%,"医学计算机结合"占10%。

2010年:
- 广泛采用人工受精以产生遗传上优越的个体。
- 大多数精神发育不良的疾患可以治疗。
- 通过刺激自然生长过程在活体更新已筋疲力尽的心脏。
- 在药物实验中使用模拟人体的高度复杂的化学模型。
- 根据人类的利益培育新的动物和植物以改变人类生态系统。
- 卫生事业中人员的比例:"医生中心"占1%,"保健中心"占79%,"医学计算机结合"占20%。

2015年:
- 人脑和电脑可以直接发生电机械相互作用从而可扩展人类的智能。
- "远距离医学"服务广泛地为家庭所使用。
- 用药物改变出生前的状况以提高正常胎儿的智力(使智商提高10到20点)。
- 在实验室中找到能刺激新的器官和肢体生长的生物化学过程。
- 人胎在子宫外发育。
- 从特殊养育的动物得到的器官给人类作器官的置换。
- 平均寿命达到95岁,并使其精力也相应地延长。
- 有效地控制气候从而提高食物的生产。
- 卫生事业中人员比例:"医生中心"占1%,"保健中心"占59%","医学计算机结合"占40%。

2020年:
- 95%的人口将病历贮存在国家医学资料库中。
- 情感障碍的电控制。
- 实现人体长时间冬眠使得长时期的空间旅行可以进行。
- 有节制地通过DNA链的化学置换在人体实施遗传工程。
- 广泛采用具有独立于外界环境的水和气能再循环的生命支持系统的自动控制寓所。
- 卫生事业中人员的比例:"医生中心"占0%,"保健中心"占25%,"医学计算机结合"占25%。

2025年:

- 出现人机嵌合体。
- 子宫内遗传修正术。
- 头一次对冰冻保存的人体施行解冻术未获成功。
- 体外维持人脑达一个月之久。
- 研究人员而不是外科医生施行大多数的手术。
- 卫生事业中人员的比例:"医生中心"占0%(即指目前意义下的医师将消失,所以原作者将他的医学未来学著作题为《后医师时代》),"保健中心"占10%,"医学计算机结合"占90%。

# 参考书目

1. 甄志亚.中国医学史[M].北京:人民卫生出版社,1991
2. 张大萍,甄橙.中外医学史纲要[M].北京:中国协和医科大学出版社,2007
3. 王晓鹤,王永杰.医学发展简史[M].石家庄:河北人民出版社,2007
4. 常存库.中国医学史[M].北京:中国中医药出版社,2003
5. 张大庆,和中浚.中外医学史[M].北京:中国中医药出版社,2005
6. 李成文.中医发展史[M].北京:人民军医出版社,2004
7. 丁福保.西洋医学史[M].北京:东方出版社,2007
8. 林品石,郑曼青.中华医药学史[M].桂林:广西师范大学出版社,2007